# 千丝万缕

头发的隐秘生活

［英］爱玛·塔罗 著　郑嬿 译

生活·讀書·新知 三联书店

Simplified Chinese Copyright © 2020 by SDX Joint Publishing Company.
All Rights Reserved.
本作品简体中文版权由生活·读书·新知三联书店所有。
未经许可，不得翻印。

图书在版编目（CIP）数据

千丝万缕：头发的隐秘生活／（英）爱玛·塔罗著；郑嬿译．—北京：生活·读书·新知三联书店，2020.6（2020.11 重印）
（新知文库）
ISBN 978-7-108-06799-9

Ⅰ.①千… Ⅱ.①爱…②郑… Ⅲ.①头发–普及读物
Ⅳ.① R322.99-49

中国版本图书馆 CIP 数据核字（2020）第 022343 号

| 特邀编辑 | 刘　莉 |
| 责任编辑 | 王　竞 |
| 装帧设计 | 陆智昌　薛　宇 |
| 责任校对 | 常高峰 |
| 责任印制 | 肖洁茹 |
| 出版发行 | 生活·讀書·新知 三联书店 |
|  | （北京市东城区美术馆东街 22 号 100010） |
| 网　址 | www.sdxjpc.com |
| 图　字 | 01-2018-7170 |
| 经　销 | 新华书店 |
| 印　刷 | 北京市松源印刷有限公司 |
| 版　次 | 2020 年 6 月北京第 1 版 |
|  | 2020 年 11 月北京第 2 次印刷 |
| 开　本 | 635 毫米 × 965 毫米　1/16　印张 23.75 |
| 字　数 | 250 千字　图 108 幅 |
| 印　数 | 6,001-9,000 册 |
| 定　价 | 45.00 元 |

（印装查询：01064002715；邮购查询：01084010542）

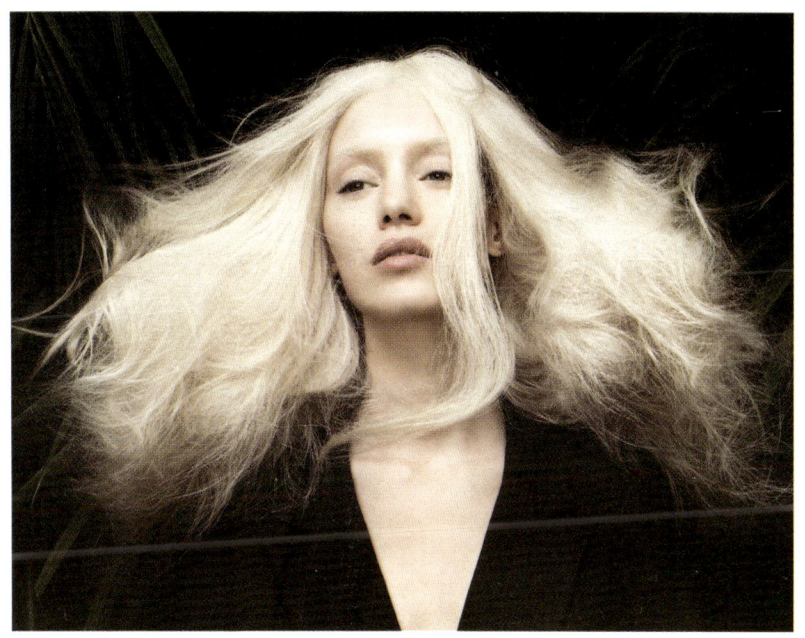

设在意大利的英国公司 Great Lengths 生产的华丽假发。该公司主要以其从印度寺庙中采购的剃发作为原材料（发型设计：安吉洛·塞米纳拉，使用公司 Davines 产品）

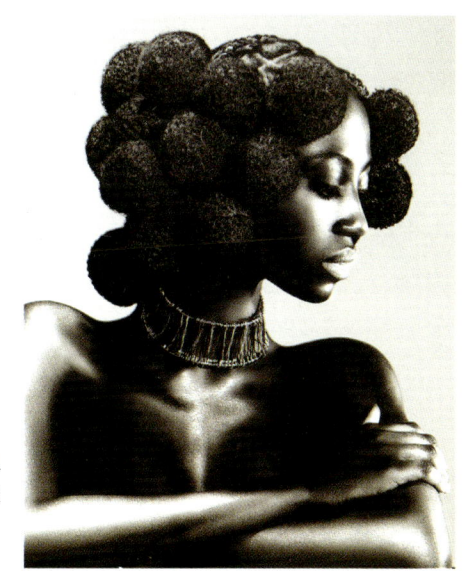

获奖造型师夏洛特·门萨设计的令人惊叹的非洲式假发造型，他的工作室在伦敦的波特贝罗大街（发型设计：夏洛特·门萨，摄影：约翰·罗森）

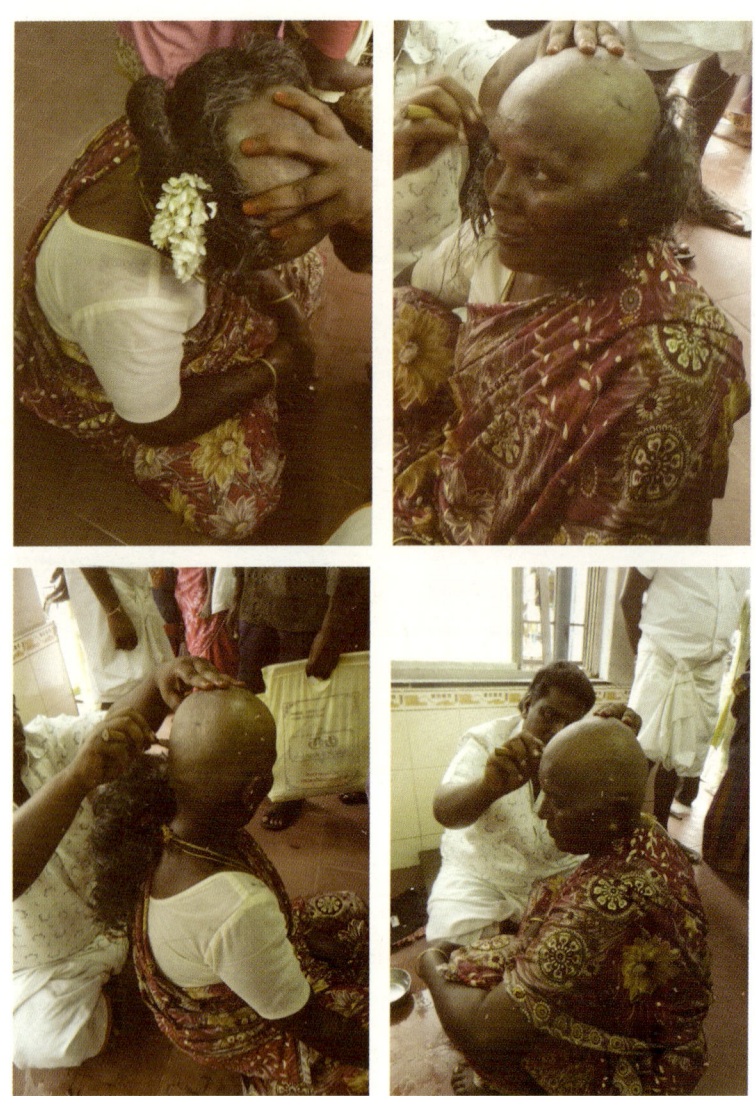

一位印度妇女在印度南部泰米尔纳德邦帕拉尼山上的穆鲁根神庙接受剃度。这些头发将会出口国外,很可能远赴美国或欧洲,成为制作接发产品的原材料

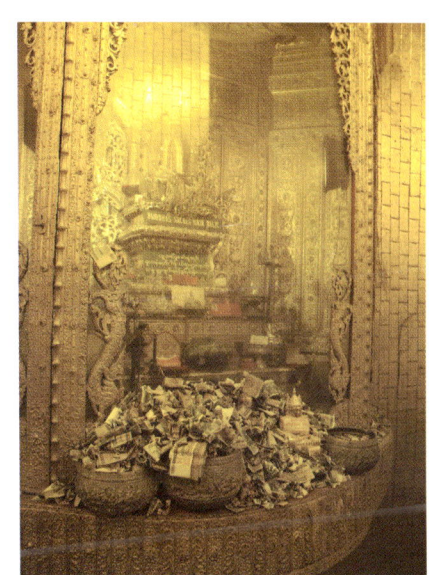

释迦牟尼的圣发遗迹,缅甸仰光的波大通塔。该塔本为供奉佛陀的一根圣发而修建。在释迦牟尼成佛之后不久,他留下的八根头发之一被送给了两位来自缅甸的商人

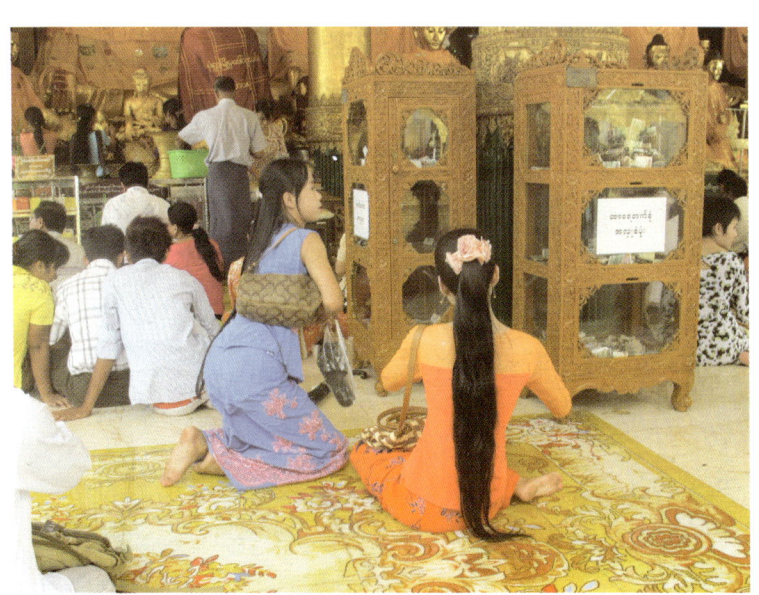

缅甸仰光瑞光大金塔下的信徒。很多长发女孩把头发剪下,献给寺中僧侣组织的社会福利项目,或是用卖头发的钱买一片金叶,装饰释迦牟尼佛的金身雕塑

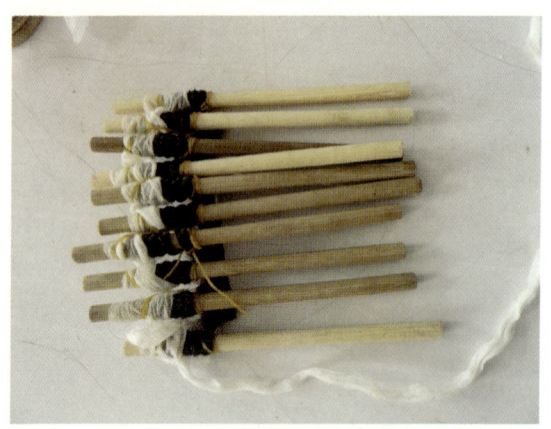

把制作假发的原材料用不同方法卷在小棒上,河南许昌,中国

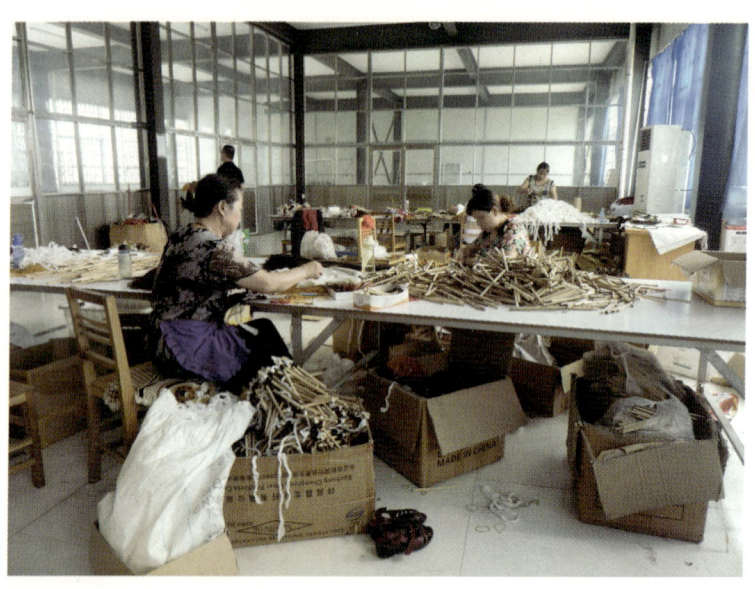

烘干后拆开发卷

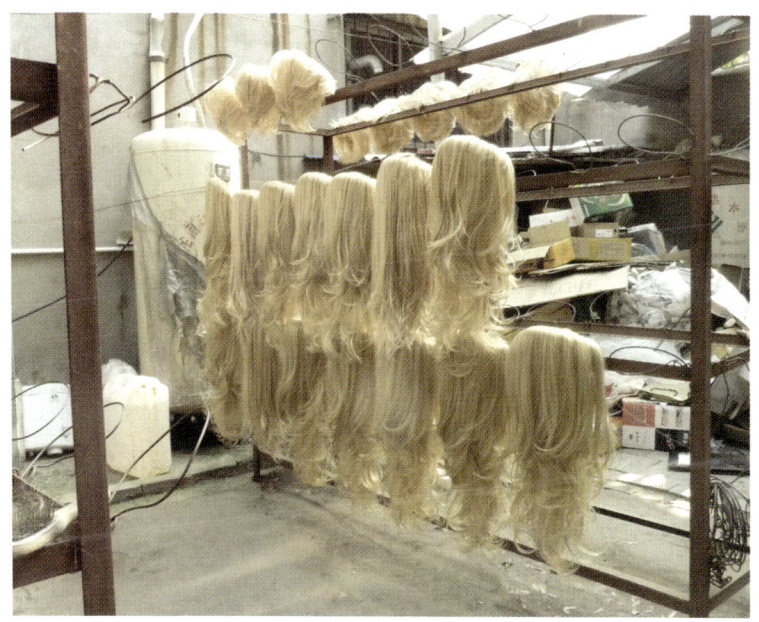

耀眼的金色假发,用中国原材料制成,准备运往英国

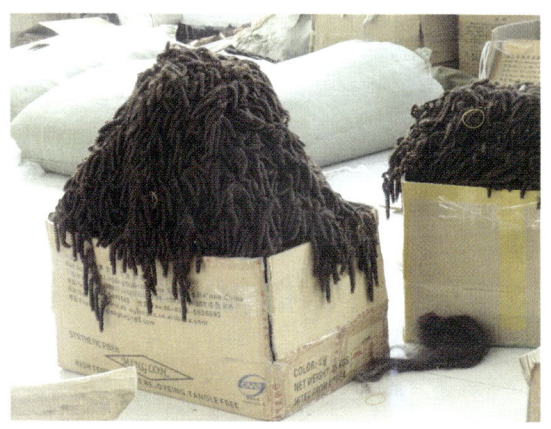

一包包发卷。在打包送往非洲市场制作成各式假发之前,这些发卷要通过拉直剂的作用被固定为卷度不同的半成品

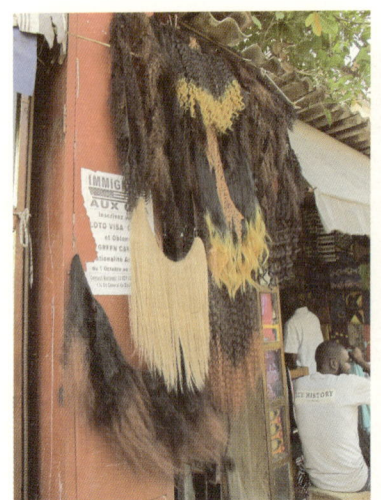 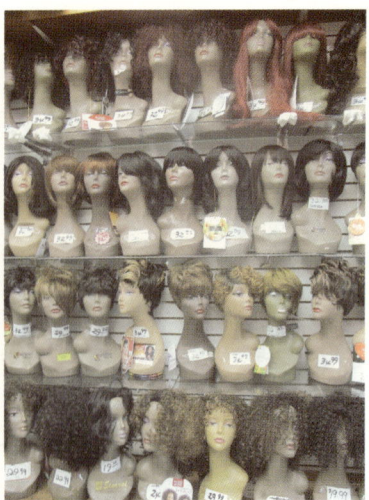

塞内加尔达喀尔"山大家"(Sandaga)露天市场里迎风飘动的接发(左)。纽约"卷发一条街"韩国移民开的美发用品店里的各式便宜假发(右)

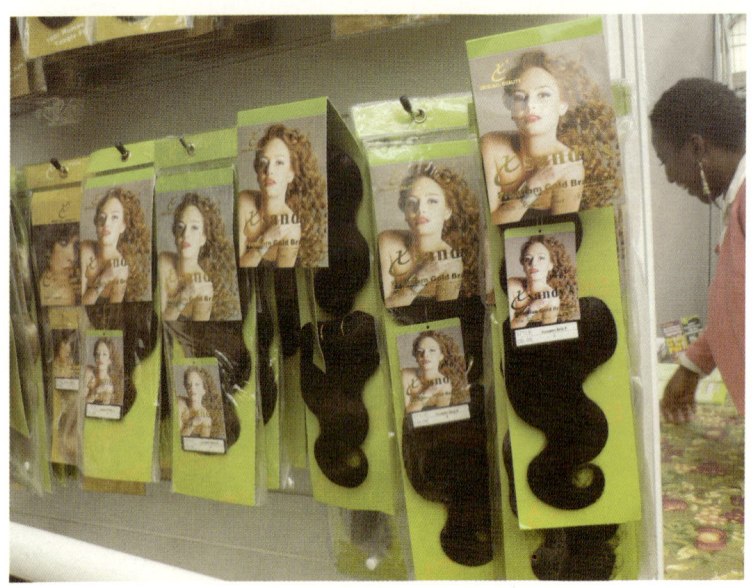

非洲发型和美容用品展,"优质巴西金发制假发"打折销售,伦敦

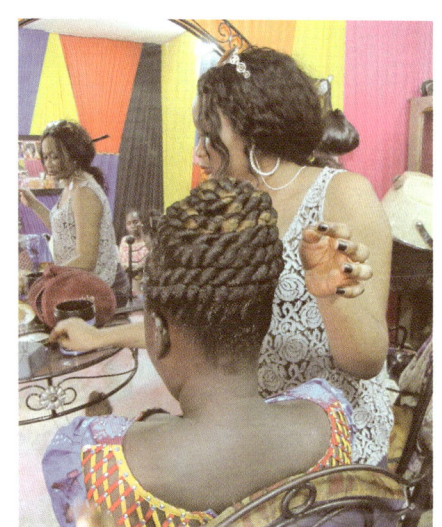

塞内加尔发型师塔塔用卡尼卡伦纤维制假发打造的复杂发型,只差几步就要完成了。达喀尔,塞内加尔

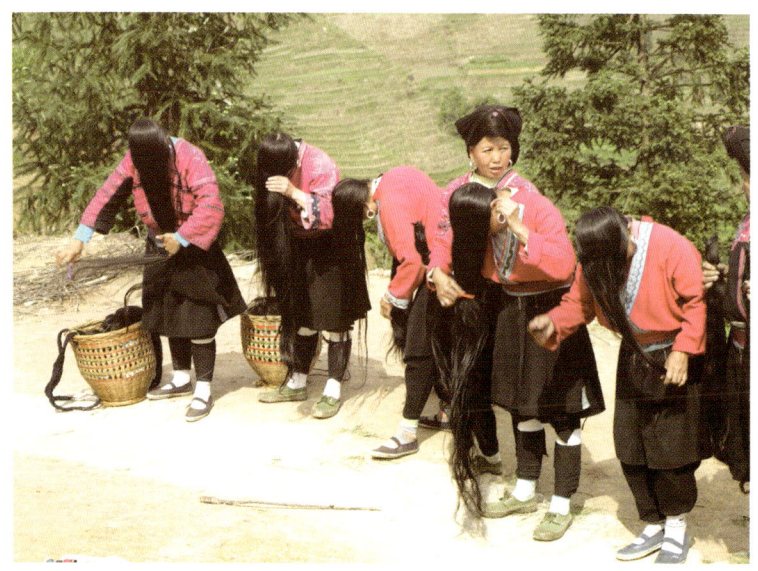

在中国南部的广西壮族自治区桂林,身着传统民族服饰的瑶族妇女在龙脊梯田上梳理自己的长发。她们只在16岁时剪一次头发。这些剪下的头发被细心保存,婚后再梳进她们的头发里。理论上,这种操作意味着每个老年女子的头上都"戴着"她们一生中全部的头发。为游客展示这种独特的发型艺术可以帮助她们获得一些收入(图片提供:Justin Waldie)

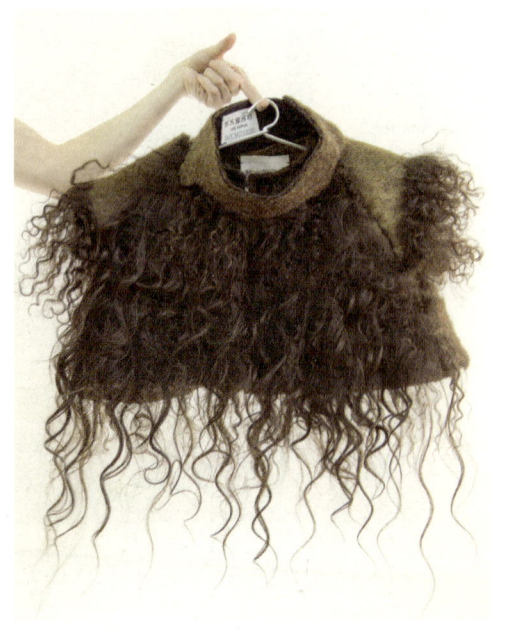

艾利克斯·比才设计制作的"人发夹克"。原材料是她从荷兰的埃因霍温发型沙龙中收集来的废旧接发发卷和碎发。她举办的展览"头发很重要",不仅挑战了美容美发行业的传统观念,还提出了生物废料的未来这一问题(图片提供:艾利克斯·比才;摄影:朱丽叶·德尔福奇;模特:朱塞·卡鲁索)

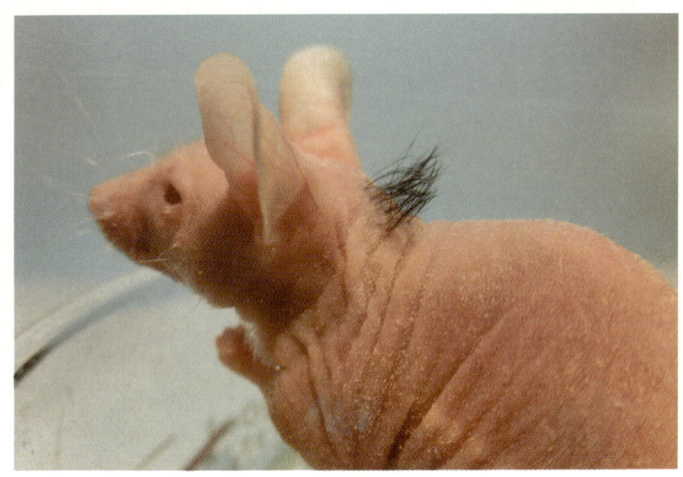

老鼠给我们带来了答案吗?美国哥伦比亚大学的一项试验中,从人类的头皮上提取毛囊细胞,将位于毛囊底部的毛囊乳突细胞单独分离并克隆,先在老鼠的皮肤组织中培养生长,然后再移植到人类的皮肤上。这项试验的目的是解决长期困扰人类的脱发问题,但很多业内人士看到了其商业化的可能性(图片提供:哥伦比亚大学RIKEN生物发展中心辻隆史博士)

# 新知文库

# 出版说明

在今天三联书店的前身——生活书店、读书出版社和新知书店的出版史上，介绍新知识和新观念的图书曾占有很大比重。熟悉三联的读者也都会记得，20世纪80年代后期，我们曾以"新知文库"的名义，出版过一批译介西方现代人文社会科学知识的图书。今年是生活·读书·新知三联书店恢复独立建制20周年，我们再次推出"新知文库"，正是为了接续这一传统。

近半个世纪以来，无论在自然科学方面，还是在人文社会科学方面，知识都在以前所未有的速度更新。涉及自然环境、社会文化等领域的新发现、新探索和新成果层出不穷，并以同样前所未有的深度和广度影响人类的社会和生活。了解这种知识成果的内容，思考其与我们生活的关系，固然是明了社会变迁趋势的必需，但更为重要的，乃是通过知识演进的背景和过程，领悟和体会隐藏其中的理性精神和科学规律。

"新知文库"拟选编一些介绍人文社会科学和自然科学新知识及其如何被发现和传播的图书，陆续出版。希望读者能在愉悦的阅读中获取新知，开阔视野，启迪思维，激发好奇心和想象力。

生活·讀書·新知 三联书店
2006年3月

本书献给我的父母,海伦和伦恩,
他们教给我倾听的艺术;
也献给那些默默把梳子上的碎发奉献出来的人,
他们的声音很少有机会被倾听。

# 目  录

Contents

| | | |
|---|---|---|
| 1 | 第 一 章 | 奇怪的礼物 |
| 15 | 第 二 章 | 隐形世界 |
| 33 | 第 三 章 | 大丰收 |
| 59 | 第 四 章 | 剃度 |
| 79 | 第 五 章 | 偶像崇拜 |
| 101 | 第 六 章 | 犹太假发 |
| 125 | 第 七 章 | "黑"头发 |
| 151 | 第 八 章 | 种族 |
| 175 | 第 九 章 | 假发狂热 |
| 199 | 第 十 章 | 落发 |
| 221 | 第十一章 | 罪恶 |
| 237 | 第十二章 | 橱柜里的头发 |
| 259 | 第十三章 | 脱发 |
| 287 | 第十四章 | 礼物 |
| 303 | 第十五章 | 异于禽兽 |
| | | |
| 325 | 后记 | |
| 329 | 资料来源 | |
| 335 | 致谢 | |
| 343 | 注释 | |
| 361 | 图片来源 | |

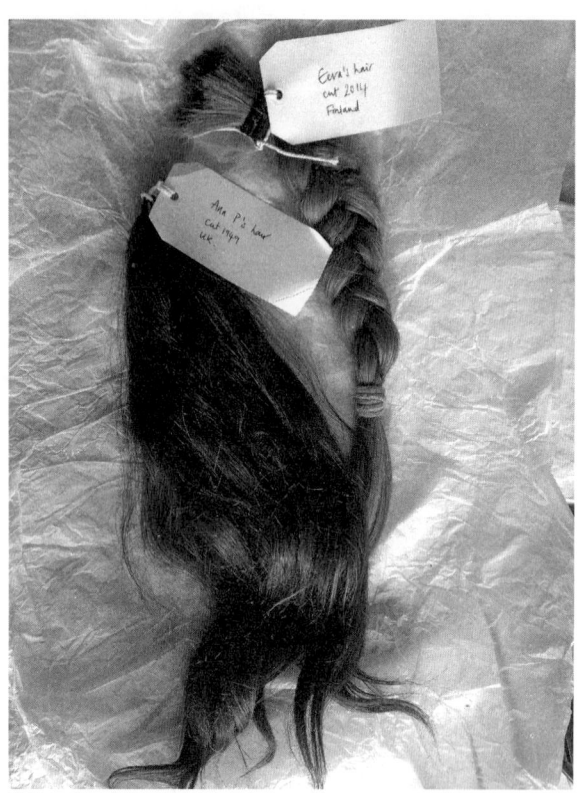

爱娃和安·P 的头发

# 第一章

# 奇怪的礼物

Strange Gifts

爱娃把自己的头发装在一个透明塑料袋里递了过来，既一本正经又若无其事。这是一束优雅地盘绕着的亚麻色发辫，散发出诱人的光泽和丝滑感，仿佛来自维多利亚时代的爱情信物。在我看来，这样的发辫应该是在蕾丝花边的衬托下，垂在身着高领格子呢长裙花季少女的肩头；或者至少被恭恭敬敬地安放在鎏金画框衬托下的猩红色天鹅绒靠垫上。然而，它只是默默地躺在那里，仿佛不着寸缕，透过塑料袋与我对视，就像你我在市集的游戏摊位上赢得的金鱼。我眼睁睁看着自己把它迅速塞到了双肩包的深处，仿佛藏起了什么见不得人的东西。过了一会儿，当我和爱娃在大英图书馆的咖啡馆里开始共进午餐时，我仿佛感到那束发辫在背包里动来动去，恨不得出来透一口气。我把塑料袋从包里拿了出来，怀着对这发辫应有的尊重，将它慢慢展开。可是慢着，是不是哪里有些不对头？我在抚摸的东西，曾是一个朋友身体上的一部分，而这位朋友正坐在我的对面，舒舒服服地喝着鸡肉蔬菜浓汤。两天前，爱娃带着旅行箱里放置整齐的发辫，从赫尔辛基来到伦敦。看起来，她已对这不再属于自己的发辫安之若素。我盯着她两腮边刚刚剪断的整齐发茬，意识到我手里拿着的正是那部分头发的延续，也因此在头脑中不断想象把它们接回去的样子：这束发辫从她的肩头盘旋而下，直到垂在左胸的旁边。

分别时我问她，要不要和自己的头发说声再见。"不用了，"她答道，"我已经用手机给它们拍了照片，不过我很想知道这些头发在中国会派上什么用场。"我告诉她，在浙江温州的发绣研究所（Hair Embroidery Institute）里，这些头发可能会被用来绣世界知名领导人的头像。"好吧，"她说，"请一定转告他们，别用我的头发绣普京！"话音一落，她已消失在阅览室的双层玻璃门内。

那天下午，我本打算也在大英图书馆里找一间阅览室来完成工作，然而，存放随身物品时，衣帽间服务员"包里是否有贵重物品"的例行询问，却让我打消了这个念头。

我犹豫了。

在印度，商人们把头发叫作"黑色的黄金"；而我包里的可是真正的"金色的黄金"，因为其稀少而难得，在日益火爆的全球人类头发市场上的价格屡创新高。来自俄罗斯和乌克兰的交易者将它称为"处女之金"，并非意指原主人纯洁的生活方式，而是强调它们从未经过化学处理。我包里的头发正是如此。不仅如此，它还是"雷米发"（Remy Hair），用假发行业的术语来形容就是，通过特殊的剪发方法，让头发的角质层"从发根到发梢"保持完整状态及相同倾斜度。角质层是像互相重叠的鱼鳞一样紧密而整齐地排列在发干上的平滑细胞。当角质层排列整齐，头发便不易打结，非常适合制作高档假发和用于接发。

我想我更愿意从纯粹人类感情的角度来衡量这份亚麻色的珍宝的价值。不管怎么说，它浸满了曾经的主人爱娃的气息，也无时无刻不在提醒我她的存在。1998 年，我们初次相逢，同一所大学，同一个院系，也从此开始分享彼此的人生经历。在她的婚礼当天，爱娃身着薄荷绿色丝质礼服，如丝般顺滑的秀发优雅地垂在肩后，清冽的美丽光彩照人。我可不想冒险把这份珍宝交给衣帽间管理员，更不愿被人发现自己随身带着它。不得不说，这种奇怪的感觉过于强烈，让人完全无法无视它的存在。回家的强烈欲望在我心中不断燃烧，只有回到家里，我才能安安静静不受打扰地把它从包里取出仔细检视，而不会觉得自己像个鬼鬼祟祟的小商人或者是在公共场所被抓个正着的"恋发狂"。

说走就走，我立刻跳上自行车，重返伦敦街头，装着爱娃发髻的书包稳稳当当地放在坚固的车筐里；为了以防万一，我还把书包带子绑在了车把手上。可是，尽管目的如此明确，我还是很容易就走神儿了：要是在回家路上能顺便买些东西带回去也很不错——来点儿牛排、一盒猫罐头、百吉饼、鲜花……纯粹出于习惯，我谢绝了收银员提供塑料袋的好意，而是把买到的东西都放在已经装了不少书的双肩背包里，把它塞得鼓鼓囊囊快要盖不上。直到这个时候我才意识到——我的购物战利品都压在了爱娃的头发上。

到家后，我满怀焦虑和恐惧，把包里的东西一件一件拿了出来。发髻依然庄重地躺在爱娃把它交给我时的塑料袋子里，那份柔顺甚至让人感觉到一丝它依然"活着"的气息。它被压得有点乱，但完全没遭到损坏。令人啼笑皆非的是，它是被一袋百吉饼给保护了。百吉饼的弹性源自一种被称为 L- 半胱氨酸的蛋白质转化物，而一直到目前，L- 半胱氨酸的主要来源就是人类的头发——从亚洲地区收集，然后被运送至德国、日本和中国的大型工厂进行加工处理。最常用的毛发是男人的短发，而这些头发大多来自中国的理发店和印度的寺庙。短发因其长度而不能用作利润更为丰厚的假发制作和接发。目前，欧盟依然禁止在食品工业中使用从人类毛发中提取得到的 L- 半胱氨酸，将其适用范围限制于化妆品和毛发加工制品。在 YouTube 网站上的一段视频里，上一秒还是印度的毛发分类工厂，镜头一转，下一秒就是一个被咬了一口的面包里突然冒出了一根红色的头发，而这足以生动地显示这个话题是如何攫取了公众的注意力。在中国，尽管政府早在 2004 年已经颁布法令，禁止在酱油制造过程中使用来自人类毛发和鸭类羽毛的 L- 半胱氨酸成分，但仍有部分生产厂家违法生产，继续维持这一"行规"。

L- 半胱氨酸的使用将我们引入了立法与现实之间的模糊地带，以及全球经济中的可追溯性问题。然而我们唯一可以肯定的是，印度的头发商人发现，要想改变手头原材料库存中呈爆炸速度增长的碎发的用途，正在变得越来越难。而爱娃的亚麻色发辫却是在产业链的另一端：比起变成吃进肚子里的百吉饼和涂在脸上的化妆品，它更有可能出现在纽约时尚名流的头上，为他们的形象增光添彩。

我注意到家里养的猫对放在厨房桌子上塑料袋里的发髻表现出了一种不太健康的兴趣，于是在带着发辫去书房之前赶紧先把它喂饱。来到书房，我从书桌上方的告示板上取下了两团厚厚的棕色毛发，它们被精心缠绕在塑料制成的发卷上，顶部还打了活结。直到前几天，这些头发还一直属于我妈妈的一个老朋友。我们叫她安·P。安·P 如今年过八十，从 1949 年起，她就保存着这两个发卷。在交给我的时候，这些头发被装在一个玛莎百货保冷袋里，这样至少保证了它们的私密性，也更加舒适。

我问她："既然已经把它们保留了这么多年，现在你确定不想要了吗？"不过看上去安·P 简直是有点儿迫不及待地要摆脱这些来自她少女时代的发髻。

"我也不知道自己为什么要一直留着它们。"她若有所思,"我想这也许是因为我们也保存了我妈妈的头发。过去大家都这么做。当然有的时候这些头发会在我们化妆或是表演的时候派上用场。我的侄子曾经想把它们捐赠给那些针对某种癌症的慈善机构之一,不过并没有成功。"

二月里一个安静的早上,在英格兰伍斯特郡小镇上她家的起居室里,我和安·P一起,沐浴在温暖的阳光下。她的一生几乎都在这座小镇上度过。回忆起在寄宿学校求学的童年时代,她是那么讨厌自己厚厚的长头发——既不时髦又很难打理,整个人看上去都快被头发压垮了。她依然记得洗头后为了快一点儿把头发弄干,要使劲斜着身子靠近瓦斯取暖器,那个姿势让人很不舒服,而且头发好像永远也干不了;而有时起床后把头发梳理通顺再编成整齐的发辫,实在太耽误时间,这让她出现在早餐桌旁的时间比其他家人晚得多,而这样会遭到父母的责备。那时的她一直向往着能把长发剪去,梳一头当时最流行的"娃娃头"短发,在"二战"时的不列颠,这种发型在少女们心中就是优雅和自由的象征。可是她的父亲是一位恪守传统的老派人,坚持让自家的女孩留长发。翻阅她的家庭相簿,我们发现,那个时候的安·P,少女的脸庞总伴着两条粗粗的发辫。后来我们总算找到了17岁的她和最好的朋友一起打网球的照片。四个女孩齐刷刷留起了一模一样的"娃娃头"短发,而安·P是她们当中最后一个做出这种改变的。

"我还记得剪头发时的情景,走出理发店时,我觉得自己快要飞起来了!"

深陷类似反对困境的绝非仅有安·P一人。二十多年前,"波波头"就曾在20世纪20年代的美国掀起了一波又一波的家庭风暴。许多被女儿的发型"纠缠不清"的父亲感觉自己受到了伤害。在伊利诺

第一章 奇怪的礼物

伊州，有位无法忍受"波波头"的父亲，在盛怒之下把两个女儿锁在了她们的卧室里，声称在头发长到原来的长度之前她俩别想出来。妻子想要给女儿们帮腔，他就把母女三人都从家里赶了出去。这件事发生在1922年。三年后，有报纸报道说，某位叫作H. R. 麦卡迪的医生愿意给每个承诺连续12个月不剪短头发并遵守诺言的女孩提供5美元的奖励。不过，男性的权威在头发这件事情上逐渐失去了话语权。在年初时对医生表示愿意保留长发的22个女孩中，只有5人坚持到了这一年的最后。

同样，在英国和法国，为了让年轻的女孩们认识到贸贸然与自己的长发分开的危险和不雅，各种手段也是无所不用其极。比如说，来自英国港口城市普雷斯顿的22岁纺织女工伊莎贝尔·马金森，因为无法忍受自己"波波头"新发型的样子，跳入本地的运河自杀。这真是一个令人悲伤而富有警示意味的故事。与此同时，医生、卫生专家和牧师们更是想出了形形色色的证据来支持"女性应该保留长发"的观点，有的认定"波波头"是异教徒的象征，也有的宣称短发可能造成秃顶或是面部毛发过重。在当时的社会看来，将长发剪短不但模糊了男女两性之间的界限，甚至侵蚀了"男之所以为男"及"女之所以为女"的标准。希腊神话中的大力士参孙在自己的头发被剪去的同时也失去了过人的神力；同样，男人们因为妻子和女儿剪短的头发而产生了深深的"被阉割感"。

而对业内人士来说，他们的忧虑则要现实得多：短发的流行会不会直接终结美发这一行业呢？毕竟，当时的"美发"，不仅包括对女士长发的梳理和烫卷，还要把经过打理的头发再置于特殊的"发架"上吹至定型，最后加上额外装饰品（"小束假发"）才算得上大功告成。最后的这一步骤源自法国的流行时尚。

"小束假发"原材料的准备、混合以及制作是当时整个美发行业的基础和支柱。不过，聪明的美发师们很快就找到了非常实用的解决

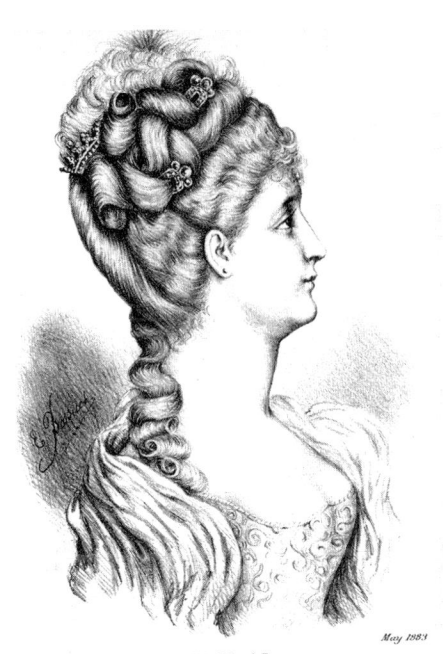

头戴"小束假发"的巴黎淑女，1883年

方案：他们发明了更轻便的全新假发卷，专供"波波头"使用。法兰西美发学院的 E. 朗先生定期为伦敦业内知名刊物《美发师周刊》供稿，传播巴黎的最新风尚。他把新的假发产品分为四个大类：平着编的、螺旋状的、打结的和卷曲的；而这四种产品的设计初衷都是横放在女士们的脖子部位，以遮掩长发被剪去后空出的发线。而需要用发夹固定的发圈和发卷则是装饰在前额的。这样的产品因为方便易用而大受女同胞欢迎。有了它们，一位女士可以在白天尽享短发带来的自由，又能在夜晚到来之际头顶精心修饰过的发型优雅地出现在大众面前。而对于美发行业来说，全新的假发发卷也提供了源源不断的收入。

而女性群体大规模的剪发风潮又提出了另一个有趣的问题，那就

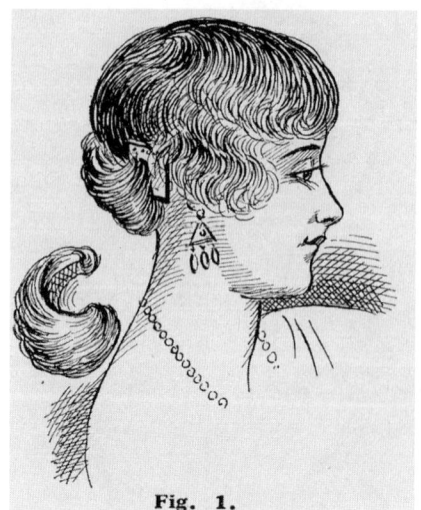
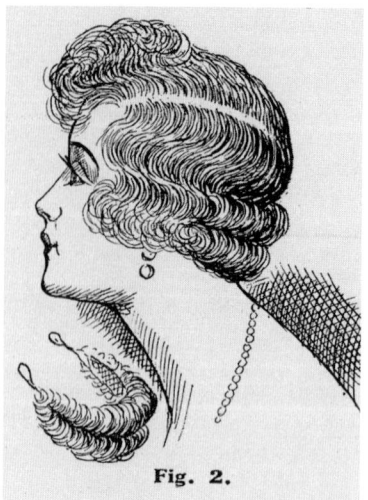
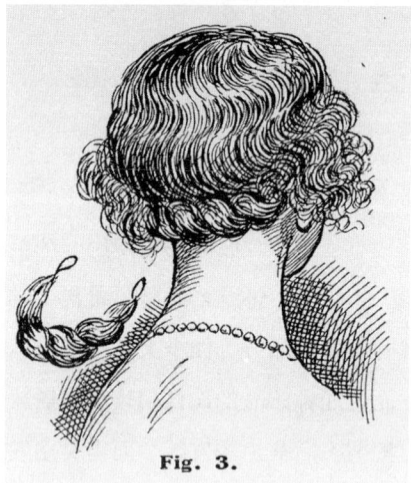
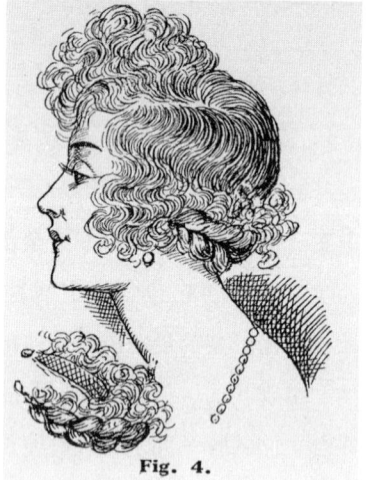

为"波波头"特制的发卷，1925年

是：一旦女士们的秀发随剪刀飘落到理发店的地板上，这些头发该属于谁呢？有些理发师当仁不让地当起了"一发之主"，并把剪下来的头发卖给商人和生产假发的手工业者。不过也有足够的证据表明，还有一些女士很难接受与曾经盘旋在头上的荣光就此分离。她们不但要求保存这些断发，还请美发师将其制成发卷，以备自己日后需要时使用。不过，这种要求让美发师非常恼火；把顾客们剪下的乱七八糟的头发重新打卷、烘干、固定等工作非常烦琐，与之相比，他们当然更愿意直接出售这些货真价实的"假发卷"。很多妇女误以为她们的假发是用自己的头发制作的，而实际并非如此。E. 朗先生严厉批评了美发行业的这种欺骗行为；不过他建议可以对那些要求用自己的头发制作发卷的顾客双倍收费。

这确实是一个令人感到困惑的时代。丈夫们既不能理解，为什么自己的妻子要把头发剪短，更不明白为什么她们还要花钱把剪掉的头发买回来。

丈夫们无法理解的，正是头发拥有的那种神奇力量：这是一种可以与曾经的"主人"保持联系的物品。千百年来，对这种持久而广泛的神秘力量的恐惧，让生活在不同时代、不同地方的人们宁肯把离开身体的头发或烧掉或掩埋，也不愿冒险让它被他人得到，行邪恶之事。"头发拥有能引发感情的力量"这种观点不仅是女巫专享，陷入热恋的情侣、婴儿的父母对此也深信不疑。装着头发的项链吊坠盒既是爱情的信物，也能用来纪念已经离开的恋人。漂亮盒子里婴儿的一小撮胎发，封存在戒指里逝去丈夫的几根卷发，夹在相册里情郎头上的缕缕发丝——它们都拥有消解时空距离的魔力。头发是保持亲密感的灵丹妙药。它从活生生的身体上脱离开来，但能超越死亡的束缚。

如果说，和自己的头发分离在某种程度上意味着冒险，那么千方百计保住头发就成了迫切之事，是避免自我分裂的重要手段。在伦敦时我曾遇到一个来自加勒比海地区的19岁女孩，从很小的时候起，她便坚持将发梳上的每一根头发都收好保存起来。从圭亚那到伦敦再到加拿大，这几包头发跟着她走南闯北，从未分离。即便是现在要去照料女儿几个星期，她也会小心地把掉下的头发放在钱包里仔细收好。也许她听说过鸟儿会把捡到的头发叼走，用来编织自己的巢穴，而头发原来的主人会莫名一直头痛的传说。又或者她只是利用自己的纤维来保持自身的完整与平衡？在中国，人们告诉我，有些少数民族的风俗是把青少年时代剪掉的头发收集起来，放在家里最重要的地方，直到快要去世的时候才再拿出来。他们认为，对那些徘徊在生死边缘、无力跨越这道障碍的人来说，这样做尤为重要。与自己"年轻"的头发再次合体，不但让一个人"重归完整"，也赋予了他在平静中离开这个世界的能力。在罗马尼亚的乡村地区有一种古老的习俗，火葬时要把逝去之人放在装满他自己头发的枕头上。

可现在，安·P已经下定决心和她的头发彻底说再见了。如何处理这件身外之物给她带来了不少困扰；而被剪下的这六十五年里，离开了主人的发髻慢慢变成了只是对某些人多少有点儿用处的一把纤维制品而已。把它转交给我在某种意义上来说再次延长了它的生命力。毕竟，她妈妈那束明显曾经更受喜爱的发辫最终也只是被胡乱塞在了她妹妹的一个箱子里。

我深受感动，满怀喜悦地接受了安·P的馈赠。尽管已经过去六十多年，这些发髻依然让人感到生气勃勃，不可思议地闪烁着花季的光彩——它代表了"二战"后的英国，一个刚刚踏入青春年华的年轻女孩为自主权的奋斗，还有她迫不及待投入时尚和现代怀抱的冲动与冒险之心。尽管如此，我还是不太确定自己能拿它做些什么。重新放回玛莎百货冷藏包里显然不太合适。书房里的告示板算是个更好的选择，于是我用夹子把它固定在那些零零碎碎的各种"头发"旁边：

从布鲁塞尔一家黑人经营的商店花 2 欧元买的一大团人造卷发,在布莱顿一次假发课程上捡到的一小段发帘,实在抵制不住诱惑从印度金奈带回的一米长的真发编绳,从卡姆登市的一家朋克商店买来带有"100% 合成制品"标签的粉紫色 Manic Panik 假发,还有一根不偏不倚落在我膝盖上的中国人的头发。

从温州到北京的航班上,我在航空公司提供的旅行毛毯上发现了这根头发。就在即将把它随手拂到地上时我发现,这不是我本以为的自己的头发,它比我的头发要长得多,也黑得多。用手指摩挲着它,我仿佛能感觉到那些密密麻麻重叠排列的角质层,正是它们将中国人的头发与欧洲人形形色色的头发区别开来。我早已从各种渠道得知这种不同,在此之前却从没有机会亲自体验一番。这样一根头发教给我的东西比我在中国得到的所有发卷都要多。我将从北京直接飞回伦敦。这是中国送给我的礼物,而和所有被人们送出的礼物一样,它也暗含着对回报的期待。它足以提醒我曾许下的那些诺言。我轻柔地把它绕在指间,然后小心地装在随身携带笔记本的封面折页里,这却让它看上去像一根不小心露出来的鬼鬼祟祟的阴毛。天啊,难道我也成了恋发癖吗?!

1883 年,德国的报纸上充斥着对靠暴力强迫剪断并收集女士发辫的男子的报道。警方在他位于柏林的公寓里找到了 16 条发辫,全都是金黄色的。所有这些辫子都是他在人来人往的市集上偷偷从少女们头上剪掉的,然后藏在写字台的一个盒子里。盒子上有他手写的"纪念品"字样。很多发辫上装饰着丝带,还标记了被剪下的日期。有传言说他会亲吻这些发辫,晚上睡觉的时候也会把它们放在枕头上。在其著作《我们时代的性生活》里,伊万·布洛赫医生引用了柏林的这个案例,以及几年之后一位博学的科学家与之相似的故事,后者也存在不健康的恋物情结:"头发散发出来的气味能产生性刺激的作用;而在想象当中,其影响力尤为持久。"他继续以权威的口吻写道:"金发或发红的金发毫无疑问在性刺激中名列前茅。"

我把形形色色的样品摆在厨房餐桌的桌布上,打算对它们测量长度并称重。我也不知道自己为什么要这样做,也许是因为在旅途中围观过那些头发交易的特殊仪式之后,已经形成了某种条件反射。我感到,如果在把这些头发送到位于中国东南部沿海的温州市之前,没有先认真整理记录下有关细节,是对它们缺乏应有的尊重。我把一根固定着伊娃发辫让它不致散开的橡皮筋取了下来,轻柔地梳起这束头发。三股编在一起的头发"难解难分";就算为了测量长度被拆开,它们依然努力保持着作为一个发辫的"整体"回忆。每根头发的状态都保存得很好,闪耀着我叫不出名字的颜色的多彩的光芒。最长的头发大约有 40 厘米。让我惊讶的是,安·P 的头发差不多都是一样的长度,但是天然的卷曲,以及既厚又浓密还略带粗糙的质地,让它们看起来有编成辫子时候的两倍那么多,重 105 克,比爱娃的辫子少 5 克。

在"纯净美发"(Virgin Hair and Beauty)网站上,我找到了 100 克人类真发的价格。16 英寸(40 厘米)的欧洲裔女士真发零售价是每份 205 英镑。每份的重量约 100 克。制作能覆盖整个头部的假发的推荐用量是 2—3 份头发。网站发布的金发都经过漂白和染色,因此并不属于"最纯净的状态"。6—8 周一次的精心维护和打理能让这种假发维持 4—6 个月的使用寿命。这里还出售未经染色处理的深棕色头发。这样的头发被称为具有"纯净的外表,纯净的品质",而且不需要使用者操心太多。每两个月护理一次就能保证使用一年。

我用棉纸把爱娃的辫子和安·P 的发髻仔细包好,然后放进有两个小搭扣的白色棉布袋子里。很高兴能为它们找到这样一个合适的栖身之所。我在便笺上为这两束头发和捐赠者写下了简短的介绍,我能想象得出中国的发绣艺术家们收到黑发之外的工作材料时会有多么高兴。在一幅肖像里，我把爱娃的头发和那根来自中国的头发画在一起，创造出了全新的光影效果。

明天我就要去买那种带有泡泡包装纸的大个儿棕色信封。为了这些头发，我简直迫不及待了。远在温州的收件人曾经建议我尽量不要在信封上写明"人类头发"，我不知道他们是在担心它通过邮局和海关时可能的法律风险，还是包裹可能因此寄丢。大家一致同意用"纺织品"作为替代的名称。

第二天，我就把它们都寄了出去，忍住了向它们挥手告别的冲动。

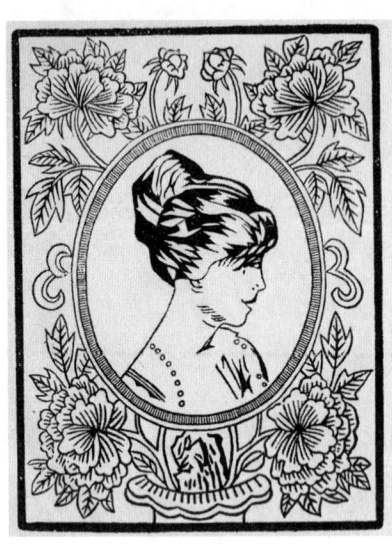

20世纪20年代,中国生产的由真人的头发制成的发网广告

## 第二章

# 隐形世界

Invisibility

我坐在汽车后排，缓缓穿过包裹住青岛的炎热而厚重的烟雾。这是中国东部沿海山东省的一座海滨城市。在伦敦家里的桌边上网寻找住处时，我对这座古老港口城市的印象很不错，这里到处都是欧洲人留下的建筑，市内还有海滩。可是现在，透过汽车玻璃，我既看不见欧式洋房，也看不见海滩。相反，数不清的高楼挡住了风景，一切都融入周围的雾气之中，能见度只有身旁几米之内的范围。现在是7月中旬，中国的夏天里最炎热的时节。

气候又热又潮湿。我筋疲力尽，我的东道主雷蒙德·谢的状态也好不到哪里去。他是一家专门为全球市场制造假发的大型头发产品企业的老板。雷蒙德已经年近七旬，这次专门从香港乘飞机过来带我参观工厂，还要给我讲述他和头发打了一辈子交道的故事。令人难以忍受的气候、语言障碍和晚高峰糟糕的交通状况，把我们之间的交流压缩到了仅有只言片语的信息交换。我问他青岛的总人口数量，"900万人"。我问他这里有什么变化，"变化很大"。就在一瞬间，雷蒙德努力把头转了过来，用手肘支撑住座椅靠背，黑色的眼珠紧紧盯着我，一下子我便知道他有非常重要的话要说。他努力地呼吸着，在这漫长的一天将尽之时，仿佛要为说出一些不寻常的事情而努力积蓄力量。我也深吸了一口气，但知道自己要理解他话语背后的意义并非当时的我能轻易做到的事情。可是雷蒙德说得很清楚，他的话既短促又尖锐。

"我们是隐形人。这就是我们的工作。我们就像一群一直在沉睡的人。"

我回想着自己在雷蒙德的工厂里看到的那些热火朝天的场面——工人们把头发分类、挑选，然后梳理、做卷、编辫、混合、漂白、染色、烘干、打结、拉长、缝合、检查、打包。我很难把这幅画面和"沉睡的人"联系在一起。雷蒙德接着说了起来："在互联网上，你是找不到我们的。什么也没有！我们从来不做广告，也不搞直销那一套。我们也不会参加在意大利、法国和美国办的大型展会！从来不！你能在那些地方找到新入行的中国公司卖便宜货。他们随便压低价格，败坏了假发行业的名誉！这样的地方我是从来不去的。我已经干这一行五十多年了。我有很多大企业的老客户。他们相信我。我怎么能在展会上抛头露面，站在那些新手旁边，把同样品质的货物低价抛售呢？我必须把自己藏在隐蔽的地方。这才是我们的工作。一定要尊重顾客！我只是一扇窗户，你能明白我的意思吗？一扇通向整个行业的窗户。批发商从全世界各个地方到我这儿来。我负责把产品分发到最合适的地方。我是劳动力成果的供应商。就这些了。对外面的世界来说，我就是隐形的。"

我的思绪闪回到启程离开伦敦前一天发生的事。我焦急地坐在电脑边，绝望地试图在互联网上找出一些——或者说，哪怕一丁点儿——和雷蒙德的企业有关的事儿。可是什么也没有。我只知道他的儿子汤姆将要和我在机场碰面，然后带着我到处看看。我完全不知道这家企业在青岛就有七个分厂，是隶属于一家名为即发（Jifa）集团的合资企业，而后者是青岛市具有世界领先水平的制造企业，旗下 8000 名工人，有的在青岛市内工作，更多的则在农村地区众多分厂车间中劳动。我手头的资源只有一位来自英国布莱顿市的假发商人发来的地址。

信任、隐形和谨慎——这是雷蒙德为自己的企业 Evento 美发产品公司奠定的基石。他最擅长男士定制假发，而这种产品本身就是谨慎的象征。（遮秃式）假发的精髓在于尽力遮掩可见的缺陷，把人工添加的假发和顾客本人的头发混合在一起，恰到好处地掩盖秃顶的缺陷，使其不致被他人察觉。一顶出色的假发，和制造它们的中国工人一样，是"看不见"的。

从雷蒙德办公室的窗户向外望去，我仿佛看到无数来自欧洲、美国和亚洲其他国家的男男女女，依靠这些工人巨量的辛勤劳动，在"不知不觉"中小心翼翼地改变了自己的容貌。历史告诉我们，这样的事情一点儿也不新鲜。

20 世纪 20 年代早期，美国人民对真发制成发套的追捧只能用狂热来形容。与丝质的"前辈"相比，真发制成的美发类产品的好处显而易见：后者不但能和使用者本来的头发"无缝对接"，与女士们的头发完美地混合在一起，毫无破绽，还能神奇地保持住各种优雅的发型。一时之间，这些"隐形"的美发产品在全美风靡，在每个村镇的百货商店里，你只需花上几十美分就能买到。只要选择与自己的发色完全一致的发套并且安放得当，这样的假发真是完全做到了以假乱真，一点也看不出来。通过各种巧妙的加工方法，不同颜色的假发甚至能散发出自然发色的光泽。《纽约时报》1921 年的一篇文章甚至警告男士们不要受假发套的迷惑而上了当，"美国妇女十有八九都对这

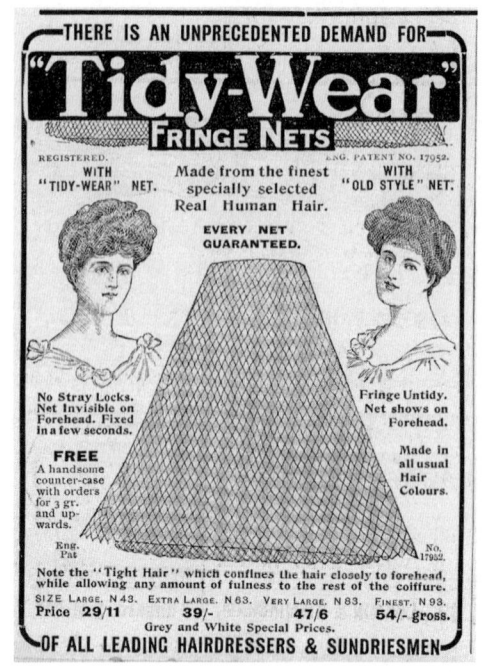

早年间的广告为女士们展示用"真正人类头发"制成的发网,边缘毫无痕迹。1906年

玩意儿着了魔,每天戴着它们"。美国商务部的数据指出,在1921—1922年,美国女性消费了超过1.8亿个中国生产的假发套。

　　用人类的真发来制作发套这个主意,来自巴黎的一位美发师。在此之前,美发师一直采用丝绸制品来固定女士们做好的发型,1879年,这位聪明人想到用人类的头发作为前者的替代品,它的优势在于从外表完全看不出来。而头发良好的质感与耐用性更让它成为最佳选择。不过人们很快发现,只有中国人强韧的黑发才能胜任这项工作。"没有其他任何一种人类的头发,具备制作这种优质发套所需要的特殊的粗糙感和弹性,"1912年的《纺织品信使》杂志如是说,"北欧人的金发太过细软,所以完全用不上。南欧意大利人和西班牙人的黑发要稍粗一些,比金发合适。日本人的头发太硬。我们也尝试使用过牦牛的毛,不过效果很差。"

制作真发发网的手工业起初集中在中欧地区，特别是波西米亚和阿尔萨斯的农村。很多犹太人背景的捷克和德国商人对这一行业的发展发挥了关键作用。从当地理发行当里大量收购来的中国人长长的黑发被打包，然后装上船，漂洋过海来到意大利的迪利亚斯特、德国的汉堡和法国巴黎等城市；在被送往农村经过假发工人复杂的手工编织之前，这些头发先要经过漂白和染色的工序，变身为欧洲人各种深浅不一的发色。波西米亚的发套制作工业主要分布在一片叫维索基纳（Vysocina）的高山地区，贫瘠的当地农业只能出产土豆、卷心菜和甜菜寥寥几种农作物。大部分工人是工资很低、急需收入的妇女和儿童。制作假发是一个细致活儿；它的编织方法与吊床或者渔网很像，但这门手艺所使用的原材料——头发，要求工人下手时必须非常精细，且耗时很长。按现在的货币价值计算，一位女工每编织12个发套能得到的报酬仅有19美分，而这需要她们花费10—12小时，把整整1.2万个细小的用头发做成的发卷组合在一起。不过即便如此，她们从制作假发中获得的报酬也要高于农业劳动。

德国的作坊主要在阿尔萨斯地区。据说德国人在制作假发这一行业取得领先地位的秘诀源自本地农村工人的勤劳肯干；不过这种传说随着另一个秘密的曝光而不复存在了。1914年，一位美国商人在从斯特拉斯堡进口的假发里偶然发现了中国报纸上撕下的一角。就在这张不起眼的小纸片上，他看到了有关中国假发工人的消息，并因此决定动身去中国一探究竟。以下就是他的发现：几年来，德国公司一直偷偷摸摸地把收购到的绝大部分头发原材料运往中国的山东，并把这里当作假发生产基地。而为了掩盖这一事实，他们又会将制作好的假发以包裹的形式寄回德国小镇上的工厂。如此一来，不但能对外留下这些假发都是在德国本地生产的印象，还瞒天过海，逃过了海关的检查和税收。这么多年来，数以万计中国妇女和儿童的劳动就这样被"隐形"了。

"物美价廉"的中国劳动力一旦不再是秘密,来自英国、希腊、俄罗斯、日本和美国的假发制造商纷纷找上门来,迫不及待地要在山东开设工厂,占领一席之地;而为了在竞争中占得先手,有些外国企业还与中国当地的手工作坊开展合作。商业嗅觉敏锐的美国商人发现,中国妇女和儿童的劳动力实在太过便宜,为了从中攫取最大利润,他们将头发原材料先从中国出口至美国完成漂白和染色的粗加工,之后再运回中国进行编制和定型等精细制作,最后把完美的假发制成品出口到美国。一位当时的报刊评论员说,这样的操作流程意味着,在出现在美国人的头上之前,这些头发已经在一年的时间内横跨太平洋三次,这样的效率不可谓不高了。

在这一行业的鼎盛时期,约有50万名中国的妇女和儿童在默默地为西方市场生产"看不见"的假发制品。这些受雇者起初大多在家中劳动,尽管其中有些人后来到有监工的假发工厂上班,成为专职工人。生产假发的工作劳动时间很长,内容也非常单调,但和其他活儿相比报酬更高。当时有新闻报道称,因为很多女性从医院跳槽到假发工厂上班,芝罘(现属山东省烟台市)甚至出现了护士短缺的情况。

不过,如果说西方妇女的发型要仰仗来自中国的隐形劳动力和头发,那么中国工人的饭碗则要依靠另一种更变幻无常的东西:西方的流行风尚。当"波波头"在欧洲大陆和美国风靡一时,全世界对假发的需求急速下降,一落千丈。到20世纪20年代晚期,有关"波波头"的流行已经造成数以千计在假发行业工作的山东妇女失去工作的消息屡屡见诸报端。接下来的几年,工人们设计制作了专门用来固定"波波头"的双网假发,但是真人假发套从此一蹶不振,再也没能重新收获20年代早期的风光。而尼龙的出现更是彻底敲响了它的丧钟。

雷蒙德的合作伙伴姓陈,是一位精力十足的年长女性。端庄、妩媚和审慎在她身上融为一体,散发出独特的魅力,但暗灰色短发、整洁的海军蓝长裤和一直扣到脖子下面的纽扣,又赋予她一种奇妙的

"女干部"派头。隐藏在这张谦虚面孔背后的陈女士是青岛市最重要的商业领袖之一。她是即发集团的掌门人,介绍我和她认识的人说她是一位真正的"女强人"。20世纪80年代早期,随着中国改革开放经济政策的进一步落实,当雷蒙德第一次来到青岛,想办一座属于自己的小工厂时,陈女士就是他的领路人。在那之前,雷蒙德在香港的一家发制品工厂里做手工活,在那里他遇到了后来的妻子,她当时是假发车间编辫子的女孩。

陈女士邀请我共进午餐,雷蒙德的儿子汤姆居中翻译,她不断询问我为何对发制品行业有如此浓厚的兴趣。吃着烤鱼和陈女士自己的菜园里种出来的有机蔬菜,我们从头发聊到政治,无拘无束,谈兴颇浓。陈女士邀请我去参观青岛郊外她一手创立的私人头发博物馆。我们乘坐一辆经过改装的面包车前往,车里配备了微波炉、音响系统和电脑。这辆豪华的汽车与博物馆墙上悬挂着的照片形成了鲜明的对比。这些照片留下了陈女士和职工们在80年代早期白手起家、艰苦创业的记录。照片里的人都穿着同样的制服,留着整齐划一的发型,完全顾不上头发和肩膀上已经积了厚厚的雪。

这是我第一次亲眼看到用人的头发制作的假发套,像蜘蛛丝般闪烁着一种略微发白的金色光泽;它们身价低廉,注定短命,从来不会得到像博物馆馆长等一样的专业人士的青睐,哪怕在专门陈列古物的地方也依然不为人所注意,仿佛穿上隐身衣一般。

而陈女士的博物馆记录了山东省发制品生产的历史。最让我吃惊的是,岁月的流逝并未给它带来什么明显的变化。人们可能已经不再制作发网,制作发套的原材料与从前相比可能更为精致,但这依然是一个严重依赖手工劳动的行业。与在这座博物馆里看到的相比,当天早些时候我在雷蒙德的工厂里的所见所闻毫无二致。

"制作一顶假发分120个步骤。"雷蒙德带我参观工厂里专供美国市场的高端定制假发生产区域时这样说。我们走进一间屋子,男工们

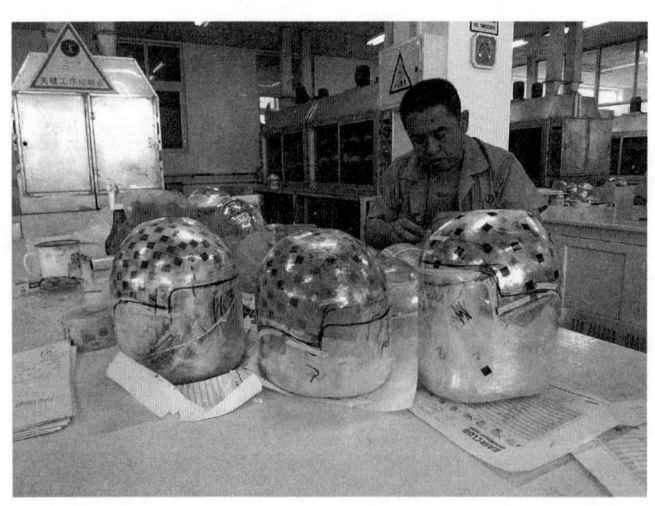

美国顾客的头部铸模。按照做好的标记来添加"头发"，就能打造出无比自然的视觉效果。Evento 发制品工厂，青岛，2014 年

围坐桌旁，正在往头部模型上标志发际线。有些模型几个一组随便散放在桌上，有些整理好的放在整理箱里。每个这样的模型都对应着一位有着和它一模一样的头部数据的美国顾客。

看到箱子里的模型和贴在上面的顾客代号"戴夫、米奇、斯蒂芬、韦恩"时，我感到自己这样做有些不太礼貌。幸好我对他们到底是谁一无所知。可尽管如此，我还是忍不住想象他们到底过着怎样的生活。我把想象中的戴夫置于他印第安纳家中的花园里——一个三十来岁的年轻人，发际线已经明显后退；米奇来自得克萨斯，离婚后的他想再次寻找一位伴侣，可是在能遮盖自己光秃秃的额头之前，他迟迟不愿迈出约会的第一步。我很好奇，要是看到自己脑袋的模型和其他人的一起被放在工厂地板上的箱子里，这两位先生不知做何感想呢？

每个模型都附带着写满"主人"要求的纸条：假发成品的具体长度、厚度、卷发的样式以及不同颜色变化的组合。尽管原始信息是英语，但细节早已被译为中文。当这个戴在头部模型上的假发随着几十道生产流程在工厂车间各层不停流转时，一定少不了这张小纸条的陪

伴。冷冰冰的技术参数后，我们仿佛看到地球另一端一个个为摆脱脱发烦恼而不停奋斗的个人的小秘密。

"保密的重要性不言而喻。"在英格兰海滨城镇沃辛（Worthing）能俯瞰楼下大花园的自家豪宅的阳台上，基思·福肖和我喝咖啡的时候不断强调这一点。退休之前，基思是英国布莱顿市 Trendco 公司的创始人，这家专门生产头发制品的企业现在已经被日本公司 Aderans 收购。基思和雷蒙德的合作说来话长，他们的生活早就被头发"连"在了一起。两人都记得基思 1974 年第一次到香港时候的情景。那时他们还没有靠制作假发发财；两人谁也付不起基思的旅馆账单，后来基思不得不给他远在英国的爸爸打电话求助才得以脱身，这让每个人都颇为尴尬。

"要想保密，假发商人之间必须'串通一气'。"基思接着说道。正是靠着他与一位对谨慎要求甚高的顾客之间的"共谋"，业界至今仍在使用的一种假发模型制作方法才得以问世。因为对需要佩戴假发这件事情感到尴尬，基思的一位顾客拒绝到他的公司总部来咨询或试戴。走进 Trendco 大厦就意味着脱发，而这位先生想把脱发和解决脱发这个麻烦都保密。基思同意私下里到顾客家为他测量制作假发所需要的数据，可不巧的是他没有带全合适的工具。这位客人是个工程师，他说他有办法。他从厨房抽屉里拿出一盒保鲜膜。"我们在施工的时候常用保鲜膜，"他解释道，"它柔韧度好，又透明；在多层叠压结实的时候，也是非常好的铸模用品。"于是，基思试着用保鲜膜把这位先生的头裹上，又缠了好几层，直到用它做成了一个透明的"假发"。接下来他用马克笔在上面标明了顾客的发际线和制作假发需要确定的各种细节。

对基思来说，抓住这样的"灵机一动"为己所用并将其发扬光大是企业家头脑的一部分，也为他带来了无限商机。那时他已经开始给在中国的雷蒙德邮寄大量头部模型的测量数据。现在靠着这种办法，他能捕捉到每个顾客头骨的具体细节，并依此制作出头部的完美复制品。透明的保鲜膜就像一扇窗户能让人看清每个细节，而极为轻便的特点又让它邮寄起来非常方便。很快，数以千计由保鲜膜制作而成的头部模型踏上了从英国到中国的旅途。在这趟旅途的终点，工人们会根据它们的样子来制作真正的头部模型。现在雷蒙德位于青岛环球贸易中心的办公室平均每天会收到从世界各地寄来的约500个模型。在拆包检查之后，这些模型和它们附带的详细要求就会被送往位于农村地区的手工作坊，启动漫长又极为耗费精力的编织过程。平均每顶手工制作的真发发套包含10万—15万根头发，全部工序都由纯手工完成；在整个生产过程中，工人们使用的工具仅仅是一个简单的小小缠线管。

在英国布莱顿市 Trendco 公司总部，我和一群妇女一起围坐在桌旁，她们大部分是理发师。我们正在学习一门有关如何购买定制真发制成的假发和其他美发产品的课程。这门课的教师是简·凯利女士，她把全部精力都投入了假发这个行业。她的卧室床边常备纸和笔，如果半夜忽然醒来想到能改进假发设计工艺的好点子，她就能第一时间

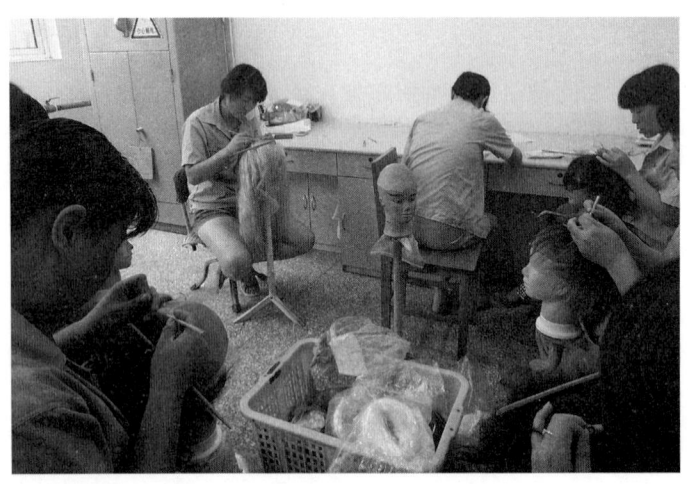

一根根植入头发

把它们记下来。简对假发有着发自内心的热情和好感。她一边说话一边下意识地抚摸头部模型，或是用手指轻轻拂过它们的"头发"。她从15岁就开始在这个行业里工作，为Trendco公司工作了二十多年。谈起假发和脱发来，简如数家珍，没有什么是她不知道的。

桌旁有位叫杰西的美丽女孩，长长的金发惹人注目；她承认，这就是Trendco公司不公开出售的真发产品。简会意地点了点头："对，这是我们珠宝系列产品线中的'琥珀'。你一进门我就注意到了！"作为听众，我发现自己还不太适应不同的假发产品都有自己独一无二的名字这件事儿。我刚才还以为杰西的头发是纯天然的呢。我翻阅着手边的产品宣传册：可可、香农、考特妮和史黛丝在对我微笑。接着，当简准备给我们演示一种制作假发模型的新方法时，杰西同意当她的模特。她随意地把头上的假发摘了下来，马上变成了一个完全不同的人——依然很美丽，但是看上去非常陌生。她头部的每个细节都被展示在大家面前，闪亮的灯光让它的完美形状显露无遗。

简首先示范了保鲜膜法：第一步是给模型上滑石粉，然后用保鲜膜从左往右、从右往左来回包裹，到一定的厚度以后，保鲜膜就可以立住了。现在她要介绍的是用"头模"（Dermalite）来制作模型，这是日本科学家1992年发明出来的材料，必须用在头发已经全部掉光的头上。

"头模"的样子就像个白色的盘子，让人想起披萨外卖盒子里用来支撑盒盖的聚苯乙烯做的小玩意儿，不过比它要大得多。这种圆盘平时很坚硬，可一放进热水里就会变得柔软而有弹性。简推荐使用做园艺时的大水槽。不过她先要拿笔画出头发的大概位置。杰西的头现在就像一个空白的画板供大家设计，而我们得不到任何提示。大家围在一起，七嘴八舌地讨论杰西的头发应该从哪里开始，在哪里结束。没有简这个专家的指点迷津，整个局面毫无头绪。头部和面孔之间的分界线到底应该如何确认？简依然用手指在杰西的头上慢慢探索着。

她用马克笔在前额、后脑和耳朵边等重点部位画下了标记，然后再把这些点用线条连在一起，并且不忘记提醒我们男性的发际线要画得更靠下一些，把鬓角包括进去。现在，杰西的头上洒满了强生婴儿爽身粉，然后简要把用来制作模型的"头模"进行加热处理。过了一会儿，她带着加热后冒着热气、已经变成透明的Dermalite回来了。当简把它小心翼翼地套在杰西的头上时，空气中可以感受到明显的张力。在这个"头模"周围，还有一个用来固定形状的可调节金属环。

"好了，现在大家有三分钟的时间来确定各处的细节。我们的时间就这么多，因为超过三分钟它就会变得太硬，再也不能从杰西头上拿下来了！"我们略带紧张地笑着，看简的一双妙手飞舞在杰西的头顶，标示发际线，确认最合适的发型，以及每一缕发丝的走向。还有两分钟。杰西一直在和大家聊天，竭力保持轻松的氛围，可我们还是能从她的脸上看到一丝不易察觉的不安。从光彩照人的金发女郎变成仿佛来自另一个世界的外星人，现在的她看上去就像戴着宽边大檐帽的20世纪30年代好莱坞女明星。三分钟倒计时的铃声响起，简开始小心翼翼地从杰西的头上把模型取下来。开始时略有不顺，卡住一点，但最后还是成功了，我们得到了与杰西的头骨完美贴合的模型。杰西松了一口气，马上取回并戴上了自己的假发。我们纷纷感谢她甘当"实验品"的勇气，更钦佩她经受住了这样"彻底"的考验。

简后来也承认说，当她看到杰西头骨最下方枕骨的凸起时，也曾经犹豫过要不要使用"头模"来制作模型。对那些某些地方有凸出骨头的头型来说，使用保鲜膜无疑是更加安全的选择。每个人都得承认，尽管保鲜膜在厨房里或许有这样或那样的缺陷，可在假发模型制作方面，与高科技、高风险的"头模"相比，它显然既安全又趁手。

一旦模型完成，接下来就要确定制作一顶假发的各种具体要求：头发的种类、颜色、密度，卷曲的程度，以及用什么颜色和材质作为打底的头发。我们一下子走进了令人着迷的DIY世界。而这让我一下子想起从前被一大本厚厚的楼梯地毯彩色目录击中时那种惊讶、兴奋和迷惑混合在一起的奇妙感觉。就像室内设计师一样，这次幸亏有了简，我们才不致在众多选择中彻底迷失。

桌子上摆满各式各样的真发样品，它们被拴在像钥匙圈一样的金属环上。我们努力找出印度人、中国人和欧洲人发质的区别，既有"雷米发"，也有普通头发。其他可供选择的还有"单一发"（monohair），明显是从阿富汗人和蒙古人的发根处直接剪掉的；"混合发"（matrix hair），人类真发和能耐高温的合成假发的混合物；"欧洲纤维"（eurofibre），一种常被用来制作灰色假发的人造纤维；甚至还有"太空头发"（cyberhair），采用最新也最复杂的工艺制成的合成纤维，价格已经快要追上人类的真发了。其实牦牛毛算是相当不错的替代品——我们听说，它非常适合用来制作白色假发制品。在青岛时，我曾在色板上一排排金属环拴着的头发样品中见过用白色和灰色牦牛毛制作的假发。白色的真发一向因为其很难获得而最为昂贵，而且会因为时间的关系而逐渐氧化变黄。

在这些不同材质样品旁边的金属环上，为我们提供了十种不同的发卷样式，以及各种颜色假发的组合，每种都附有数字编号。简提醒大家，要想让你的假发看起来自然，必须在其中混合多种不同的颜色。我们可以把这些材料随意在头部模型上练习试验，不管是用一点点、一束束还是大量使用。大家还要时刻记住在头部的不同位置，头发的密度与厚度是有区别的。她又给我们演示了一些用保鲜膜制成的假发样品，每个上面都有数不清的不同颜色做出的标记，足以让外行晕头转向。她还告诉我们，不管想要什么样的假发，一定要在每个头部模型和它所附带的记录表格上清清楚楚、事无巨细地写明白，只有这样，中国的工人才能理解你的意思，并按照具体要求制造出产品；毕竟，他们可能从来也没见过活生生的欧洲人长什么样子。

围坐在桌边的理发师们，一边用不同的头发材料尽可能探索各

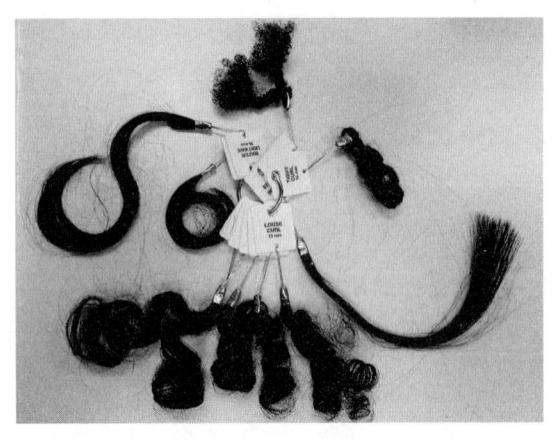

各种发卷

种可能性,一边聊起了他们的顾客所遇到的形形色色与头发有关的问题。其中有个痴迷于乡村舞蹈的 9 岁顾客,这种舞蹈有巨量大幅度的跳跃动作。她想要一种在尽情舞蹈时不会掉下来的假发。另外一位提到的中年顾客的头发正在飞速变薄。她极为渴望找到能延缓这种趋势的办法。简推荐了一种头发"整合"系统,把和顾客本人的头发非常相似的假发编在一个很像渔网的开口织网帽周围,然后再把顾客自己的头发"见缝插针",让两者完美地融合在一起。我们后来听说,Trendco 公司的前台接待员就使用了这种产品。它非常适合那些愿意尽量保留和使用自己头发的顾客。单纯的接发并不合适,因为它会给发根下的毛囊造成压力,加重斑秃的程度;而将真发和假发混合起来的办法就要温和得多了。

我们不仅对刚才的所见所闻深感触动,而且制作定制假发的工艺之复杂甚至让大家有了望而却步的感觉。不过饱受斑秃困扰的杰西不在其中。她从 5 岁就开始脱发,到 18 岁时真发已经脱落大半,连眉毛和睫毛也未能幸免。对杰西来说,如何定制一头能够以假乱真的真发制发套简直是轻车熟路。简提醒大家,如果决定要下单定制真发制假发套,千万别忘了让远在中国的制造工厂用选定的头发先做一份样品寄过来,提前敲定各种细节并达成一致。这个环节会让加工周期延长一个月，但是从长远来看能避免不少麻烦。

回到青岛，我亲自领教了这些麻烦。从下单定制到把制作好的假发拿在手中，这两者之间的差距有时候比顾客想象的还要大。没有人能比雷蒙德的儿子汤姆对这些困难的理解更深刻了。汤姆拥有物理学学士和机械工程硕士学位，他的英语比他父亲要流利得多，为此也责无旁贷地承担起了与外国顾客就假发制作的方方面面进行沟通的责任。

"我的工作主要有三个方面，"当我们再一次被困在青岛的车流之中时，汤姆略带幽默地和我聊了起来，"处理投诉，处理投诉，还有处理投诉。"投诉数量部分取决于假发的产量。公司每个月的发货量是一万件假发产品，顾客遍布世界各地。不过，投诉的多少也与之前雷蒙德提到生产假发的 120 个步骤以及生产过程中操作者的水平相关。还有一个不容忽视的因素是原材料本身具有易变的特点。像人类自己一样，我们的头发也是无法预料的。

"控制或标准化人类头发（的质量）是一项不可能完成的任务。"汤姆向我解释道，"顾客可能会定 10 顶假发，要求一模一样，但头发根本不可能一模一样。它们本来就不一样。就算你在每天的同一时间使用同一种染发产品，严格保持相同的用量，不同头发在染后呈现出的效果也不会完全一样。有的头发比较多孔，有的更干燥，有的质地更粗。我们总能收到顾客'再来一顶和原来完全一样的假发'的要求，但是大多数时候这基本上是无法满足的。"

其他的困难来自语言差异。"我们的对话都用英语完成，可并不是每位顾客都能用英语把事情说明白，而且英语也不是我自己的母语呀。"另一个可能的障碍是顾客在订货单上是否写明了所有细节。比如，有人想要一顶在头顶、后脑和两侧不同部位的头发厚度有差别的白色假发，可是除非订货时清楚地写明了这些要求，出差错的可能性相当大。已经与公司建立了默契的长期合作的老顾客一般来说很少有这样的问题，但对新顾客来说，这可能是必须迈过的一道坎。"没什么

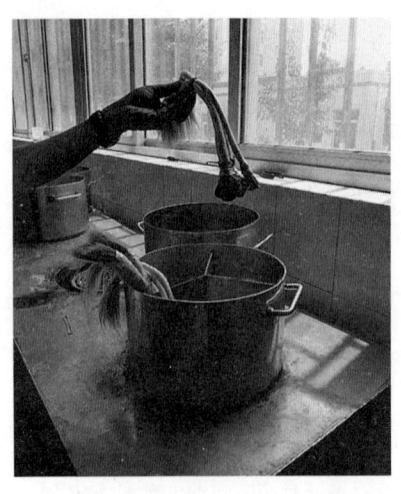

只染发梢，能创造出发根未染的（自然）效果

能替代经验的作用，"汤姆若有所思地说，"而互相信任也非常重要。"

尽管处理投诉电邮、接听世界各地顾客抱怨的电话，占用了汤姆大量的时间和精力，但他完全可以称得上理解和耐心的模范。他特意强调，一定要先让顾客冷静下来，然后再努力想出补救和解决问题的方案。如果对产品的投诉"有道理"，他会告诉顾客把它寄回来由厂家负责修改。在公司位于青岛世界贸易中心的制造厂里，我参观了他们的修理车间：女工们从一顶非洲式短发发套上一根根地拆下白发，再在原来位置用同样的办法补上一些颜色更鲜亮的头发，经过这番操作，这顶以蜜糖色和金色为主的女士假发看上去更加光彩夺目了。这是一个细致活儿，操作者不仅要完成工作本身，还要让产品表达出它代表的意义。汤姆公司里的每个人都对那次事故记忆犹新：一位重要顾客收到的假发"90%是白发"，而不是他想要的"90%是黑发"，可想而知当时的他会有多沮丧。信息表格上的一个小错误就造成了这么大的误会，一下子让这位顾客提前衰老了好几十年，这可是谁也不愿意的事情。

与顾客之间的沟通障碍是许多麻烦的源头。"问题是，很多顾客觉得自己已经把要求说清楚了，可实际上完全没有。就拿我们一位来自巴基斯坦的顾客来说吧，他曾经在我这里下了一个黑色假发的大订单。我打电话问他想要哪种黑色,他冲我嚷:'黑色!黑色!难道你不明白什么是黑色吗?!'我试着对他解释,我们有六种深浅不同的黑色可供选择,但他一点儿也听不进去。收到货以后他又来抱怨我们的产品颜色不对。实际上,他想要的是棕黑色,可是他根本不知道有这么一种说法。"

汤姆把这些大大小小的"事故"当成难得的自省机会,这种态度让我深受触动。"我必须努力站在顾客的角度,尽力为他们着想,因为很多时候他们不一定知道自己想要的东西能不能做出来,效果能不能实现。我试着走进顾客的大脑,想象他们戴上假发后的样子。我要做的就是,首先尽量在事前劝阻他们做出错误的决定,然后再提出更为得体的建议。"汤姆还说,很少有顾客愿意在收到商品后主动向他表达感谢或满意之情,也许在他们看来,这种默契是天经地义的。"大部分顾客很沉默。不过对我们来说,沉默是最好的!一位沉默的顾客肯定是对产品很满意的顾客!"

我们继续在青岛无处不在的雾霾中努力前行,我问雷蒙德会不会退休。"不!我还能干什么呢?我这一生都在和头发打交道。我只知道头发。"他顿了顿,接着说:"而且我喜欢工作。"自从十年前加入家族企业后,汤姆就再也没有享受过休假的待遇,不过他也表达了类似的欣慰:"我有个在银行业工作的朋友,他做一单交易就能挣一百万。可我也很喜欢自己现在的工作。假发很小,但至少我可以看着它们自豪地说,我对世界做出了自己的贡献。"

我想象着每个来自欧洲大陆、美国或是日本的顾客在美容院或是自己家的卧室里戴上假发后的样子;他们不会知道,这顶小小的假发的背后凝聚了多少物质意义和精神意义上的人类劳动。我仿佛看到近百年来,中国假发工人默默地用他们的工作维持着西方人体面的外表,努力弥合着愿望、期待与现实之间的鸿沟。

我想知道,假发到底能让人完全感到满意吗?

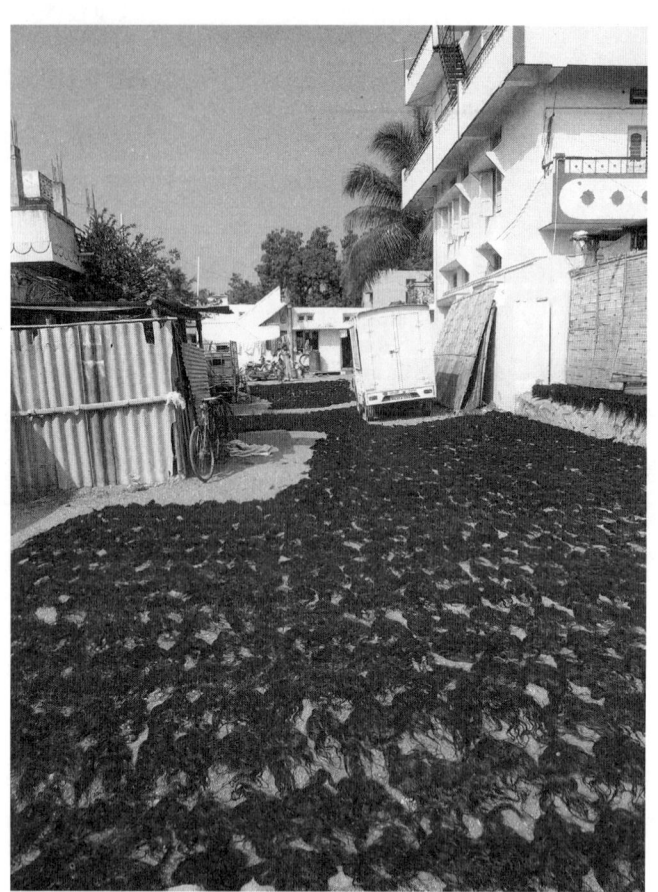

在太阳下晾干的头发,卡纳塔克邦,印度

## 第三章

# 大丰收

Harvest

出售飘逸的"处女金"长发，1500美元——价格可谈。

我的金色长发光彩熠熠，颜色靓丽；既未经过染发等化学处理，也没有受过大功率吹风机或直发器的"摧残"。本人的头发（扎起来——译注）大约有4英寸厚，我打算卖掉25英寸长。如果价格合适的话还可以多剪掉一些。我每周洗头发三四次。不吸烟，不滥用药物，不饮酒。梳头次数少，梳理时非常小心，而且湿发时从来不梳。我每年都会修剪分叉或是发质变差的头发，不过从来没有真正剪短过。到现在为止，我这一辈子一直留着长发。坦率地说，我现在有点儿厌烦长发了，它让我恼火。我迫不及待地想把它剪掉！

每个人都能在"头发买卖"（buyandsellhair.com）这个网站上发布信息，直接出售自己的头发。这里的头发根据长度来分类，从"10—15英寸"（约25—38厘米）到"超过35英寸"（约89厘米）应有尽有。点开某个类别，你就能看到各种各样头发的照片；一般来说，在这些从肩后的角度拍摄的照片里，头发还没有和主人"说再见"。刚刚梳理过的一直垂到臀部之下的金色长发和上面那则广告一起，闪耀着诱人的光芒。"（未剪过的）处女发"这个分类标签，还有原主人"迫不及待想把它剪掉"的愿望，都给它平添了一丝神秘感。在潜在的买家看来，就连不露脸的照片都在暗暗彰显着它的品质。

"我经常在路上被人拉住，大家都称赞我的头发，"金发的主人接着说，"还有很多人拦住我问头发卖不卖，不过那时候时机未到，价钱也不合适！我出的价格都可以商量！出个价，然后我们就可以开始谈谈了！在头发售出之前我都不会把它剪掉的。可以用 PayPal 付款。如果使用支票付款，在正式剪发之前我会先把它兑现的哦。"

在"头发买卖"网上，不论什么年龄，女士们都谙熟如何让自己的头发看起来更加诱人。最典型的办法是强调健康的饮食和生活方式：头发不仅具备"自然""有机""纯真而原生态"的特点，而且一直受到主人的悉心照料。她们会介绍头发在不同气候下的状态，并配以在各种光线条件里拍摄的照片。在这个专门提供人体毛发的市场上，产品蕴含的活力与原主人的个人品质越丰富，它的潜在商业价值也就越高。

自从2010年创办以来，这家网站一直宣称自己是互联网上最大的人类头发交易场所；而这一头衔不仅来自其巨大的浏览量，也包括它已经获取的巨额利润。"头发买卖"网的创始人桑迪普·塞克霍恩来自伦敦西区，是一名年轻的企业家。他很早便留意到了在易趣（eBay）和其他网络平台上有大量出售或购买头发的需求和信息，敏锐地觉察出其中的商机，并决定建立一个网站使这些交易更加方便快捷。每一位卖家在注册时要支付14.5美元，同时获得三个月的广告时间用来展示自己的头发。网站不仅为买卖双方提供导航页面,还建立了专门的过滤及警告机制,提醒卖家留心那些会让她们白白浪费时间和精力的"恶意顾客",特别是"恋发癖"。根据网络上的调查,这样的人大概占所有顾客的12%。尽管这是一个面向全球市场的网站,但是大部分交易都在美国进行。

浏览"成交页面"后我发现,在网络上出售自己的头发实在是一项非常复杂的生意。卖家不但要在无数来自陌生人的电子邮件和电话中小心翼翼地寻找潜在的主顾,还得小心翼翼地分辨出看起来就可疑的骗子,并要尽量避开他们。对感兴趣的买主来说,向头发的原主人提出一些涉及私人的问题,或是请后者提供不同角度、不同光线背景下头发的照片是可以接受的,不能算是过分的要求。而若是买家"得寸进尺",过分纠缠,比如一定要得到头发主人的视频,或是对怎样剪掉头发指手画脚,卖家就必须提高警惕了。可另一方面,展示剪发过程的视频又是潜在的交易双方讨价还价的有力武器之一——它们能证明这份头发来自发布这个广告的卖家,在有些时候也被当成同样具有经济价值的商品来一起打包出售。

来自俄亥俄州的谢丽·拉蓬泽尔以1800美元的价格卖掉自己长达97厘米的及踝长发时,她也把记录了剪发过程的照片和视频打包出售,价格是40美元。"这些钱都拿去支付必须预付费的医生门诊费用了……所以,谢谢你们大家。"谢丽用一种乐观的口气这样写道,这也让我们能或多或少地一窥她的遭遇和生活处境。她说,把头发留长算是她的一个生活习惯,她还打算继续保留这个习惯,所以今后她(的头发)说不定还会出现在这个网站上。不过,"头发买卖"网上的头发交易也并不总是意味着生活困境:有些女性说她们只是想彻底改变一下发型;有人在为某个特定目的攒钱,比如教育、慈善行为或是饲养宠物马;还有的妈妈卖掉了女儿的头发;而另外一些"熟手"则是把每隔几年就出售一次头发当成了能稳定地获取额外现金的一项副业。

如果说，如此众多的女性愿意通过互联网这一平台把自己身体的某一部分对陌生人"广而告之"令人不无惊讶，那么她们牢牢掌握着这场"交易"的主动权这一事实还能让我们感到安慰。这些精明的女同胞随时关注头发市场的价格变化，牢记网站的提醒公告，谙熟各种计算机技能，并且完全明白如何把自己的优势发挥到最大化。不过，在人类毛发这个产值高达数十亿美元的行业里，个人之间的交易行为其实只能占据极小的份额。在当今的全球市场上，绝大部分用来制作假发的头发是通过遍布在全世界的交易网络和中介大规模收购的；而这些头发买卖双方的社会和经济地位也是高高低低，各不相同。当作为商品的头发出现在市场上的时候，它就已经是"匿名"的了；而有关其如何被收集的信息也早已被抹去。这一切都不是什么新鲜事。

早在1874年，《纽约时报》上就这样宣称：

> 如果一位绅士在街上匆匆赶路时向理发店的橱窗一瞥，并自问这两个问题：这些长长短短的发辫，大大小小的发卷如此华丽，从耀眼的金色到黑漆漆的乌墨色，各种颜色无所不包，到底是用来干什么的？它们是从哪儿来的？——窃以为，也不必对他的好奇心多加指责。

这篇文章的作者接着告诉读者，尽管第一个问题的答案呼之欲出，十分简单——在名流云集的社交场合里，闪耀在各位时髦淑女的头上，"发红的亚麻色、金红色、赤褐色、淡棕色、金栗色还有墨黑色"，各种各样，应有尽有；但第二个问题才是更加令人困扰的：到底去哪儿寻找答案？

这个问题在今天与它被初次提出的1874年一样直达关键点。对所有在这个行业之外的人来说，人类头发的大批量收集和交易是彻彻

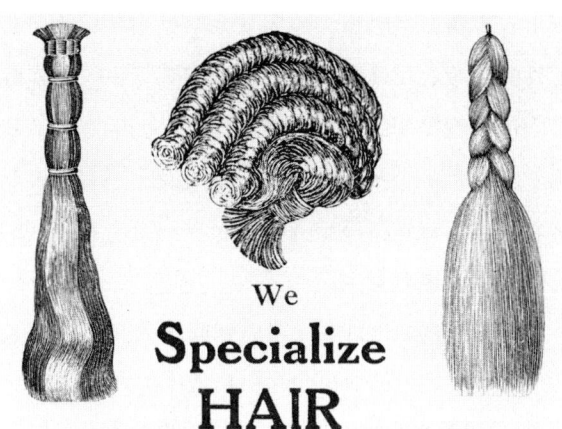

1912年的头发广告

底底的秘密世界,其中的隐秘完全不足为外人道。除非身体力行亲自收购头发,或是就职于设有头发收购业务的大型假发制造企业,否则即便是很多出售"接发片"和假发的店主和交易商,也对头发的来源知之甚少。那些装饰着大包大包头发原材料的标签——"巴西式""秘鲁式""印度式""欧洲式""欧亚式"和"蒙古式",与其说代表了头发的来源地,还不如说是对异国情调带有一丝一厢情愿的美好幻想。而让那位19世纪《纽约时报》撰稿人深感兴趣的另一个问题,则是在人类的头发这种商品具备如此独特性质的情况下,它的常规供应如何实现?供需之间的平衡又是怎样达到的呢?

无论是历史文献还是对当下的描写,记录人类头发收购的文献无不强调其"无意中惊人发现"的一面。1840年,托马斯·阿道佛斯·特罗洛普在参观了法国布列塔尼地区的一个乡村市集后这样写道:"让我最感到吃惊的,是头发交易商的生意。在到处都是闹哄哄的市集上,大概有三四个专门收购这种商品的小贩,他们走村串乡,哪里有市集就去哪里，专门从乡下姑娘手里收买头发……我本来以为女性的虚荣心早晚会让这门生意走到尽头，但实际上商人们总能毫不费力地找到美丽的头发和愿意出售它们的主人。我们看到很多女孩像绵羊一样，一个接一个地被剪掉头发；还有更多姑娘等在外面，手里拿着帽子，梳理得整整齐齐的长发一直垂到她们的腰部。给她们剪发的既有男人也有女人。"

这样的场面也许会令人感到些许不安。"看到女性宝贵的天赐之物就这样硬生生地被剪掉，起初真是让我大为沮丧，"一位英国绅士这样写道，"可是当我发现，失去了长发的女孩子们与之前并无太大的不同，再回想起她们过去把长发藏在软帽下面那副呆板的样子，我的心情也发生了变化。这样一想，看着地上那堆剪掉的碎发，只让我感到可笑。"

法国村镇里的头发交易有时候会采取拍卖的形式，1873年的《哈珀斯》杂志用图片记录了当时的场景：

> 市场的正中间树立起一座讲台，年轻的姑娘们轮流上去展示拍品，拍卖师不吝溢美之词，然后不停报价。有人卖几条丝质手帕，有人卖大片的印花棉布，第三件商品是一双华丽的高跟靴，如此等等，不一而足。最后是拍卖会的高潮——被叫到最高价格的头发，那女孩坐在台子中央的一把椅子上，而且头发会被当场剪掉，交给买家。有时女孩们的父母会亲自与感兴趣的买家讨价还价，喝一瓶葡萄酒或是一大杯苹果酒的光景就能成交。女孩们卖掉自己的头发，再用这钱买回姜黄色的假发髻作为给自己的奖励；而在这些年轻姑娘眼里，后者才是时髦的化身。

在布列塔尼地区，为了遏止几乎成为一种公开娱乐活动的当众剪发风气，当地官员在一些市集上设置了专门用来理发的帐篷。让围观者感到惊奇和不解的是，很多因为头发质量不够好而遭到理发师拒绝的女孩都感到极为失望。

尽管当前留存的记录偶尔有夸大之嫌,但 19 世纪晚期欧洲的头发交易的规模确实相当惊人。"在比利牛斯山山脚下的某个地方,每周五都会有人类头发的交易市集,"1898 年的《旧金山之声》杂志这样写道,"几百个头发商人在村子里唯一一条街上,上蹿下跳地忙着,腰带旁的剪刀随着步伐有节奏地荡来荡去;他们会随时停下来查看路过的农村姑娘的发辫,为了看得更清楚,还会站在农舍门口的台阶上。"只有这样定期的大规模收购,才能保证供应"文明世界"对人类头发每年大约 5.5 吨的需求。大部分原材料来自瑞士、德国和法国,也有一部分来自意大利、瑞典和俄国。另外我们也了解那些每年到德国收购头发的"荷兰农夫",像"种麦子和种土豆"一样依靠"种"头发来多挣点钱的东欧农妇,给农妇们付定金预购下一年"收成"的法国奥夫涅省头发小贩,还有在西西里的街道上逡巡着寻找好收成的意大利商人。

这样的文献记录可能会给当代的读者造成一种错觉,仿佛人类的头发真的像农作物一样,只要在合适的季节一定能有收获,甚至可能是大丰收。而实际上,头发这种"作物"的"产量",从来都是令人捉摸不定的。在世界上不同地方、不同的气候条件下,它兴许都能长得不错,它也不需要阳光、灌溉和肥料之间达到复杂的平衡才能生长;但是与农作物相比,它的生长周期要漫长且复杂得多。每个人类个体拥有头发的数目是 9 万—15 万根。这其中 90% 以上的头发都处在被称为"毛发生长期"(anagen)的阶段;也就是说,在这 2—6 年中,这些头发可能每时每刻都在生长。剩下 10% 的头发已经进入"退化期"(catagen)和"静止期"(telogen),然后通常就会脱落了。要想获得真正质量好的长发,必须抓住它临近生长期结束而还没有进入退化期或是开始脱落的最佳时点。人类头发每年的生长速度在 12—15 厘米之间,这样的长度对制造假发和接发片来说是远远不够的。一份勉强能说得过去的"收成"差不多是头发生长两年的长度，而真正值钱的那种超过 50 厘米的长发则至少需要四年才行。就算这样，大部分收上来的头发都达不到 50 厘米的标准，因为虽然是同时被剪下的，但其中每一根的生长周期其实并不一样。长发需要主人和买家双方共同的呵护与耐心。为了得到更好的头发，很多买家甚至会提前三四年向头发的主人预付费用，对前者来说，这样的做法无疑也是值得的。

获取头发最主要的困难在于，卖家要千方百计说服头发的主人愿意主动或是至少不完全排斥出售它们。而最具说服力的理由和动力便是贫困。"女性头发的交易令人厌恶，十分可憎。"1891 年，一篇描述俄国农民缺衣少食的饥荒的文章中这样写道。类似的为生存而出卖头发的画面也曾出现在美国：满载欧洲贫苦移民的蒸汽船在纽约港口的码头刚刚靠岸，闻讯而来的头发商人已经忙着给其中的妇女发放名

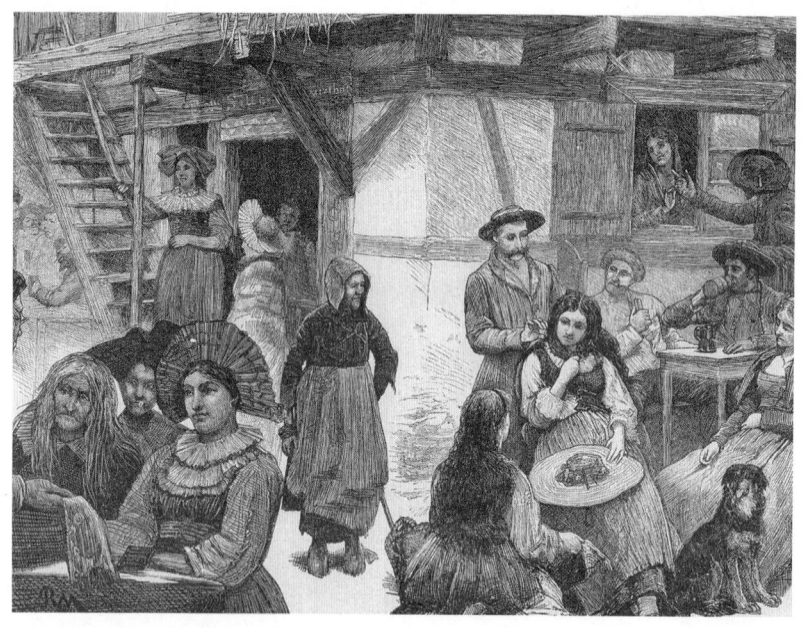

头发交易市场，法国阿尔萨斯，1871 年

40　　　　　　　千丝万缕：头发的隐秘生活

片兜揽生意了。这种行为，在来自四面八方的移民们踏上美国的第一步——埃利斯岛和纽约的炮台公园（Battery Park）是被严格禁止的，那里有警卫人员的严密监督，一经发现立即被取缔。尽管如此，据说在18世纪的最初几年，每年都有大约1.5万份头发是直接从来自远方的移民妇女的头上剪下来的；早在她们抵达之前，就已经被告知在哪里能卖掉自己的头发。

在不同的时代和地方，长发都是妇女可依靠的经济资源之一；然而一旦她们的境况稍有好转，大部分女性便马上失去了继续出售它的动力。几百年前欧洲的农妇，和当今很多出售头发的亚裔妇女，都没有违背这一规律。当2008年北京奥运会为中国创造出了新的投资、劳务和提高收入的机会，愿意出售头发的本国女性数量急剧下降。当时的这种情况迫使头发收购商不得不到非常偏远的地方去开辟新的货源。

威廉·克拉克撰写的《德文郡头发商》一文为我们提供了宝贵的机会，一窥19世纪中期英格兰的头发收集情况。这篇发表于1850年的文章，记录了一个名叫乔克·麦克里奥德的头发商人在每年春夏之间，到英格兰西南部各郡收购头发的行程和交易。文章用乔克在乡村市集上厚着脸皮调戏一位乡村少女作为开场白。乔克告诉这个年轻的姑娘，她的头发是如此可爱而诱人，把它们编成辫子而不是披散下来简直是一种浪费。这种说法显然另有所图。听信了他的花言巧语后，姑娘解开了粉色的发带，乔克更进一步，大肆恭维这如此难得一见的秀发，并且提出，他"愿意为此支付六先令的高价"。姑娘吓坏了，转身就跑，恼恨自己居然没有擦亮眼睛，差点儿就上了头发贩子的当。至于乔克，他也并没有太过失望，还不忘自我安慰：用不了几年，等这女孩怀上第二个孩子的时候，只要花上现在一半的价钱，就能把她更长更多的满头秀发买到手。这位精明商人接下来的目标是一个更年轻的村姑，这小姑娘正目不转睛地盯着"一家犹太佬开的店里那些花里胡哨不值钱的小玩意儿"。乔克先开出一个先令的价码，得到姑娘的同意后,他迫不及待地"剪掉了她闪闪发光卷发的三分之一"作为"小小的纪念品"。被这突如其来的举动吓得无所适从的女孩非常沮丧,丢下那个硬币就跑掉了。

在这篇时人留下的文章里,这位以交易头发为生的小贩既狡猾又冷酷,给现代读者留下了很不好的印象;他收集货物和交易的渠道不仅有正常的集市贸易,而且那些对他来说最赚钱的交易实在不啻无辜女孩们的噩梦和"飞来横祸"。"他人痛苦危难之时,正是乔克赚钱之日;无论何时,若屋中有不幸的妇女,只要贫困敲响乡下人的房门,后面肯定跟着乔克。他随法庭执行员和法警进门,与尸体一起离去。"他会主动提出用很低的价格收购死者的头发,说什么"虽然死人的头发很快就失去弹性,不成卷儿"啦,但是他还是愿意对刚刚遭灾的家里人帮一把手。为了养育病弱的孩子或是卧床的双亲,年轻女子含泪卖掉自己珍贵的头发,这样悲惨的遭遇在那个时代的欧洲时有所闻,也被英国作家托马斯·哈代记录在小说《林中人》(*The Woodlanders*)里:年轻美丽的玛提献出栗色长发,只求重病的父亲不要被房主赶出家门。在哈代的故事里,富有的庄园女主人在教堂做礼拜时坐在玛提身后,深深嫉妒她美丽的秀发。为了让自己的头发更多更漂亮,并以此来博取一位异性追求者的关注和爱慕,这个女人命令本地的理发师,无论如何也要把玛提的头发弄到手。在当今时代的接发产品市场上,头发供求双方之间可能横跨了千山万水的距离,尽管其经济地位的结构性不平等,与一百多年前相比可能并无根本性的变化。

因为冷酷无情而遭到乡邻指责的乔克,拿"职业精神"给自己做辩护。"一个刚刚做手术锯掉患者伤腿的好医生,绝不会抗拒接下来一顿大餐的诱惑。"他说。不过,接下来发生的事情,让乔克"就事论事,在商言商"的专业能力经受了严峻考验:某年4月回到自己在德文郡的家里,他发现女儿居然把"羊毛般质感的墨黑秀发"卖给了父亲的死对头,只换来一小瓶香水、一条绣着桃树开花的头巾、两个叮叮当当的硬币和一个用来装这些东西的皱皱巴巴的钱包！乔克的愤怒可想而知，他把香水泼进脏水沟，烧掉钱包，夺去硬币，还威胁要用头巾直接把女儿吊死！有流言说，乔克后来被这位"虎口夺食"的竞争对手再设巧计，花大价钱把女儿的头发又买了回去。不过，也许乔克心里非常明白，这笔钱究竟花在了什么地方，而他之所以愿意这样做，更是因为无法忍受女儿的头发落在死对头的手里。显然，这些野蛮粗暴的行为激起了当地农妇的反感，她们再也不愿把头发卖给乔克了，而这也最终让他在这一行当里销声匿迹。虽然乔克得到了女儿的头发，却永远失去了女儿。

尽管这些对当时情况的记录带有不少感伤的色彩，但它们确实能让当代的读者了解到，在19世纪中期整个欧洲的头发收购中，存在一个发挥着重要作用的交易系统。直到现在，在亚洲的某些地区，妇女们还能用平时积攒下来的头发和走街串巷的小商贩换些零花钱。收头发的人最赚钱的生意，就是用一些新奇的小玩意儿，和那些很少有机会进城的农妇交换她们的头发。1886年，一位美国的头发商贩接受采访时曾说过这样的话：

> 市镇里的大商户都雇了两三百个小贩，派他们从乡下人手里收货。大商户会给小贩们准备好各种用来交换的货物，像什么袜子啦，手帕啦，发夹啦，针线啦，还有闪闪发亮的假珠宝，总之就是那些能让农民们眼前一亮舍不得放手的样子货之类的东西。

在乡下，小贩们挨家挨户上门，展示城里诱人的宝贝。乡亲们纷纷抱怨太穷，根本买不起，接下来就会被劝说："卖掉头发就行啦！"农民们既不了解这些小东西的价格，更不懂得自己的头发在国际市场上会有多么值钱，所以大多数时候只为了一点儿不值钱的小玩意儿就出卖了头发，流动商贩和他们背后的老板就这样从中大大获利。有些更狡猾的小贩甚至告诉农民们那些小玩意儿的价值比头发还要高，哄骗无知的农妇在头发之外再多出些钱。他们还会一再向农妇保证，头发肯定能再长出来，说不定比剪掉之前长得更快呢！

1900 年，法国记者查尔斯·季诺"斗胆"拍摄了发生在布列塔尼地区的几桩交易；这一行为深深激怒了本地的妇女，她们有的气得拿石头扔他，还有的用"非常奇怪的口音和俚语"把他骂了个狗血淋头。查尔斯留下的这些照片显示，流动商贩的老婆在交易中也发挥了关键的作用，不但要根据头发的成色评估价格，还要和卖头发的妇女商量，说不定能再多换到几块布。而这个时候，她的丈夫正穿着长长的罩衫忙着剪头发。查尔斯发现，即便是有些生活比较富裕的农妇，有些时候也难以抵挡新鲜玩意儿的诱惑，愿意为此卖出自己的头发。有一位被他冷酷地称为"贪得无厌的母亲"，一直竭力阻挡他拍摄自己卖掉女儿金发的场面。不过，查尔斯还是想办法拍下了照片，并且毫不留情地写道："只要农村依然处于这种无知的状态之中，这种奇怪的交易就不会消失。"

从古至今，人类头发交易存在的基础，一直且依然是愿意出卖自己头发的人和最终获得它们的人之间在占有物质财富、机会和价值之间的巨大差距或者说是鸿沟。也正因为这个原因，当前国际头发市场上的商品绝大多数是黑色的也就绝非偶然，不足为奇了。它们大多从那些经济机会很少的国家和地区"自由地"流入市场。20 世纪 60 年代，韩国成为假发制造业中心，当时的货源大部分来自韩国国内；七八十年代韩国经济水平大幅度提高之后，原材料则主要依赖从中国的进口。风水轮流转，中国的经济腾飞把这一交易的主要阵地转移到印度尼西亚。而当印度尼西亚逐渐富裕之后，收购头发的商贩在柬埔寨、越南、蒙古和缅甸的活动则日趋活跃。有流言称，尽管出售头发的行为伴随着可能的风险，但仍有部分原材料

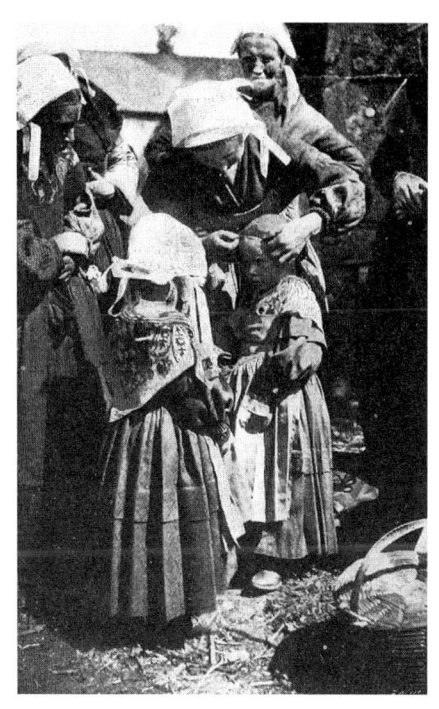

卖掉女儿的头发后为她们整理头巾的母亲，法国布列塔尼，1900年

跨过了朝鲜的国境线。在印度和中国，大部分收购头发的商贩是骑着自行车和摩托车的男人，时不时用扩音器彰显自己的存在感。很多中国的头发商贩也会把寻找货源的范围扩大到国境之外很远的地方。

在缅甸的大城市仰光有这样一条街，每天头发商贩都会坐在一把把阳伞下的阴凉处，等待顾客上门。垂在伞下或是系在椅子旁的头发昭示了他们的职业。这里的女人直接到市场上来卖头发。交易量随季节变化，在四月的雨季到来之时达到顶峰。我发现街上的小贩都是女性，相反，凡是有自己店铺的商人全是男性。我在一个头发商人的店里待了一下午，这间略显寒酸的屋子里有他做生意的家当：一台很大的磅秤、几个砝码、一把大剪刀、一个用来洗东西的塑料盆、一条塑料水管，以及几只用来装头发的帆布袋子。店主对顾客的态度温和有

第三章 大丰收 45

礼，他请女士们散开头发，询问她们能接受的价位，然后提出自己能给出的价钱。我在那里碰到了两个一起来的姑娘。像大多数缅甸妇女一样，她们的长发散开后一直垂到腰间。其中一位请他把头发剪到齐肩膀的长度，透过椅子对面墙上一面小小的粉红色镜子，她略带惊喜地注视着这一过程。头发剪好了，姑娘羞涩地咯咯笑了起来。店主把剪下的头发整理好，用橡皮筋把一端扎住，免得弄乱。然后他称了一下头发的重量，付给姑娘12000缅元，大约合7英镑。另外一位头发更长、更厚，因此也"更有价值"的姑娘暂时不打算卖了，不过看上去她对自己同伴得到的价钱表示满意。也许她打算为未来更大的价值进行投资？店主并没有劝说她改变主意。后来我曾向店主询问女士们出卖头发的动机，他说他从来不爱问这个问题，但是认为大部分人都是因为生活贫困。那位刚刚把自己的头发留在店里地板上的姑娘曾经提到自己的脖子有莫名的疼痛。他也不知道这意味着她想把头发剪短以减轻一些脖子的压力，还是需要这笔钱来支付医疗费用。我也不愿拿这些细节再去逼问这位女同胞了。

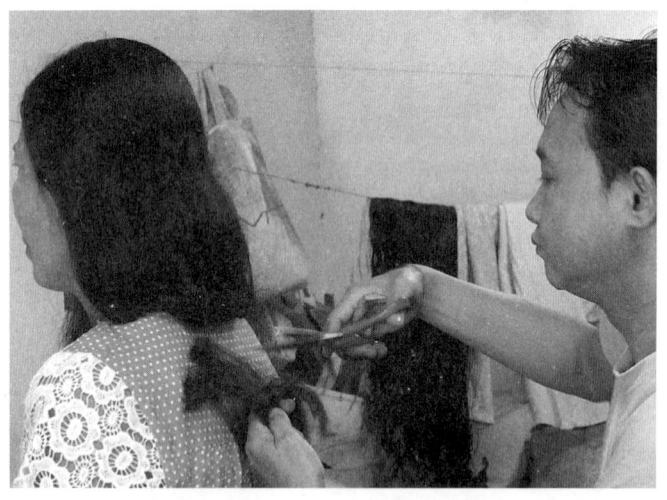

剪发，缅甸仰光，2015年

店主把这些头发整理成一样的长度。大部分头发都会卖给中国的假发制造公司。剩下的会留给直接上门的散客。有些顾客是在缅甸的各家足球俱乐部踢球的非洲球员，他们愿意批发一些优质的假发和接发产品，带回南部非洲各国，卖给家乡的妇女。"足球对生意很有帮助，"老板告诉我，"世界杯开赛的时候，有些人还会横跨整个缅甸专门回老家收购头发呢，这样赚到的钱能把门票和路费都挣回来！"他还说自己的主顾里面有几个巴西人。我在仰光认识的另一位头发商人告诉我，他更愿意通过中国的电子商务网站阿里巴巴销售商品。他的顾客遍布德国、巴西、黎巴嫩、土耳其和美国。

就像一百多年前的欧洲妇女们一样，现在在东南亚的大部分地区以及俄罗斯、罗马尼亚、蒙古和乌克兰的一些地方，很多妇女愿意用头发换取收入。有时候她们是想换个发型，但是绝大多数人是处于各种非常实际的经济出发点：用这笔钱还债、填补医疗开支，或者仅仅是给一大家子的餐桌上多加几样食物。实际上，卖掉头发获得的收入也许只能缓解几个星期的经济压力。头发生长所需要的时间，与接发片和假发产品消耗的速度之间，存在无法弥合的差距，而这条鸿沟也造成了这个市场上永远无法消除的供需张力。在我们这个世界上某些地方的妇女，怎么也没办法让自己的头发长得足够迅速，因此既不能把它当成可以依靠的固定收入来源，也不能满足另外那些妇女对假发的需求、渴望与热情。当接发片被粘贴、缝合或是用夹子固定在头上之后，绝大部分只能维持几个月的时间；除非质量极好，否则整体的人造假发如果每天佩戴，最长的使用期限也不会超过一年。头发市场永远处于求大于供的状态之中，也因此总会造成一种原材料短缺的印象。

"优质头发的供给量一直在减少。"印度的商人这样对我说。"我们发现现在越来越难找到纯正的原材料了。"一位伦敦的头发进口商感慨。"找到未经加工的头发很不容易。"在密西西比州工作的美发师杰克逊这样认为。纵观整个头发交易的历史，与其说这样的抱怨是新鲜事，还不如说短缺一直是老生常谈。

早在1882年，著名医学杂志《柳叶刀》上就曾有作者这样宣称："欧洲人要么不愿意卖掉自己的头发，要么根本就没有头发可卖了。"造成这种现象的原因不仅仅是当时的欧洲农民经济状况有所好转，或者是他们对自己头发究竟价值几何有了更多了解，想在交易中进一步掌握主动；更重要的是，城市生活方式的推进，使得欧洲农民的品位和价值观也随之发生了变化。与欧洲其他地方的农妇相比，英国布莱顿妇女出卖头发的行为在时间上多延续了很久——在头戴传统的白色蕾丝边软帽时，她们卖头发的意愿更为强烈，并且依然认为露出头发是非常不得体的行为。有些妇女甚至要求小贩们在剪头发的时候在前额保留几绺头发，这样一来被剪掉的头发就不易察觉了。但当农村女孩们要么开始踏足市镇或更远、更大的城市，要么受雇到附近的城堡里从事女仆的工作，她们迅速成为资产阶级风气的俘虏，要戴城里时髦女性流行的帽子，而戴这种帽子要求头发蓬松，而不能梳成传统上那种紧紧的发髻。有些女性选择卖掉一部分头发，和颈部之下的头发告别，完美解决了这个难题。两全其美的选择能让女性和她们的丈夫都满意：既保留了长发，又能用这一小笔收入买下心仪已久的东西，不管是亮闪闪的胸针，还是漂亮的围巾，都能给自己的仪容再添几分光彩。这种被称为"打薄"的美发技术一度在不列颠的工厂女工中非常流行；直到今日，在缅甸等国家中仍有使用。

与此同时，法国农村女性正在逐渐抛弃传统的软帽，而在城市中，精英和上流社会妇女乐此不疲地尝试各种华丽复杂的发型和帽子，这些发饰对头发制品的需求越来越旺盛。但这些需求完全无法得到满足。有些爱德华时代的帽子极为宽阔，必须使用大块的额外衬垫才能把它们固定在女士的头上。因为外形相似，人们又把这些用头发做成的衬垫叫作"老鼠"。但是这些头发究竟是从哪里来的呢？

在欧洲，某些与政府相关的制度能为头发需求提供部分资源。英国法律曾经要求进入监狱、感化所和医院之前必须剃光头发,这曾让头发交易受益良多;但 1850 年之后,这项规定不再强制执行。修道院是另一个可依靠的稳定来源,特别是在法国、西班牙和意大利这样的天主教国家;在宗教仪式上,剃发是见习修士们必须经历的一步:向世俗世界告别,把自己完全投入到上帝的怀抱之中。"皈依者献给上帝的秀发'转过身来',又回到了熙熙攘攘的人世,并且被摆上了虚荣的祭坛。"一位作家用充满讥讽的语气这样写道。据说,有家修道院以 4000 英镑的价格把整整一吨"教堂头发"卖给伦敦的头发商人,而一个巴黎的头发商人一次就能从法国图尔市附近的一家修道院买到 80 磅(大约合 36 千克)的头发。不过这些头发供应照样不能满足花样百出的各种要求。头发商人们很快就得开辟新的战场了。

"我们本来想在日本打开头发贸易的缺口;不过,虽然日本女孩很愿意卖掉自己的头发,但是对英国市场来说,她们的头发质地太像马的鬃毛了。"而与此同时,在世界的另一个地方,整个朝鲜半岛对外部世界旺盛的头发出口需求一无所知,本国国内的头发主要用来制作绳子和马鞍布。很快,欧洲和美国的头发商人开始把目光转向中国。一份 1875 年的资料记录了位于门兴巷(Mincing Lane)的伦敦头发市场里来自不同货源地商品价格的三六九等:

> 大部分头发来自中国,颜色像煤炭一样黑,手感像椰棕一样粗糙,不过长度惊人……有些专业人士正忙着给这些头发称重和感受质量,可等到一大包欧洲人的头发来了,马上就把前者抛在了脑后;在市场上,欧洲货源的价格通常是中国货源的 10—11 倍。

一年之后,针对当时蓬勃发展的法国头发行业的另一份记录则显示,1876 年进口到马赛的 92 吨头发中,有 43 吨来自意大利,36 吨来自中国,来自土耳其和日本的各有 3 吨,其余的则分别来自埃及、印度、德国、比利时、西班牙和阿尔及利亚。在马赛，这些头发经过初步整理加工后会被制成假发和发卷等头发制品，然后在本国和国际市场上销售。

来自东方的头发原材料严重依赖当地的风俗习惯与政治环境，而这两者都很难预测或掌控。印度的头发收购货源很不稳定，因为其主要来源是印度教的寺庙、朝圣地，也许还有寡妇们。在高种姓的印度教教徒中实行"妻子要在丈夫去世后将头发剪去"的风俗。社会公认一个好妻子要对丈夫的福祉负责，因此如果丈夫在妻子之前死去，妻子在某种意义上要承担一定的责任。据说，若是她让自己的头发继续生长，那么丈夫就会留恋这个世界。因此为了让他"安心上路"，妻子必须在余生中完全放弃自己的头发。正统婆罗门家庭丧夫妇女的遭遇最为严苛，她们不仅不能蓄发，穿"好"衣服或是佩戴珠宝，甚至会被圈在家里，从此与外界无缘，更不要说再嫁，哪怕从年龄上看很多寡妇都还只是孩子。在有些极端的例子里，有的寡妇纵身一跃，把自己的身体投入了死去丈夫葬礼时熊熊燃烧的柴堆之中；这样的行为把她们从被家庭和社会遗弃的人，变成了理想的妻子和受"尊敬"的圣女。印度寡妇的困境给当地英国殖民官员和他们的妻子造成了严重的困扰，他们曾多次呼吁印度本地理发师联合起来，抵制给寡妇剃发这种极为不人道的行为。1890 年，孟买理发师协会因为拒绝给寡妇剃发而获得了当地王族妇女的大力表彰；这些理发师认为，给寡妇剃发在神圣的印度教教义中是不被允许的。而他们的英国同行对这种英勇的行为是否认可就是另外一回事了。

在很多朝圣地，剃发或者"剃度"也是代表让个体纯粹化或是与世俗世界告别的重要仪式。1888 年，在印度北部城市阿拉哈巴德的大壶节上，一位非常震惊的旅行者这样写道："最神奇的一幕，是在一个有大风吹过的围场里，成千上万的男人和女人，不分老少，头发都被剃掉，像光溜溜的台球。"这让"整整一亩土地，被齐脚踝深的头发覆盖"——对假发行业来说，这是多么诱人的原材料来源啊！直到今天，位于印度南部的很多印度教寺院还会用拍卖的形式把信徒的头发卖出不错的价格。英国最知名的接发产品品牌之一——"长度"（Great Lengths）授权很多高端美发沙龙做本品牌产品专卖，"在60多个国家培训了超过30000家美发店"；他们不无自豪地宣称其产品采用来自印度寺庙的头发制成，是"合乎道德标准的头发"。从前，对朝圣者和皈依宗教人士头发的收集和出售，都是非常随意的。大部分这样的头发都被直接扔掉浪费，或是直接让妇女拿去，接在自己辫子和发髻上了。在阿拉哈巴德，当他们发现英国人正在偷偷摸摸地大量购买这样的头发用来制造假发，本地人开始时是持反对态度的；头发交易也一度被禁止。不过，到1900年，"本地理发店"也开始售卖一种动物毛皮和"当地人长发"的混合物，而后者正是来自那些贝勒拿斯（也就是现在的瓦拉纳西）河畔石梯上"因献身宗教而剃发的圣者"。这些头发"只要短短一首歌的工夫就会被销售一空"。一张拍摄于1901年的照片显示，一家商店门前有各种五花八门的货物，从豹子皮、老虎皮和熊皮，塞得鼓鼓囊囊的动物标本，到一束因为惊人的长度而非常显眼、被挂在墙上的人类头发。旁边的货签说得更为直白："都是毛皮制品，赶紧来买吧！"

尽管总量更大，但来自中国的头发原材料也很难得到管理或控制。1884年《泰晤士报》上的一篇文章提到了由法国武装入侵中国而引起的欧洲头发行业的集体恐慌：

> 当一个大国把自己的坚船利炮开到另一个国家的领土上开始轰炸，必然会引发众多极为深远的影响；但是，那些在法兰西手握重权，并且刚刚将其远东政策付诸行动的人之中，也许并没有一位能预料到这一事件的发生。中国人不再向法兰西出口头发了。这件事的意义，要比我们从表面上看到的大得多。

第三章 大丰收

作者进一步解释道，法兰西头发行业中至少一半的货源要依赖来自中国的进口。据当时的估计，大约两百万法国妇女，以及其他欧洲国家，甚至一些远在美国的女士，要从法国的马赛采购她们离不开的全头假发、接发发辫或是专门用在前额的刘海假发。而来自中国满载着头发货船的停航，"对每一位时髦的欧洲淑女来说，她们的头发"简直无异于遭受了一场国际危机；尽管有些反对"伪造头发"的男士在私下里对这一变化还偷偷表示了欢迎。

而在现实中，欧洲人对来自中国的头发的态度充满了矛盾：对头发的欲求与渴望，和"他者"身体可能造成感染的极度恐惧交织在一起，完全无法分离。1894年，一位医学专家严肃地宣称："这项交易是很多疾病进入欧洲的根本原因！""在中国，这些头发是在人死后才从他们的头上剪下来的，尽管在进入法国之前已经经过消毒，但是依然携带很多细菌。"在美国，政府通过条令，规定从中国出口的头发，必须提前在香港用硫黄或是高温蒸汽消毒，然后烘干并隔离存放至少30天后才可以装船启程，等待进入美国领土。但是，这一系列法令和措施依然不能平息与"中国头发"相伴，充斥着死亡、疾病和犯罪的图景。考虑到当时欧洲大陆和北美地区广为流行、影响深远的"黄祸"之说，西方人恐惧他们自己生造出的这些"野兽"的头发也就不足为奇了。

而有关这些头发是如何收集的流言就更加离谱了：它们是从坟墓里死尸的头上剪下来的吗？是在可怜的俘虏们睡觉时剪下来的吗？这些头发是不是来自被处死的无恶不作的土匪，或者是感染瘟疫后不幸死去的病人？所有这些猜想，无时无刻不在刺激着欧洲和美国时髦妇女们脆弱的神经。1908年，在旧金山最大最豪华的美发沙龙之一，店主人——一位法国贵妇，干脆利落地否认曾经出售来自中国的头发。要是得不到"健康且显然更加高贵"的欧洲头发原材料，她们就会用西藏山羊或是牦牛毛来代替。对美国人尊贵的头颅来说，中国人的头发不仅"劣质",而且也过于粗糙和笨重了。这位女士还声称,所有进口到美国的中国头发,只是那些生活在美国的中国男人用来给他们自己的辫子加长的。以今日的眼光来看,这种说法荒谬可笑,毫无逻辑,但它真真切切地反映了当时西方人对中国人赤裸裸的种族歧视。在当时美国的报刊上,中国人脑后垂着的"猪尾巴"遭到无情的嘲笑。1882年《排华法案》通过之后,美国也对华裔关闭了移民的大门;尽管来自中国的头发,一直默默地装饰着美国妇女的发型,不管是发卷、发辫、整体假发,还是把它们牢牢固定住的发网。

"隐藏在"猪尾巴"里的死亡!",1905年10月,英格兰一家报纸的头版新闻标题这样写道。这篇文章中说,一位居住在布拉德福德市的妇女因为她佩戴的假发发网而感染炭疽热并因此去世。之后还是在布拉德福德市,又传来羊毛加工厂工人约翰·代顿的死讯,他的工作内容包括"给装满骆驼毛、羊毛、牛毛和人类头发的包裹拆包"。一位验尸时的证人描述了从中国出口的人发包裹的样子:这些重达1000磅(约合450公斤)的巨大包裹里面装满了长长的辫子,"就像

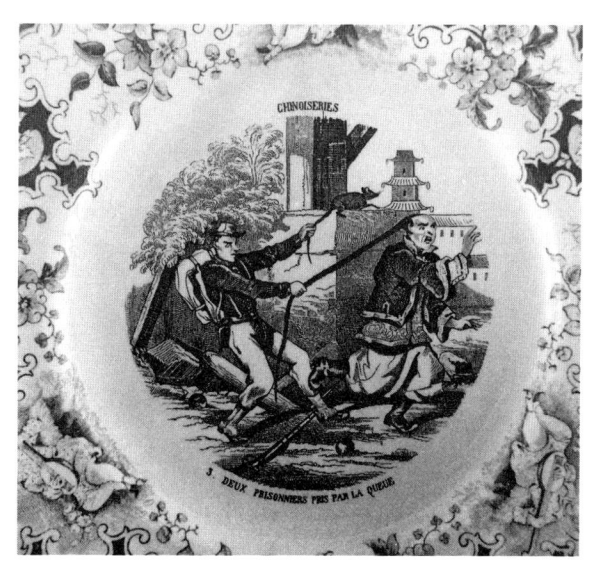

"等待剃发的囚犯双人舞",盛在盘子里的伪善,来自法国

第三章 大丰收

是从中国人的脑袋上直接剪下然后打包运过来的"。"这些头发可能是从那些染上瘟疫或是其他任何一种传染病的人头上剪掉的，你知道吗？"验尸官问。"是的，我知道。"证人回答。然而，当以"保护公众利益"为由将来自中国的头发送交医学检测后的结果显示，它们非常健康，完全无害。不过，这些死亡案例在头发加工行业引发了足够的警钟。面对接连不断耸人听闻的报纸头版爆炸性新闻，英国布拉德福德的理发师协会极为担心它们会对发网和其他头发产品的销量产生影响，因为这些东西大部分都是用中国男人的头发制作而成的。

在20世纪早期的十多年里，来自中国的头发供给如此充裕，并不仅仅是因为国际市场强劲的需求；在一段时期内，供需之间的平衡是向供给方倾斜的。充足的头发与中国国内的政治动荡直接相关——在1911年的辛亥革命推翻清政府以及其后的革命斗争中，头发和剃发都发挥了不容忽视的重要作用。在1644年满族统治者建立清王朝之后的两个半世纪里，中国男子的发型一直保持同一种式样：头部的前半剃光，脑后垂下一根长长的辫子；而这种发型最初是那些被判死刑的犯人的刑罚的一部分。尽管一开始遭到很多汉族百姓的强烈反抗，然而随着统治的确立，很快这种发式就在中国流传开来，并且成为所有男子必须遵守的规定。时光流逝，到20世纪初，不管是支持改革、欣赏现代化的清朝高级官僚，还是反对封建统治、一心要以暴力推翻清政府的革命者，都加入了对辫子的猛烈批判之中，将其视为压迫的象征。

1910年10月，《洛杉矶信使报》的一篇文章标题是"两亿中国人遵照政府法令剪去辫子"。这篇文章提到了当时中国通过的一项决议，号召男子剪去脑后的辫子；也因此，该文大胆预言将有大量来自中国的头发流入国际市场。文章还指出，富余的棉毛原材料都可以被纺织成布匹储存，但人类的头发却硬而不易折，无法做相似的处理。实际上，即使清政府下令国民剃发，生活在那个时代的男子也从未完全执行，总有一些愿意保留辫子的"漏网之鱼"。然而，封建政权在这个问题上食言，收回了最初允许百姓剪掉辫子的决定；到其1911年终于"批准"剪发时，一直致力于推翻清王朝统治的民族主义者已经将"剪辫子"当作了一项重要的集体诉求。而发生于同年的辛亥革命彻底终结了中国几千年的帝制之后，革命护卫队和狂热青年几乎在全国掀起了一股强制"剪辫子"的风潮，东部省份和上海附近的情况尤其严重。在乡村地区，很多农民奋起反抗，有些人"成功"保住了自己的辫子。在中国社会历久流传的儒家观念之一——父母会通过子女的头发来延续自己的生命让这种强制的剪发变成了非常痛苦的经历。从当时留下的一些记录了这些"暴行"的照片上我们可以发现，挥舞着剪刀的人脸上充满胜利的喜悦，而被迫剪去辫子的普通群众既惊且惧，恰似无处可逃的困兽。有张照片里的男人在自己的辫子被剪

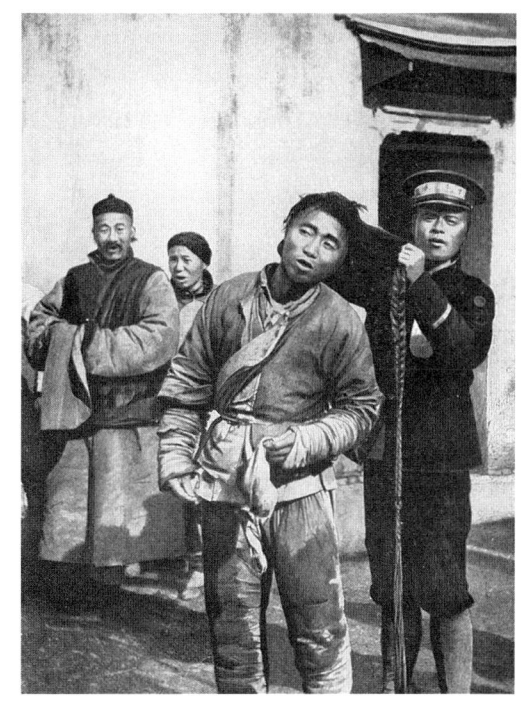

1911年辛亥革命后几个月，士兵强迫一个男子剪去辫子。而这些剪掉的头发很有可能出口至欧洲或美国，变成异国淑女们头上的假发。而今天，这个不幸的男人依然没有逃过被压榨经济利益的悲惨命运：一家美国的互联网艺术品公司把这个画面印在了其生产的贺卡、靠垫甚至是浴帘上

第三章　大丰收

掉之后，还想徒劳地把它接回去。

让我们再把目光投向那时候的英国：美发行业的人士在两种完全不同的心境之间摇摆不定，一方面他们为市场上大量来自中国的头发原料兴奋不已，另一方面也担心将来可能出现的原材料短缺。布拉德福德市的一位布料商人甚至想出了用头发织成布料来制作男士服装衬里的点子；而因为中国头发的突然巨量供应，他从中大赚了一笔。同时，在每年一度由发型师和假发制造商联合会发起举办的化装舞会上，某位利奥先生和斯坦格尔赫芬先生靠着把自己装扮成梳着长辫子的中国男人而"吸引了大众广泛的关注"。

第一次世界大战的爆发，宣告了一个时代的终结——对人类头发贪婪而狂热的聚敛从此告一段落。20世纪60至70年代，这种风潮有卷土重来之势，不过直到当代对接发产品的大量需求出现，才重振当年的雄风。战争时期崇尚简朴的风潮让佩戴华丽纷繁的假发明显非常不合时宜；同时，战争也严重影响到了头发原材料以及劳动力的供给。在法国，众多手艺娴熟的男性发卷加工技师和理发师被征召入伍，第一次给了女性进入美发行业的机会。不过，初入此行的妇女们还是缺乏制作和修整优雅假发所需要的技术与经验。另外，在战争的笼罩下，放眼欧洲，一切日常供给都要给战争的需求让路。有传说，德国女性甚至把她们的头发贡献出来，用作生产潜艇传送带的材料。在英格兰，很多加入陆军队伍的妇女则选择更平实且相对更自由的"波波头"。华丽假发的鼎盛时代暂时结束了。

在市场最红火的时候，对便宜、新鲜的人发原材料源源不断的巨大需求推动收购头发的商人们一步步深入更遥远的地方；而与此同时，这些源自"非我族类"的东西，又催生出了对其异域色彩和"不洁净"的恐惧与焦虑。直到今天，互联网上的博客写手和欧美假发产品公司还会警告女士们直接向印度和中国的原材料供货商订货可能带来的风险。流言总是传得越来越离谱：大包大包的头发直接从远东国

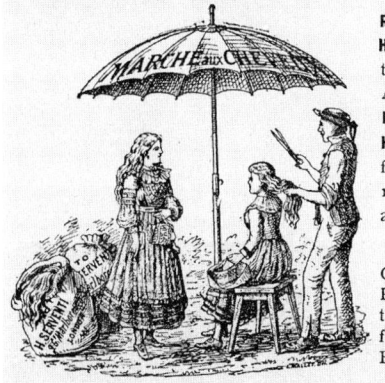

1908年，伦敦头发批发商亨利·瑟文提刊登的广告，请广大顾客放心购买

家漂洋过海来到顾客的手中，脏乱不堪，臭气熏天，甚至还有虱子。

在顾客感受到来自国外的头发原料潜在的风险的同时，英国本土的头发资源也因为成了自然与健康的代表而身价提升，并且一直保持稳定的价格。1908年，当以伦敦为主要市场的头发批发商人亨利·瑟文提在报纸上打出不同寻常的图片式广告，描绘欧洲乡村理发场景时，他想向顾客传递的，也是同样的信息。在这张图片里，一位理发师，或许就是瑟文提本人的代表，在一把写着"头发市场"的阳伞下平静自如地给两个身着白衣的女仆剪发。刚刚剪下的头发与还留在主人头上的一模一样，它们直接被装进地上两个有明显"H.瑟文提"字样的大口袋里。就像"头发买卖"网上展示剪发过程的视频，这幅广告是瑟文提先生所言不虚的确证——"源自主人、未经加工的头发"，源头可查，而且最重要的是，绝对安全。如果瑟文提先生活在当下，我想他一定会承诺，提供头发的姑娘们洗头时都会使用有机洗发水。

第三章　大丰收　　57

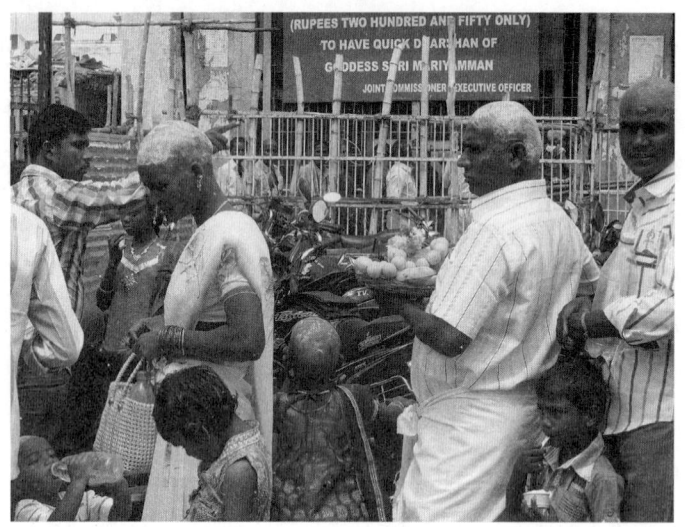

剃度后的印度朝圣者，头上涂着檀香木粉末，在印度德干半岛东南部泰米尔纳德邦（旧称马德拉斯邦）城市崔奇郊外的萨马拉普阿姆神庙外，排队等待朝见印度教女神马里安曼

## 第四章

# 剃 度

Tonsure

　　这是一个没有月亮的夜晚，专为萨马拉普阿姆神庙服务的理发师们正在紧张地忙碌着。在这座位于南印度、平时并不是特别热闹的寺庙的剃度大厅里，他们从清晨5点开始，一直忙着给印度教教徒剃度。上午9点之前，有些朝圣者已经爬进拥挤的车厢，在大量信徒到来、一天的喧嚣开始之前，早起者已经完成了对这位印度教现今最"火"女神之一的参拜。在朝圣者中间，随处可见根据印度教教规剃度后头顶光溜溜的本地男人、女人和儿童；与天主教修道院的剃度习俗不同，印度教要把所有的头发全部剃光。在晨光的照耀下，印度教教徒们涂着檀香木粉末的光头闪耀着耀眼的黄光；有些信仰印度教的孩子在刚刚剃发后上学时，常常会被其他同学嘲笑有个"鸡蛋脑袋"，眼前的这幅景象多多少少解释了这个绰号背后的逻辑。为了保护自己的光头，有人戴上了从寺庙外街道两旁林立的商店里买来的棒球帽。

这是个非常适合讨价还价的地方。身着各色印度传统纱丽裙的妇女们眼神坚定，她们用茉莉花项链、班加罗尔玫瑰和黄色大丽花的花束把篮子装得满满的，沿街兜售。男性小贩则把椰子和香蕉塞进初来乍到的朝圣者手里。小贩们什么都卖：护身符、在宗教仪式上使用的圣线、真真假假的珠宝、藏红花粉、姜黄根粉；檀香木女神雕像和女神画像也少不了，被放在最显眼的地方。蹲在地上的男人和他会算命的鹦鹉形影不离；在这里你还能找到人体各个部位的镀银仿制品——胳膊、腿、眼睛、耳朵、肾脏、胃、阴茎、阴道，镀银的小珠子则代表各种疱疹（也有可能是梅毒）。朝圣者相信，把这些替代品供奉给女神，就能治好自己身上相应部位的疾病。购买合适的供品，与卖鲜花、水果和粗糖的小贩讨价还价，摆脱过分热情的推销者，看好带来的孩子，以及尽自己所能弄明白女神给出的众多令人迷惑的指示——努力做好以上这些事的过程让朝圣者的四周环绕着一种目的明确的专心致志。

萨马拉普阿姆神庙是泰米尔纳德邦访问人数第二多的庙宇，可它并不是一个华丽或富裕的地方。通往神庙狭窄崎岖的道路穿过收成不佳的农田，沿途还有一个山谷中的村庄，破败的房屋和棚户显然表明这片地区尚未体验到印度的经济腾飞。大部分朝圣者乘公共汽车或步行前来，看上去一点儿也不富裕。我和安东尼一起行动，他是一位年轻的泰米尔翻译。我们在寻找举行剃度的具体地点，希望能在那里碰到专门的理发师，并且向他们请教"寺庙头发"的玄机。

如果说，在曾经遍布欧洲大地的天主教修道院中投入天主怀抱的修女，为整体式假发和发卷提供了绝大部分优质的原材料，那么，这一任务如今被南印度大陆印度教寺庙中的皈依者接了过来；后者为当今的国际市场提供最优质的头发原材料。不可否认的是，美貌、女性气质、性吸引力和虚荣等"标签"，通常与"长发"的形象密不可分；而这种相关性，又恰恰很容易让剪去长发的行为成为谦卑、自我牺牲、心灵的升华与重生的象征。在佩戴面纱成为真正的修女之前，剪去头发也是一项必要的准备工作；与修女们类似，大部分印度教教徒对自己头发的经济价值和用处也一无所知。赚钱不是他们的目的，而且往往与他们剃度的初衷背道而驰。实际上，为了能在这里完成剃度，皈依者还要支付一小笔金钱。

剃度仪式在大大小小的寺庙里不断上演，而这些寺庙绝大多数位于印度南部的各省。小寺庙也许要花上几个月时间才能积攒起不多的头发，庙里的人直接把它们卖给当地的头发小贩；而对那些规模较大的剃度所来说，几百上千公斤的头发得来不费吹灰之力，一个月之内的最高纪录是整整两吨。处理及销售这些头发的方式大不相同。有些寺庙的当权者举行公开的头发拍卖，企业可以当场直接叫价；另外一些则出卖投标权，中标的企业可以获得该寺庙一年内为皈依者剃掉的所有头发。在印度东南部安得拉邦契托尔县的提鲁马拉（Tirumala），庞大的文卡特斯瓦拉庙是印度最大的头发原材料基地。寺庙的管理层牢牢掌控着头发的收集、分类和拍卖。女教徒皈依剃度后的头发受到高度重视，被小心翼翼地锁在安全的地方。这些头发因其长度、未曾受到化学制品的侵染以及和欧洲人发质的契合而大受称赞与好评。正因为此，来自世界各地的接发产品生产企业为了追求这种原材料的竞争几乎达到白热化的程度。通过强调这些头发与宗教奉献精神之间的关系，以及"天然有机"又"纯洁"的特点，西方消费者再次为企业的提价埋了单。

安东尼是一位基督徒，但他对剃度的仪式也很熟悉。小时候，他和家里人常去泰米尔纳德邦纳加帕蒂南地区的韦兰卡尼"基督神庙"；也是在那里，向圣母玛利亚表明他们的虔敬之心前，他和家人也剃去了自己的头发。在印度的这一片地区，剃度的热诚跨越了种姓的鸿沟与信仰的差别。剃度行为本身已成为展示信徒纯洁的一种外在表达方式、一种正式仪式的启动环节，以及展现谦恭的具体姿态。对于很多信徒来说，剃度是对誓言的履行；在内心的虔敬已经保护并帮助信徒达成了某个具体的愿望时，剃度是他们心中的感激之情与被承认的欣喜的外化。马里安曼女神既危险又爱报复，她的神力不仅能治愈，更能引发疾病。因此，有些皈依的信徒选择在萨马拉普阿姆神庙进行剃度仪式，希望以此平息女神的怒火，并激发出她抚平人间疾苦的神力。

我和安东尼挤进剃度者的队伍，跟在男人、女人和孩子们组成的密密麻麻的人群身后，在一个用皱巴巴的铁皮屋顶覆盖着几乎不透气的屋子里，站在用铁链限制的队伍里。这里至少有好几百人在龟速前行。剃度的价格是每人10卢比，如果需要能镇静，或是可以给剃后的头皮消毒的檀香香块，就要再付1卢比。我们俩都不想剃头，准备好零钱后，就向柜台边的男人打听能否见见这个剃度场的负责人。看到我，这些人有点儿迷惑；不过他们还是给了我们不同颜色的塑料碟子，把我们分配给不同的理发师，并让我们直接上楼到剃度大厅里去。

水泥台阶上到处都是黑色的潮湿碎发，各种植物的花瓣和脚下其他凉飕飕不知是什么的东西也让人感觉很不舒服。我俩下意识地尽量避免踩在这些人类和非人类的遗留物上，小心翼翼地选择落脚之处。剃度大厅是一间很大的长方形房间，理发师们上身靠墙，双腿交叉坐在环绕全屋一周、专门供他们使用的隔板上，距离地面不高。每一位理发师的背后都写着醒目的数字。作为这座寺院的"官方"理发师，他们持有寺院颁发的执照，必须要在指定的地点工作。在理发师的对面，有一排更低的架子，只比地面高出几厘米。皈依者不分男女老幼，都要躬身向前在架子上完成剃度的仪式。一个人剃度时，四周可能围着很多亲属观看。理发师和皈依者之间有一条架起的沟槽，剃下的湿头发都会掉落在这个沟槽里。勤快的男助手拿着刷子和簸箕，把瓷砖和沟槽里的头发扫到一起，收集起来装进篮子，然后再拖到一楼装入巨大的袋子里。每个理发师的装备中都有一桶水，一把可更换刀片的粗大的木柄剃刀，以及一把剪刀。在这里，剃度与其说代表着崇敬，不如说更多地体现出一种效率。水桶碰撞发出的噪音、孩子们的吵闹声，还有屋子里其他各种声音和回声，这些声音凑在一起，带给人一种混乱的印象；然而实际上，这是一个高度组织化的空间：理发师高速高效，工作起来得心应手，负责打扫的人收拾头发以免堵住下水道，监管者也是驾轻就熟。

值得注意的是，剃度的女性远远少于男性。有些妇女看起来只是来陪伴丈夫或者孩子，后者在三岁时要完成他们人生中的第一个剃度仪式。其他妇女要么是和理发师商量，只从长发上"剪三下"，要么是来做"花发"的发型。在印度南部地区，长发被公认为美丽和女性化的象征，很多妇女每天都要在头上佩戴鲜花。在印度的每一个城市和乡村，傍晚时分，你都能看到坐在路边卖花的小贩，一边整理鲜艳的花朵，一边用鲜花和香蕉树枝叶编织花环，并给它们洒水保持新鲜。最流行的花是茉莉，繁茂丰富的白色花瓣和醉人持久的香气让它广受欢迎。据说茉莉花既能取悦丈夫也能让神灵满意，因此有些人把它称为"神自己的花"。当一位女士提出"花发"的要求，她的意思是请理发师把鲜花固定在长发大约一半的位置，然后再把头发从此处剪断。花瓣和头发一起掉落在地板上，在和头发一起被扫走之前，它们也是对神灵奉献的一部分。

不过，也有一些妇女要求将头发"全部剃光"，并对与自己的头发彻底告别这种行为抱持一种"实事求是"的态度，尽管她们之中有些人在此前的人生中从未剪过头发。我们在旁边看到，这些印度妇女解开长度过腰的长发，躬身低头将头发送到理发师面前。后者快速移动，把水洒在她们头上，按摩头皮，把头发分开再编成两个发结，最后再用钢制剃刀把它们从头上剪下来。剪发是从中间向四周进行的。头发被削掉的速度很快。因为事先被编在一起成了发结，所以直到从妇女们的面前和身体上滑落之前，这些头发一直完整地保持着原来的样式。短小的碎发粘在她们湿漉漉的脸颊、脖子、眼皮和嘴唇上，马上被原来的主人呸呸地吐出去。整个过程不到五分钟就结束了。长发掉落地板的一瞬间，站在旁边准备好负责打扫的人就会立即把它捡起,在监管者警惕目光的注视下,绑上橡皮筋后放进带锁的金属保险箱中。有些女士满心惊恐地摸着自己光溜溜的头皮,仿佛人生中第一次真正了解了头部的完整形状;不过她们很快收拾好随身携带的东西,离开剃度大厅,为接下来的沐浴和朝拜去做准备了。我们还看到,在屋顶平台上,其他家庭成员会把使用檀香木粉块和水混合制成的液体涂在刚刚剃度过的亲友的头皮上。

"欢迎参观"。在做出不拍照片的承诺之后,负责组织和管理整个剃度大厅的监工这样对我们说。西方媒体的负面报道及其引发的不良后果一直是笼罩在印度头发产业之上挥之不去的阴云;而西方国家对接发产品原材料的大量需求则是显而易见的。后来我们发现,雇用这位管理者和他手下25名打扫工人的不是寺庙里的僧人,而是通过竞标,有权收集当年寺院内所有剃下头发的一家印度头发产品公司。"二十年前,头发出口的生意刚刚出现,大家也慢慢意识到头发真的很值钱,这家公司的老板就找到了我。他要找一个能靠得住的人,不仅要盯着理发师干活,还要留意他们不能把剃掉的头发私藏起来卖给别人。"

剃度大厅里负责扫地的工人,都是来自东部阿萨姆邦的临时工。与穿着粗陋、看上去境况不佳的理发师不同,这些工人大多身着牛仔裤,留着时髦的发型。我和一位身着T恤衫的小伙子攀谈起来,他说:"嘿,这是你的生活,要搞就要搞点儿大的!"他不会说泰米尔语,所以我们的对话以最基础简单的印度语进行;这让我的翻译安东尼感到非常有趣,因为我要为他翻译了。我听说除了基本的工资外,雇用他们的头发产品公司还要给这些年轻人提供食宿。

"女人的头发现在越来越难找了。"监工对我抱怨,"价格一直在上涨,年轻女孩关注时尚,不愿意剪短头发。头发比钱都要值钱!"他接着说:"钱在哪儿都有,可是只有在女人的脑袋上你才能找到头发!"

我想起在《印度时报》上读到的那篇文章,在萨马拉普阿姆神庙外的两个村庄里,警方抓获了两个从事"非官方"剃度活动的非法理发师团伙。他们被控的罪名是从世代相传的寺庙理发师手里抢生意，并且对每个需要剃度的皈依者收取"令人发指"的高价——50卢比！然而，这些"非官方"的剃度场所自1976年就开始营业了。与其说当地警方刚刚发现了业已存在数十年的行为，不如说这次突然袭击背后的真正原因是剃度的副产品——头发，越来越难得因此价格也在不断上涨吧。寺庙方面提出的最主要的反对原因就是"非法"的理发师们通过出售剃度的头发获取了大量金钱。

这样的争端一点儿也不新鲜。在有趣的标题"剃度引起的小争执"下，作者穆尔克·拉结·阿南德给大家讲述了1956年特里普拉邦一座湿婆神庙里发生的故事。当时，神庙里的理发师把11名"非法"理发师告上了法庭，指控他们以开办"剃须和美发沙龙"为名，暗中为朝圣者剃度，并把头发私下出售。在那个年代，显然只有"神圣的僧侣和理发师"才能从出售寺庙剃度的副产品——头发之中获利。当时的法庭建议普通理发师将他们的工作范围限定在为世俗时髦的目的而修剪头发，就是只能为顾客剪那些"英国统治者才留的发型"。类似的情况1953年也曾发生在安得拉邦的提鲁马拉神庙。

回到大英图书馆后，我借阅了一本手工装订的书脊已经有很多折痕的大部头古代文献。看上去它已历经季风与火焰的考验，书页皱皱巴巴，封面松垮地耷拉着，就像受伤蝙蝠的翅膀。在这本书里，我读到了1810—1836年间的手写资料，记录了对专程前往贾木纳河与恒河交汇处进行剃度的朝圣者课税的情况。英国派来的官员对当时印度执行的制度感到迷惑，在今天的我们看来这种不解依然明显：对朝圣者课税的依据要么是他的等级或地位，要么是他经过路途的远近，要么是他所采用的交通工具。阿拉哈巴德的收税官想把事情理清楚，他制定了一套全新的规则：走路来的收1卢比，乘车（包括轿子）和骑马的收2卢比，骑骆驼来的收3卢比，坐大象来的收20卢比。然而很快新问题又出现了：在河边从事"非法"剃度的理发师越来越多

第四章 剃 度

了。1836年，有人建议限制理发师的数量，并且将剃度理发师的范围严格限制在祖祖辈辈从事这一职业的人之中。尽管有些剃度后的头发确实打包流入了英国的假发行业，但官方的考虑与限制并非出于这个原因，而是因为在岸边的非指定地点剃度之后，有些朝圣者不用交税就能进入恒河的圣水之中。在一份非常模糊不清的字条里，一位官员表达了对英国人卷入"印度热门宗教场所事务"的担忧；令他忧虑的不是他们从印度教仪式中获取利益，而是联想到这样做可能"引起与这类地方相关联的偶像崇拜风气"。

时至今日，批评印度头发产业的西方人，仍然没有跳出带有偏见的想象：生活无着、走投无路的妇女们被贪婪的理发师哄骗着放弃了自己的头发，而最终通过出售头发获得大笔不义之财的却是理发师。这样的想象充满了误解，完全与事实不符：我们在萨马拉普阿姆神庙和其他庙宇遇到的每一位理发师都谈到了自己在这一行业中为了养家糊口所做的种种努力。尽管都为从先辈处继承而得的为教徒剃度的权力与所持的执照感到自豪，他们依然对微薄的薪水耿耿于怀。除了在提鲁马拉神庙的几位理发师，其他人都没有固定的薪水，而本应从寺庙处获得的每个剃度者10卢比的费用有时连一半都拿不到。这样一来，他们只好靠着从剃度者身上"榨出"的小费才能勉强度日，有多少算多少。这样的讨价还价免不了让双方都尴尬，而且经常是不那么愉快的。薪水起起伏伏，收入随季节的变化而阴晴不定。在重要的节日或是吉利的日子如新月日，他们能挣得多些。但是一年到头，每一天都要填饱肚子；为此，大部分寺庙理发师还得靠从事农业或建筑业等劳动才能获得足以养家糊口的收入。

在假发产品国际市场的快速增长和扩张出现之前，萨马拉普阿姆神庙绝大部分剃掉的头发都被丢弃或是顺着下水道流到了附近的圣河里。不过，作为理发师这项工作的福利之一，他们可以保留那些最优质的发束并出售给走村串户的流动商贩。而小贩们要么把收购来的头发直接转手卖给假发商人，要么先把头发加工成印度本地的接发产品"尤里"（jauri）再卖掉。在头发稀少的中老年妇女中，"尤里"非常流行。我遇到的很多印度人都还记得小时候妈妈或是奶奶在辫子和发卷上再接一段头发增加长度的样子。在本地的市集里，大家依然能买到装在五颜六色盒子里的"尤里"，不过今天绝大多数"尤里"使用的材料是廉价的合成纤维，而且看上去跟头发一点儿也不像。因其极为低廉的价格，其主要购买者是头发因为脱落而日渐稀少的老年妇女，以及为了搭配传统舞蹈服装或是给婚礼做准备的年轻女孩。农村妇女们绝对买不起由真正的人类头发制成的假发制品，更不要说价格更昂贵的寺庙剃发。同样，没有一个想保住"剃发许可证"的寺庙理发师胆敢冒着巨大的风险把收集到的妇女们在寺庙中剪下的头发私自出售。这些昂贵的"黑金"既到不了印度本地人手里，更到不了他们的头上。

充满讽刺意味的是，当我在钦奈一家高档美发沙龙看到装在小小的尼龙塑料袋中供顾客选购的真发制品时，却被告知这些头发来自法国！这里的造型师曾经去巴黎进修过专门的接发课程，费用由她所在的公司巴尔曼沙龙（Balmain Hair）提供。在从我这里得知印度是全球主要的人类头发产品原材料供应地时，她有一点惊讶；而当看到我展示当地人收集并整理分类人类头发的照片后，她的表情不仅可以说是极为震惊，甚至还带有一丝感到恶心的意味。我提醒她说这些她出售的头发很可能是从钦奈到法国转了一圈后又回来的；不过随后我在巴尔曼公司的网站上看到，他们坚称本公司产品的原材料产地是东南亚（很可能指缅甸），并在亚洲（有可能指中国）的工厂中加工完成。无论如何，这些假发制品是头顶"巴黎时髦货"的光环来到钦奈的；而它们服务的对象——极少数有实力消费它的印度精英，显然也很喜欢把它和巴黎风尚联系在一起。

我和向导安东尼一起往帕拉尼的方向进发，高大巍峨的穆鲁甘神庙坐落在附近的一座小山上。朝圣者可以选择步行、乘坐滑雪缆车或是其他缆车上山朝拜。在这里,头发也占据了报纸的头版头条。报道称,有253包从寺庙剃度大厅收集来的头发(价值约1700万卢比,合17.7万英镑)不翼而飞。据说寺庙中的管理者与安保人员串通一气,都卷入了这一事件,而当地警方已经开始调查工作。有意思的是,在马来西亚首都吉隆坡著名旅游景点黑风洞的穆鲁甘神庙,寺中的僧人好像直到最近几年才意识到了头发的潜在商业价值。直到2012年,他们对众多来到寺中皈依的信徒剃度下的头发只有一种处理方式——往附近的河里一倒了之,而且还要为这种做法对环境造成的日益严重的污染忧心不已。在这两座知名穆鲁甘神庙里截然相反的景象,为我们清晰地展示了国际头发交易市场充满风险的发展历程。同样是头发,是毫无价值的废物,还是质高价昂的商品,全赖其所处环境及商圈对其的认知和定位。

帕拉尼的剃度所雇用的330名理发师,从下午3点至晚上8点轮流工作。他们已经有了自己固定的圈子,也组成了行业联合会,但依然未能达成从寺庙掌权者那里挣得稳定工资的目标。"当我们坚持要求得到工资时,他们回答说,要是不喜欢这份工作,那就别干这一行。"一位中年理发师气愤地对我们说。当被问及愿不愿意让儿子子承父业,他也承认说:"愿意,我们家族世世代代都从事这份工作。要是他不干,这份传统也就到此为止了。"面对同样的问题,另一位理发师说:"愿意啊,因为这是一座神庙。我们每天都要坐在神的脚下。但我也想让自己的儿子接受足够的教育,找一份能挣钱的工作。靠干这个养家糊口太难了。"

在这儿,负责管理剃度的人同样受雇于承包了头发的商人,但与萨马拉普阿姆神庙不同,靠着给理发师分配"客户",他的收入中有很大部分是来自理发师们的贡献。我们看到很多正在经历人生中第一次剃度仪式的儿童。一旁骄傲而心急的父母,一边絮絮叨叨地安慰着自己的孩子,一边还要帮助理发师按住他们不要乱动,不是枕着妈妈

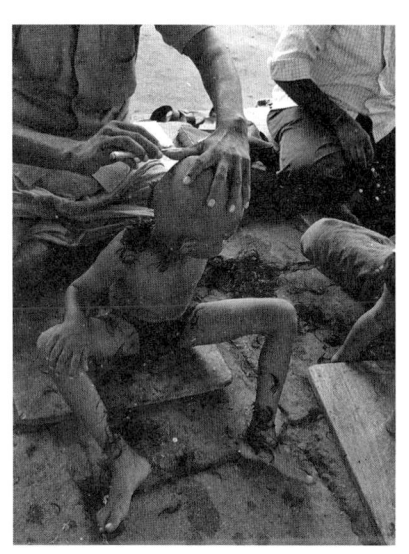

老老实实接受第一次剃度的印度教男孩

的臂弯，就是靠着爸爸的膝盖。

第一次剃度的仪式是非常神圣的，在父母们看来，把头发献给神，能保佑孩子长命百岁，一生富贵。想到自己孩提时代第一次剃度时号啕大哭的情形，理发师们也不禁哈哈大笑起来。很快我们的话题就转到了愿意贡献头发的女孩越来越少上。"父母们许下愿望，比如希望子女考试取得好成绩啦，身体健康啦，或是有一个光明的前途，等等，然后再把孩子带到庙里剃度。但是女孩们一点也不情愿这样做，而且很多女孩现在更喜欢做'花发'了。"

我想起了R.K.纳拉扬的一篇名为《尼亚塔》的短篇小说。在这篇小说里，一个21岁的印度青年拒绝履行父母在他两岁高烧重病时的承诺。当时他的爸爸妈妈在庙中许下诺言，如果他能平安长大，身体健康，全家人就要回到寺庙还愿，儿子也会献上自己的头发。长大后，信奉理性主义的儿子坚持认为他的康复与来自神灵的帮助没有任何关系，更不相信神灵会对他的头发有什么兴趣。他满心厌恶地跑下山，把尴尬的父母、失望的理发师和寺中僧人都甩在了身后。这种怀

第四章 剃度

疑主义显然没有影响到我在帕拉尼遇到的理发师,他自信满满地告诉我:"你去看医生,吃药,一点儿没用;可是来到神庙,病肯定就好啦!"

无疑,有些印度年轻人同意剃度,部分原因是出于对父母的责任感,而那些牙牙学语的孩子在这件事情上更是毫无话语权;但是,这些都无损剃度这一"人生必经之事"在印度人生活和记忆中产生的影响和重要性。一位已经毕业的年轻人用博客记录下了她在提鲁马拉神庙剃度时感受到的各种情绪。她还记得,得知自己在考试中取得优异成绩的好消息后,她"满怀喜悦"地上床睡觉:

> 夜深人静时,我忽然醒了过来,在梦中,我手握一个小小的护身符和半个刀片站在长长的队伍里。我一下想起了自己曾经许过的愿……要是我能得高分……我要把自己的及腰长发献给文卡特斯瓦拉神(印度教主神毗瑟孥的一个分身)。

第二天她就开始了解去提鲁马拉旅行的相关信息,在那里,所有的家庭都要接受剃度。她的妹妹也许下了与考试成绩有关的愿望,并因此而害怕到以泪洗面;不过我们这位博客作者并没有:

> 接下来就是我生命中重要的时刻:该和已经陪伴我十多年的厚厚"鬃毛"说再见啦!可是除了向神祷告外,我什么也做不了。理发师把头发编成两个结(当年他们也是这样对待我妈妈的头发的),将剃刀放在我的脑袋正中,给我那些可爱的头发来了第一剪。一种令人恐惧和战栗的感觉在一瞬间攫住了我的身体……说真的,我很喜欢!理发师没有浪费时间,剃刀在我头上一刻不停地飞舞。剃发的每一刻对我来说都是享受!两分钟之后,阵阵凉风袭来,脑袋后面已经空空如也。

不过，在这个过程中看到有一半头发躺在地上"像条死蛇"，还是让这位姑娘暂时不适，然而她很快便冲破障碍，重入"梦境"。她把这件事视为生命中最难忘也最美好的经历，并将终身铭记。

在网络上另一篇讲述个人经历的文章里，一位母亲记录下了剃刀刮过头皮时她的感动和喜悦；对她来说，触摸自己光溜溜的后颈和头皮都是让人愉悦的体验。对她来说，这是自己的孩子降生之后生命中最快乐的时刻。

这样的记叙让我们有机会审视剃度本身带来的巨大身心愉悦；而透过字里行间，这个非常私密的行为所引发的类似性兴奋的感受同样非常明显。这些显然没有逃过某些"恋发癖"的注意，其中有些人还会把他们看到的文字改头换面一番，放在自己的网站上。在察觉到与性体验相关的种种暗示，且收到女信徒对少数寺庙理发师借靠近女性身体的机会行不轨之举的投诉后，提鲁马拉神庙的管理层最近采取了在印度社会中显得颇为前卫的措施：引入60名女理发师。在那些将为信徒剃度视为世袭男性特权的人看来，这种离经叛道之举令他们颇为不安。

在到达提鲁马拉——印度最大也最知名的与头发相关的神庙之后，我和专程赶来担任翻译的帕姆达迅速汇入了蜿蜒在庙宇附近冰凉的石头地面上、既热烈又面露疲惫的信徒队伍之中。大家一直在分享彼此的经历。在一个拥有13口人的大家庭里，已经有7人剃度过了。他们都是来自安得拉邦的农业劳动者。还有一位身穿淡蓝色刺绣纱丽的年轻女子，剃得光溜溜的头和她身上秀美的服装搭配，看上去总让人觉得有点奇怪。为了还愿，这已经是她第二次来提鲁马拉剃度了。第一次是感谢神赐予她一个好收成，这次是感谢神让她生下了一个男孩。这个五岁的孩子就在周围跑跑跳跳地玩耍着，他一边摸着自己的光头一边兴奋地大叫："我这样最好看！"

"神会给我们好运！"人群中的一位老者大声说，手指向留着厚厚的齐腰长发的女子，仿佛在给自己的话作证明。"看看她吧！很多年

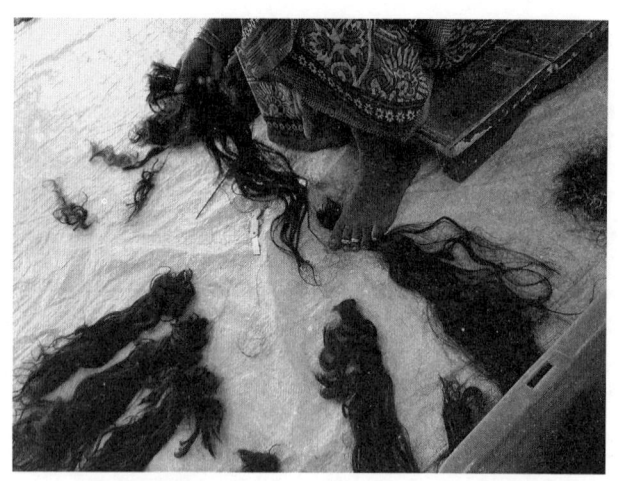

钦奈附近的拉杰头发工厂中，庙宇中剃度下来的头发正在被整理分类

前，她到这里来祈祷神赐给她一个男孩，现在她已经有三个儿子了！"

我又和娜迦梅尔聊了起来，她是一位身材富态、充满自信的中年女士，身穿亮绿色衬衫和锈红色纱丽，短短的卷发后面接着用花朵做的发髻。她和家人正在庙外的院子里露营，等待女婿和其他家人完成剃度；而他们全家这次剃度的原因是表达对娜迦梅尔的老父亲战胜疾病、恢复健康的感激。她家的 11 口人从南部的康吉布勒姆赶来，这次有 7 人要剃度。不过，娜迦梅尔要先暂时保留自己的头发，以备不时之需。她把这次的朝圣之旅当成了许愿的机会：如果 23 岁的儿子能尽快娶妻，那么她就会回来还愿并接受剃度。

在我接触过的当地人里，没有一个人听说过提鲁马拉神庙兴盛的剃度仪式背后的真正原因。在神庙的官方网站上，我们能找到这个故事：相传文卡特斯瓦拉大神头上曾经因为被牧牛人的斧子砍过而有了伤口。这个伤口给他的头皮上留下了一块疤。尼拉·德威（Neela Devi）公主剪下自己的一些头发交给大神，让他遮挡伤疤。公主这样做让文卡特斯瓦拉大神非常感动，他宣布从此以后凡是信仰他的信徒都要在庙中剃度并把头发献给尼拉·德威公主。

"头发代表了一个女人的美貌，"一位留着齐肩长发的女士和我一起走出门外时这样说，"当她把自己的头发献给了神，也就是把自己的美貌献给了神。"这位女士来自印度西部的马哈拉施特拉邦，职业是助理教师；十九年来，她每年都要到提鲁马拉进行朝拜，并且已经剃度了四次。"当我看到神，我感到自己从内到外焕然一新。"她一边说一边用手从头到脚擦拭自己，仿佛在为我们演示这种仿佛波浪般"焕然一新"的感觉。她还说自己曾深受焦虑与抑郁的折磨，而来到提鲁马拉朝见神的过程能让自己理清思绪，找到心灵的平静。与此同时，虽然她的家人对宗教并不特别在意，但也将每年一度的提鲁马拉登山之旅当作难得的假期。休息室外有一位剃度后戴着羊毛帽的当地老妇人。为了感谢神灵保佑她的膝关节置换手术取得成功，她专程上山朝拜。当天晚上，旅馆里为我们留门的短发女孩说，为了感谢神让自己得到这份工作，她也在六个月前接受了剃度。

　　从以上的对话和记叙中我们能清楚地发现，庞大的提鲁马拉神庙系统仿佛一块磁石，吸引着来自印度全国各地以及国外的男女老幼（以及他们的头发）。在这个神奇的地方，人们对神倾诉自己的愿望，实现理想，许下诺言。来到提鲁马拉是印度人生活中重要的里程碑，预示着他们一直希冀的种种改变可能实现，也让生活中的挑战和波折看上去能够应对。一个刚刚剃过的光头可能不那么体面或者顺眼，然而它象征着满足感、成就感以及走入全新生活的必经之路。头发最重要的能力——不断再生，使其成为"新生"的最佳象征；在遍布全球各种宗教的新生或皈依仪式上，剃发的出现频率如此之高也就不难理解了。单纯从外表上看，每个剃光头发的人都回到了如同婴儿般的原始状态，无论其财富、社会地位、性别、性格如何，在这一时刻都被暂时压制，毫无二致。当然，在提鲁马拉也有很多没有剃度的女性。有些人像娜迦梅尔那样，想把头发留给未来的朝拜；有些人还在等待自己的某个愿望能够成真；还有人对剃度这种古老的仪式没有什么参与的兴趣。

在山下的提鲁帕蒂镇，坐落着提鲁马拉提鲁帕蒂神庙（Tirumala Tirupati Devasthanams，TTD）庞大而坚固的办公室和仓库；这是负责处理包括剃度的头发在内，管理提鲁马拉神庙一切事务的行政机构。TTD 分为 64 个具体部门，有 9500 多名全职工作人员以及超过一万名临时雇员。我们费了好大力气，终于说服了一位食品采购办公室的负责人；得到他的允许，才有机会接触负责处理剃度下来头发的部门。最后，我们总算见到了 V. J. 库马尔先生，他是"人类头发处理部"的总负责人。一个"处理部"就是一间仓库，库马尔先生的办公室就在存放头发的仓库正对面；而永远敞开的仓库门，能让他随时把目光投向这些装满珍贵商品的鼓鼓囊囊的粗麻布袋子。我们看到的仓库显得有些空空荡荡，因为刚刚结束的一次非常成功的拍卖几乎清空了所有的库存。在到达储存头发仓库之前，我们先要穿过储存酥油、鹰嘴豆粉和小豆蔻的仓库。庞大的食品数量仿佛印证着这座巨大的庙宇综合体里每日就餐的人数规模：据说这里平均每天要解决四万名朝圣者的饮食以及住宿需求。

"我们是世界上第二富有的宗教机构！"库马尔先生向我们介绍这一点时，语气中明显带有一丝得意之情，"最富有的是梵蒂冈教廷，但我们很有可能迅速赶超它！"庙中的收入主要来自神庙捐款箱（hundis）中信徒们留下的香火钱以及大量珠宝。第二大收入来源就是信徒们的头发——每隔几个月举行一次的拍卖能带来每年 2000 万英镑的收入。

"我们原来是在本地举行公开拍卖，"库马尔先生说，"但这种做法引起了很多不满与指责。头发商人们私下互相串通，把持价格。所以为了避免垄断，我们现在把一切都放在了网上。"每次拍卖都由寺庙与"报废材料贸易公司"联合举行，尽管这家公司的名字能让人产生一些不大光彩的联想。拍卖方会事先为不同等级的头发设定最低可接受价格，而留给竞拍参与方秘密出价的时间只有一天。"只有真正

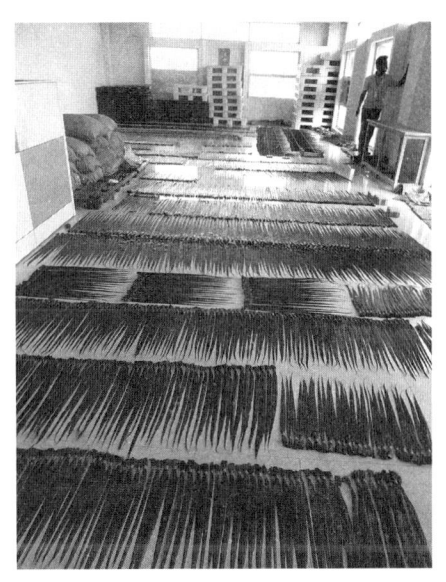

拉杰假发工厂干燥室里，剃度者的头发正在被晾干

想做生意的买主才会竞价，因为每个出价者都要事先缴纳 250 万卢比（约合 2.5 万英镑）的保证金。"

库马尔先生让我看了最近一次（2013 年）不同等级头发拍卖的数据。信徒们剃度下来的头发被仔细分类，以公斤为单位定价：

第一等，超过 30 英寸（76 厘米），每公斤 2.3 万卢比；

第二等，15—30 英寸（38—76 厘米），每公斤 1.8 万卢比；

第三等，10—15 英寸（25—38 厘米），每公斤 7000 卢比；

第四等，5—10 英寸（13—25 厘米），每公斤 5000 卢比；

第五等，5 英寸以下，价格极低，每公斤仅售 40 卢比，也就是 40 便士。

第五等的头发被用于提炼和生产 L-半胱氨酸，现在主要用于化妆品制造、宠物食品和头发制品。灰色的头发普遍有较长的长度，但并未根据长度分类而是单独定价，在 2013 年的价格是每公斤 9000 卢比。在此之后头发的价格略有上涨，但随着欧洲经济的不稳定以及来自中国货源强有力的竞争，提鲁马拉神庙在清理头发库存方面遇到了一定困难，其头发销售总量在2013—2014年达到高峰之后略有回落。我们得知，拍卖头发获得的收入都被用来支持与本寺有关的社会活动以及信徒们的福利，至于结余部分则会留作储蓄与投资之用。

库马尔先生略带一丝无奈地谈到，现在很多印度的年轻女子不再心甘情愿献出头发；我对他提起在帕拉尼神庙会给那些献出头发的女孩提供免费的"功德"（dharshan）。听到这个，库马尔先生惊讶地扬起了眉毛，告诉我这样一件事：在当年的早些时候，TTD给在提鲁马拉神庙剃度的长发女子提供一些免费的拉杜球（ladoo）。但这种做法随后引来了批评，反对者认为神庙在这件事情上所持的态度过于商业化，而他们也因此暂停了供应。"如果免费的拉杜球都能引起他们的不快，想想看，要是我们提供免费的'功德'得是什么样吧！"他笑着说。

在提鲁马拉神庙的650位持证理发师中，约有一小半能从庙方获得固定的薪水。其余的人靠"计件"工资，每完成一个信徒的剃度，能获得7卢比。另外还有些理发师来提供无偿的志愿服务。走进高达四层楼类似"游客中心"的卡尔亚那卡塔（Kalyanakatta），我们一下便发现了很多女理发师。通过与她们的交谈我们得知，她们的服务完全出于自愿，不收取任何报酬。大门口的保安在允许我们进入这个实施严格监控的地方之前，一直用充满怀疑的警惕目光盯着我们仔细打量。一块告示牌上写着："卡尔亚那卡塔是一个神圣的地方，信徒们怀着最深刻的虔敬之心，将自己剃度下来的头发献给文卡特斯瓦拉大神。所有在此神圣之地工作的人，应严格遵守以下规则。"而这些规则包括：理发师必须赤足，身着印度传统服饰，不能吸烟。理发师还要用"Govinda"这句话向每个接受剃度的信徒致以问候，并保持工作环境的干净整洁。所列规则以"接受或者向信徒索取金钱的行为是对规则的违反，必将依法受到严肃处理"作为结尾。

在山下负责"人类头发处理部"的库马尔先生，事先通知了山上"卡尔亚那卡塔"主管头发整理及分类的雷迪先生我们要来拜访。

有人带着我们赤足走过沾满湿漉漉头发的楼梯，才终于见到了他本人。我们得知，TTD 不仅要处理在提鲁马拉神庙所剃度的信众的头发，还会收集其他印度本土小型寺庙里的头发，并且在澳大利亚和美国设有分支机构！大部分由 TTD 负责处理的来自寺庙的头发被直接运往卡尔亚那卡塔的分拣室。他带着我们走进一间很大的房间。大约有几吨湿漉漉的黑色碎发堆在一起，像一座山一样占满了从地板到天花板的空间，也几乎遮住了所有墙面。眼前的景象极其壮观，也让看到它的人无法压制内心的震惊。不知怎么回事，挖掘纳粹集中营遗址的画面跳进了我的脑海，尽管这两种情况显然完全不同。负责分拣头发的工人盘腿坐在地板上，他们的手指在堆积如山的头发里不停地穿梭，根据不同的长度将其准确分类。"熟练工人不用尺子也能干得很好。他们对头发有特殊的直觉。"雷迪先生解释道。每一位接受剃度信徒的头发一开始被放在一起，然后在这里接受人工分拣，因为就算来自同一头顶的头发，长度也不会完全一样。"我们为分拣工提供梳子，不过他们还是更愿意用手来操作。"雷迪先生略带歉意地说。对我来说，眼前的这一幕不知为什么看起来充满了原始的气息。就像猎人的战利品一样，墙上的一根钉子上挂着一束长度惊人的头发——足足有 54 英寸（将近 140 厘米）长。

我们走过两间储藏室，每间屋里都被密封的麻袋堆得严严实实，而这些麻袋里都是分类整理完毕的头发，等着被送往"人类头发处理部"进行拍卖交易。然后，我们被带到屋顶，摊开的头发被铺在这里晾晒，有点像催熟水果的操作。最后，身穿制服的保安"陪伴"我们一起下楼。出门前，他们仔仔细细、一丝不苟地检查了我们随身携带的每一个包，甚至包括钱包，生怕在此前的参观过程中我们可能趁人不备偷偷带走了一些头发。此行的经历一直在提醒我们，在提鲁马拉和印度南部的其他寺庙，在头发这门生意里，宗教和商业扮演了同等重要的角色。

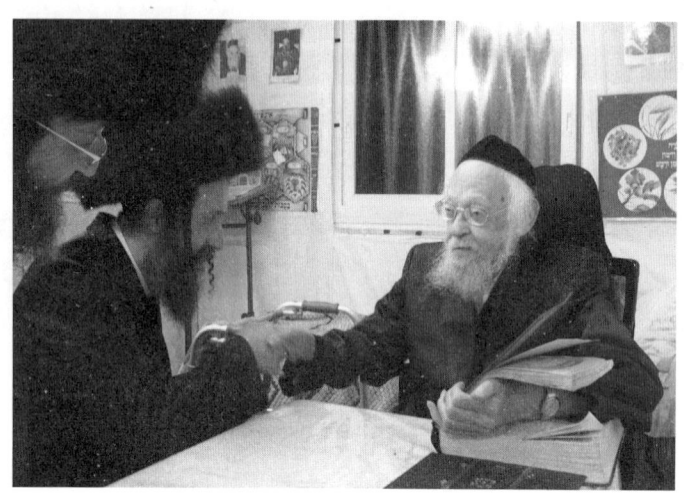

2004年，拉比约瑟夫·夏洛姆·埃利亚斯（右）颁布禁令，禁止在犹太人使用的假发中加入印度人的头发，这一决定在世界头发市场引起了轩然大波

## 第五章

# 偶像崇拜

Idolatry

　　2004 年 5 月的纽约和伦敦，很多街道在入夜时分燃起了篝火堆；在我的想象中，这种味道不知为什么和备受赞赏的樱之芳香有点相似。这些在火堆中燃烧，带来浓重硫黄气味的，都是用人发制造出的假发。对宗教的虔信与来自周围人的压力一起，"强迫"住在这些社区里信仰东正教的犹太妇女，摘下原本戴在头上的昂贵假发，用头巾、发网或是其他任何凑手的东西包裹住自己的头发，亲手把曾经珍爱的假发或是投入火堆，或是交给丈夫来完成这项神圣的使命。为什么她们要这样做？只因为远在几千公里之外的耶路撒冷，94 岁高龄、备受尊重的立陶宛裔拉比约瑟夫·夏洛姆·埃利亚斯郑重宣布，从此刻起，东正教已婚妇女佩戴的假发（在使用意第绪语的犹太人中被称为"半假发"，sheitel）严令禁止使用来自印度的头发。因为提供头发的印度妇女公然将自己的头发"奉献"给"奇怪的神灵",这些在遥远的印度大陆沾染了偶像崇拜罪恶的头发,很明显不该用来制作象征犹太教虔信妇女谦卑与尊重的假发!继续使用这种东西会污染正统犹太教家庭的圣洁与尊严!因为过于邪恶,这些假发既不能被藏在卧室衣橱的深处或是深埋地下,甚至不能充作慈善捐赠品:万一有不知情的其他犹太妇女把它们戴在头上,岂不是造成了污染教友家庭的极大风险?犹太教教徒内部建议将其全部销毁,焚烧的方法比较合适。

最早的火堆出现在耶路撒冷,很快便蔓延至纽约州奥兰治县的哈西德派村庄科亚乔(Kiryas Joel),再后来是纽约城内的布鲁克林区,以及伦敦的斯坦福山。仅仅在以极端保守为特征的撒塔玛哈西德派核心地区——纽约的威廉斯堡一地,一夜之内就燃起了12个篝火堆,警察不得不出动,控制狂热的信徒。这些被扔到火中的假发,很多是来自婆婆或丈夫的礼物,售价高达上千美元;也有的假发是刚刚从商店橱窗里拿过来的,还戴在假人模特的头上。一个男子在企图硬闯警方组成的人墙继续向火堆里扔假发时被拦住了,另外一位妇女则因行为不当而被捕。这位举止不当的女士究竟干了些什么?也许是希冀着从火中抢救出一顶本属于自己的宝贵的假发?

"当时我正在乘坐耶路撒冷东正教社区里的一辆公共汽车,"一位正在伦敦的美发厅里打理自己假发的年轻女子告诉我,"我马上察觉到了周围气氛的变化。整辆公共汽车上一顶假发都没有了,没有一个女人再戴假发了。到家以后我才听说,一位拉比宣布,除非能确定自己的假发没有使用来自印度的头发,否则妇女们就不能戴它了。"

随后被称为"假发门"的这一系列事件,因为其曾打乱极端正统犹太教教徒日常生活的巨大威力,被他们视为一段令人不解而带有创伤性的记忆。当时在北伦敦"幸福神庙"附近一家书店里工作的剧作家萨曼莎·埃利斯还记得,这道禁令给众多保守派妇女带来了极大的困扰与恐慌:她们不知道该如何应对禁令,更重要的是，在接下来的一周里，人们就"印度假发"的地位展开了激烈的争论，那她们到底应该在自己的头上戴什么呢？在没有找到合适替代品的情况下，有些女子戴上了橡胶游泳帽，也有些人戴着被埃利斯叫作"可怕的人造纤维假发"的东西。她把当时那种集体焦虑写进了自己的剧本《像藤蔓一样缠着我》（*Cling to Me like Ivy*）里：一位生活在北伦敦的年轻犹太教准新娘满怀喜悦，为在接下来的一周里即将举办的盛大婚礼精心准备好光彩四射的全新假发；而就在此时，这顶原本代表了令人向往的婚姻生活中一切美好与期待的假发，被怀疑掺杂了来自印度的头发——女孩的整个世界因此瞬间倾覆。随着德高望重的拉比和各位亲朋好友、男女老少费尽心思试图与这项来自以色列的严令中使每个人都感到不安的暗示达成妥协，一切问题的源头——新娘的假发，也从礼仪与希望的象征"黑化"成怀疑、诱惑及欺骗的集合。尽管女主人公最终从她父亲亲手点燃的火堆中把心爱的假发救了出来，但随着剧情的不断发展，她和她的假发共同体会了纯真的丧失与一去不返。

很多犹太妇女自婚后就开始佩戴假发，对她们来说，"假发"本身已经成为表达谦卑与保持隐私的日常行为模式；在这种情况下，一旦头上忽然没有了假发的遮挡，她们甚至会有被截肢或是在毫无防备的情况下暴露身体的感觉。作为替代品的围巾和发网让她们感到难为情，仿佛其他人都在注视自己；但是，继续佩戴来自万水千山之外、用与某些奇怪的异教仪式相关的头发做成的假发，她们也不愿冒犯下这种罪孽的风险——毕竟，"从他人的偶像崇拜中"获利是非常严重的罪行。不仅因为犹太教的教义禁止这种行为，其本身也令人感到非常厌恶和反感。几乎每时每刻都要和与异教偶像崇拜相关的物品产生亲密接触：这种认知一旦形成，就给她们造成了很大的情绪困扰。

"那时候我们很难熬，"克莱尔告诉我，"非常难熬！就像响起来没完没了的电话铃声似的,内心的混乱和焦虑持续了四五年。妇女们既难过又不安。她们不知道该不该继续戴假发,心里充满怀疑和各种问题。直到现在,有些人也没有停止为这件事烦心。"

和克莱尔·古伦瓦尔德女士聊天的时候,我坐在纽约布鲁克林区犹太人社区康尼岛大道她的美发沙龙里。这间刷着淡粉色墙漆的老式店面提供美发和与假发有关的发型服务,古伦瓦尔德女士也是一位久负盛名的犹太式女用半假发设计师。给我开门并且把我带到沙龙后房她的办公室里的是她的丈夫,一位慈眉善目的老绅士,留着胡子,头戴犹太式黑色亚默克小圆便帽。尽管已经83岁高龄,古伦瓦尔德女士依然坚持为需要她的顾客们制作和打理假发;她甚至没有忘记那些饱受脱发之苦的犹太男子,还操持着为他们制作胡子和鬓角的副业。"在我们这个每个男人都留胡子的地方,没有胡子是一件很可怕的事情。"她一边说,一边把那些佩戴着用人发和柔软的白牦牛毛纯手工编织的贴片胡须的模特指给我看;这些贴片胡须还有花边装饰。她的话让我注意到,对那些生活在一个高度仪式化、男女之别泾渭分明的世界里的正统犹太教教徒来说,假发和胡须是其感知并实现"恰当"

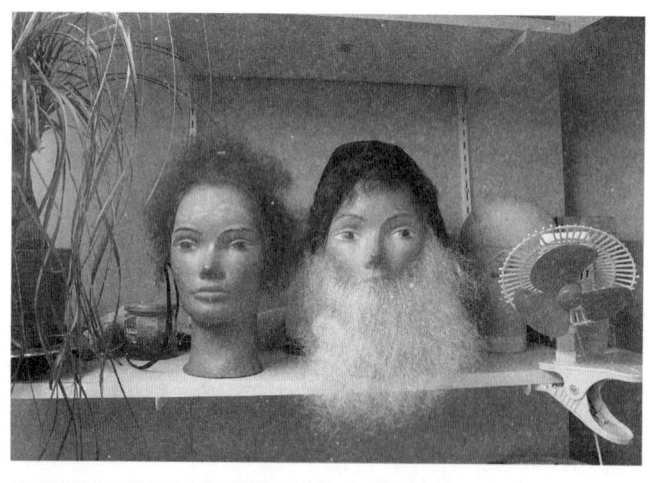

为饱受脱发困扰的犹太男子准备的牦牛毛"假胡须"

性别期待的重要手段之一。

在和头发打交道的七十余年漫漫岁月里,克莱尔对犹太妇女与她们的"半假发"之间的感情非常理解。克莱尔出生在匈牙利的哈希德派犹太人社区,她童年的大部分时间是在德布勒森市的犹太人贫民窟与斯特拉斯霍夫的集中营之间的来回穿梭中度过的,最后落脚在德国的一个难民营。她父亲对犹太教教义的严格遵守达到让常人无法理解的程度。在被匈牙利军队强制征召劳动后,他因饥饿而死,部分原因便是拒绝食用不符合犹太教教规的"不洁"食物。幸好克莱尔和她的妈妈以及大部分姐妹活了下来。一位在"二战"前便已移居美国的姨妈写信来告诉她们说,在美国几乎没有会制作"半假发"的手艺人,所以要是她家能有个姑娘学学这门手艺的话肯定不错。原本渴望上学读书的克莱尔,在14岁那年到德国纽伦堡的一家理发店里开始了为期三年的学徒生涯,从处理原材料头发到制作假发,她都一一学会了。

当全家在1949年移民美国之后,克莱尔仅仅花了不到一个星期的时间便找到了工作。她在婚礼上佩戴了一顶假发,可是对它的样式很不满意。"谁也不能把它调整成我想要的样子。我看上去像个中年家庭妇女,可我明明想让自己的头发保持结婚前的样子。就是在那时,我下定决心,迈进制作和修整犹太人专用假发这一行。那时犹太妇女很少佩戴假发,相比之下,戴帽子更流行一些;不过那会儿纽约也没有几个专门制作犹太假发的工匠,我的业务大受欢迎。我可以在家里工作,一边制作假发,一边把孩子们养大。"

和我在纽约结识的大部分假发工匠一样,克莱尔也不认同埃利亚斯拉比对印度头发的强烈谴责。她说曾经听说过印度人用出售信徒捐赠假发的收入来修建医院和学校的事情;在她看来,这种做法没什么不好的。我访问的其他犹太假发生产商对这一争论的评价更为激烈。一位来自正统犹太教家庭的假发工匠对我说:"这位先生就会给妇女们找麻烦!大惊小怪,无中生有——这些全都是因为一个老人的小心眼和愚蠢！我要是拉比的话，一定会鼓励人们大买特买印度头发（做的假发）！"

克莱尔对佩戴假发的逻辑坚信不疑——犹太教中神秘主义的卡巴拉派认为，女人一旦结婚失去童贞，她的头发便充满了诱惑，应该如其他隐私部位一样被遮挡起来。她认为，作为拉比，有责任帮助犹太妇女尽力遵守遮住头发这一"职责"，绝不该把这件事变得越来越困难。

实际上，谁也不明白究竟是什么原因促使埃利亚斯拉比在2004年突然关注起印度头发的地位问题。不管怎么说，这一问题可以追根溯源至三十多年之前；1989年又被旧事重提，埃利亚斯拉比当时还曾要求纽约贝斯沃特地区的拉比雅科夫·夏皮罗对相关事项进行详细的调查。夏皮罗拉比对这项任务非常认真，他不仅向一位哈佛大学比较宗教学的权威美国学者认真请教，还访问了纽约城市大学皇后学院的一位讲师，这位学者同时还是印度教的祭司。这些访谈都有相关的文字记录，它们是夏皮罗拉比在研究印度教制度时坚持不懈精神及严肃认真态度的明证。他把研究发现向埃利亚斯拉比进行了详细汇报："剪发"的过程都在神庙之外进行；根据印度教的教义，头发是"不洁"的，而且从未被供奉在神前。在权衡了以上证据之后，埃利亚斯拉比宣布根据犹太教的教义，允许使用来自印度的假发作为原材料。这一决定也让全世界制作"半假发"的制造商大大松了一口气。大多数犹太拉比也对这一决定表示支持；由来自印度的头发引起的大规模焦虑这才暂时告一段落。

时光转眼间来到了2004年，埃利亚斯拉比的担心又被重新点燃了。有人说是因为某假发行业刊物上的一篇新文章认为，印度的头发是一种"献给神的贡物"；还有人说，"贝嫂"维多利亚·贝克汉姆在一次接受采访时开玩笑说，据说自己头上的接发产品的原材料，可以追溯到俄罗斯监狱中的囚犯。风传这些"小道消息"再次鸣响了犹太人心中对制作"半假发"时使用的原材料是否符合教义的警钟。在萨曼莎·埃利斯剧本里有这样一个情节：一位伦敦的拉比满心疑惑地翻阅着《OK!》杂志，想知道到底是什么引起了这一团糟。还有人认为，这场争论的出现与当时一部时长一个多小时的纪录片高度相关；这部纪录片讨论了犹太妇女保持谦卑品德的重要意义，并且在问世之后迅速传播至世界各地的犹太人社区。我在印度钦奈结识的当地头发商人说，引起对印度头发大规模抵制的"罪魁祸首"，是一部由英国广播公司（BBC）出品、介绍提鲁马拉神庙的纪录片。我也被告之，这是如今在剃度大厅内严禁拍照的主要原因之一。无论出于什么考虑，新一波的焦虑让埃利亚斯拉比委托伦敦斯坦福地区的丹拿拉比远赴印度，开启一次寻求真相的旅程，他的目的地就是，提鲁马拉。

在一群身着黑色服装的犹太人中，我还是不难认出丹拿拉比：黑色长袍，黑色帽子，浓密的睫毛和一把大胡子。他和同伴们一道，挤在长长的朝拜者队伍中，走在通往圣山之上的文卡特斯瓦拉神庙的18英里山路上。我感觉他们是搭乘出租车而不是拥挤不堪的公共汽车来到此地的。在一众身着五颜六色轻薄纱丽的印度妇女当中，我能想象得到这些全身黑色的大胡子男人看起来有多惹眼，更能体会他们的尴尬和不适。5月是印度最为炎热的季节，即使是当地人也会在如火骄阳的淫威下委顿不堪。厚重的犹太教服装在这样的天气里确实给这趟旅程平添了不少"赎罪"的色彩。另外，在通常情况下，一个严格遵守教义的正统犹太教教徒不可研习其他宗教的相关教义和信徒行为；而丹拿拉比从前的活动范围，基本上不出与世俗社会算得上泾渭分明的斯坦福山犹太社区，不过这一次，他来到了全印度规模最大的印度教朝拜圣地，对他来说，这里到处是异教的画面、教徒们礼拜的声音和浓郁的香气——所有这些，让印度教的感官色彩极为浓厚。只有在这种情况下，丹拿拉比才被允许进入这个令人目迷的世界，因为他此行的任务严肃而崇高：确保犹太圣法哈拉卡的一项判定有效，可以施行。可即便如此，对他来说，踏入这座威严的剃度大厅依然是极

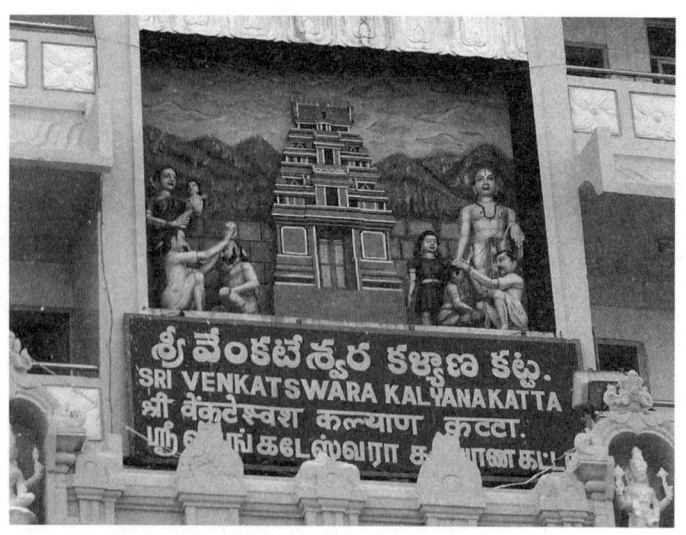

剃度大厅外的雕像牌，文卡特斯瓦拉神庙，提鲁马拉，2013年

为奇异的体验：完全陌生的人群、晃来晃去的剃刀、地板上到处流淌的积水，还有那些刚刚被剃过的头颅。他有没有遵守进入室内必须脱鞋的禁令，有没有无意中踩上又湿又冷还有"偶像崇拜"风险的碎头发？后来，为了力证"剃发是一种宗教行为"的观点，他提到人们是赤足走进剃度大厅的。不过，也许丹拿拉比不知道，在印度，绝大多数人在走进自己家门之前也会先脱掉鞋子。

丹拿拉比的行程只有两天，在这短短的两天里，他与婆罗门僧侣、印度教教徒、理发师不停地谈话交流；然而，他们似乎给他提供了很多互相矛盾的信息。朝圣者们来自印度的各个不同地区，操着各种语言和口音不同的方言土语，即便是能力超群的多语种翻译，也要用尽浑身解数才能勉为其难完成任务，而这让丹拿拉比接收到的信息更加混乱。严格地从正统犹太教的观点来看，头发问题的关键在于剪发（剃度）这种行为究竟是不是宗教崇拜的一种方式，同时引出剪下的头发是不是作为供品奉献给偶像，也因此被犹太教教徒所厌恶而弃置不用。在严格尊奉古希伯来《圣经》的丹拿眼中，剃度简直就是

《律法书》中明令禁止的原始偶像崇拜的代表。

而这一切，用相对自由派的观点来看也许完全不同。几十年来，一种令人愉悦且带有象征意义的平衡一直静悄悄地存在着：印度教教徒剪掉她们的头发，犹太教教徒再把这些头发戴回自己头上。在自由派的拉比眼里，通过"分享"头发，不同国家、不同信仰的妇女，在无意之间达成了用来表达她们的忠诚与谦卑的默约。或许他甚至能从中看到某些神圣的逻辑。如果上帝要求世界上某些地方的女性在头上加上些头发，那他至少不辞劳苦地让另一些妇女提供了这些头发。从最好的角度来看，这也算得上是神性的一种循环。不过，第一届印度教—犹太教领导人德里峰会要在丹拿拉比的印度之行之后三年才召开。在这次峰会上，双方的自由派宗教领袖共同签署了"共同理解与合作宣言"，宣称"双方的宗教传统指引各自的信徒，唯一最高存在的神就是最终现实，他不仅亲自创造了多元的世界并给它赐福，也向不同时代、不同地区、不同种族的人们传授了各种展示人性的神圣的行为方式"。

假如丹拿拉比换个角度看待他的印度之行，或许能够在印度教教徒和犹太人对待头发的不同方式中找出不少相似之处。他会发现，犹太男孩在三岁左右第一次剃发，与印度小男孩第一次在寺庙接受正式剃发非常类似；从此以后，这个犹太男孩从幼儿变成了可以接受教育的学生。他还会注意到，在某些遵守教义最为严格的正统犹太教地区，每逢一个月经周期结束，妇女们在进行仪式性沐浴之前也要先剃发；这种带有洁净与赎罪意味的行为预示着她们要排除一切可能影响彻底清洁的障碍。换句话说，这与印度教教徒在敬神之前通过剃度来净化自身的行为别无二致。剃度下来的头发非但不是献给偶像的神圣贡物，恰恰相反，根据印度教的教义，它们被印度教教徒视为有可能对宗教仪式造成污染的东西；也正因为此，这些头发要被专门在神庙中服务的理发师移出门外，而后者地位之所以低微，便和他们经常要与这些来自人类的"废弃之物"进行身体接触脱不开干系。

佛教和古吠陀教的各类塑像在表现来自人体的废物——皮肤、指甲、尿液和头发的污秽特征方面都毫不遮掩。觉音尊者的《纯洁之途》中有一小段文字，通过详细分析其颜色、形状、气味、特质及其在人体的位置，来说明头发为什么如此惹人厌恶：

> 要是在盛米粥或是米饭的碗里看到了类似头发的颜色，人们就会感到很恶心地说：这碗饭（粥）里面有头发，赶紧把它拿走。所以，头发的颜色就能引起不适的感觉。在夜里吃东西的时候，和头发的样子很像的阿卡（akka）树皮和玛卡西（makaci）树皮也会让进食的人感到不适。所以说，头发的样子也不讨人喜欢。另外，除非用香油、鲜花或是其他种种物品来装饰和掩盖，头发的气味是最为惹人生厌的。要是被火烧过的话，则更令人无法忍受。就像生长在深山污秽浊流中的植物对于文明人来说令人作呕且不可使用一般，头发之所以可恶，乃是因为它也根植于脓水、污血、尿液、粪便、胆汁、黏痰和其余种种之中。这是其生存环境使人不快之根源。而头发长在头顶之上，与真菌在粪堆上繁衍无异……这是其所在位置使人不快之根源。

将头发与污秽和不洁联系在一起的观念不仅在从古至今的文字记录中广泛记载，近现代印度教学者以及婆罗门僧侣中持此看法的也不在少数。在这件事情上，没有人比印度教的理发师体会更深：过去，因为与头发接触过多，他们曾被视作类似"半不可接触者"，严重时甚至不能亲自进入庙宇敬神。1926年，在位于印度南部卡塔纳克邦的查曼德什瓦里神庙，理发师们集体拒绝为主持寺庙的婆罗门僧侣剃发，以此抗议他们所遭受的隔离与歧视待遇。只需不再履行他们谦卑的责任,理发师们便从根本上动摇了神庙"纯洁"的存在基石与根本,因为婆罗门教教徒将剃度视为接近神灵之前不可省略的必要条件。

有时候,理发师们会用另外一种办法来提高自己的宗教地位,那就是拒绝为"达利特"(即不可接触者,贱民)剃度。因为与不可接触者打交道本身即为不洁。1976年曝光的另一个案例显示,古吉拉特邦的部分理发师因为拒绝为"低种姓"教徒剃发而被指控违反了《贱民法案》。这两个例子仿佛在告诉我们,在通过剃发"根除"头发的不洁本质的同时,理发师们将内嵌于头发之中的污秽特质"转嫁"到了自己的身上,并因此降低了自身在宗教意义上的地位。然而这样复杂的含义超出了丹拿拉比的理解范围,从调查之初,他便先入为主地认定了理发师们对其自身职业的过誉之词:剃度是一项神圣的活动;而并未采信印度教僧侣们所秉持的更为传统且带有教义色彩的观点,即对剃度这一行为来说,"消除不洁"的含义要排在向神灵供奉和奉献之前。与鲜花、水果甚至金钱不同,虽然很多信徒把自己剃度下来的头发视为献给神灵的礼物,但大部分时候他们并不会真正地将它献给偶像,神庙也会将头发拒之门外,而这更凸显出"剃度意义究竟何在"的含混暧昧。因此,这一堆混合了异国宗教仪式、互相对立的观点以及非人道狂热的大杂烩让丹拿拉比焦头烂额就不足为奇了。据说他回到伦敦时"心情很坏"。

以丹拿拉比印度之行的报告为基础,埃利亚斯拉比做出判断:用剃度的头发制作的假发带有偶像崇拜的意味,必须被焚毁。另外,既然无从分辨是来自寺庙剃度者的头发还是普通印度人的头发,那么所有印度人的头发(制成的假发)都在被禁止之列。丹拿拉比的儿子"好心"地解释说:"只要是'律法禁令',必须遵循'一旦有疑,必须摒弃'的原则。"

这道禁令在产值数千万美元的全球假发工业中激起了巨大的涟

漪。感受最为真实与剧烈的，莫过于那些与犹太假发市场供应端有直接联系的方方面面，无论他们是身处亚洲、欧洲、以色列还是美国。

"乔治假发"的老板巴鲁克·克莱恩，坐在自己被优雅的木制护墙板环绕的办公室里；这家从布鲁克林区"菠萝园"（Borough Park）——又一个占地面积可观且不断扩张的正统犹太教社区——起家的假发公司经营得当，颇具规模。这位小个子留胡须的男士，在他令人瞩目的巨大办公桌的映衬下，仿佛又缩小了一些。壁炉上坐着两只精雕细琢、来自韩国的老虎雕塑，它们被视为财富的象征；虽然其作用受到了2004年发生的意外事件的严峻考验。巴鲁克的笑容宽厚而友好，具有十足的幽默感，甚至在他慢吞吞地抱怨时还能笑得出来："那道禁令一来，我一分钟之内就损失了40万美元！"

"40万美元？"我重复着他的话，以表达对这一巨大数目的震惊之情。

"40万美元！"他也重复道，仿佛在重新体会那一时刻自己内心的恐惧，"一分钟！那是一段非常艰难的岁月！你知道吗？就在前一天我们纽约本地的拉比还在会堂里进行了一段45分钟的布道，对大家解释为什么允许佩戴印度头发制成的假发，这与犹太教律法并不冲突。第二天这位以色列的德高望重的拉比宣布了他的决定，我们本地的拉比立刻改变了态度！"回忆起这一"无妄之灾"，他的声音因愤怒而上扬。然后他拿起一份文件从桌子那边直接递到我手中，17页，以希伯来语写成，我坦承自己读不懂。"真遗憾。"他说。他接着说，在那段很不好过的日子里，他曾接到一位他并不认识的来自纽约的陶布拉比的电话。这位陶布拉比准备了一份长达17页的解经，力图证明犹太妇女佩戴印度原料制成的假发并没有违反犹太律法。"一份非常有学问的文件，"巴鲁克先生对我说，"阐释了这个问题的方方面面。我把这份文件请纽约的二三十位拉比过目，请求他们给一个书面回复。你猜怎么样？一个人也没理我！当我坚持要求他们给出回复，人家对我说——'在我们的宗教里,如果他本人不愿作答,那么任何一位拉比都没有必须发表意见的义务'!"

在每一位犹太妇女必须忍受与自己所费不菲才得到的假发说再见的苦恼之时,巴鲁克和其他美国及以色列的假发业同行,则必须面对如何处理现存的头发原材料库存以及正处于不同制作阶段的假发制品的难题。当时他公司的假发采用来自印度的原材料,在中国制作;这让其原材料库存和产品陷入了既不能再加工生产也不能出售的困境。根据犹太教对偶像崇拜的定义,犹太人不得从任何与偶像崇拜相关之物中获取利益。如果严格执行的话,这甚至意味着他不能把假发卖给非犹太人,因为他能从中获利。根据这一标准,他的全部头发原材料库存和半成品、成品假发都应该被投入火中。而促成陶布拉比写下宗教教义方面抗议的部分原因,就是他反对将大量的假发烧毁,造成浪费。

谁也不知道2004年究竟有多少假发被付之一炬。有些假发公司没有撑过这道关口,直接破产。很多企业将其部分库存原材料和产品销售至犹太社区之外,不过只能换取到一些少得可怜的回款。一位伦敦的头发进口商告诉我,几年之前,他曾经以很低的折扣价格购买了一大批犹太式假发,上面还带着没来得及拆掉的标签。据传说,为了能够出货,有些制造商动起了其他脑筋,把部分假发材质的来源标注为欧洲本地——不过很多颇具怀疑精神的拉比很快便对此起了疑心。一位反对此项禁令的拉比大致估算出,2004年佩戴假发的犹太妇女很可能有100万人之多。以每顶假发的价格约为1000美元计,销毁的假发价值居然高达1亿美元!另外一位精研《塔木德》的学者同样对埃利亚斯拉比的禁令,以及丹拿拉比对印度教剃度仪式的解读持批评态度;他指出,根据犹太律法"哈拉齐克",在可能涉及巨大的财产损失(hefsed merubbeh)时,更应该做出相对宽厚温和的判断。然而,当狂热的拉比和部分更加狂热的犹太信众迫不及待地展示他们的

"博学",甚至抛出了更为严苛的执行标准之时,宽容也就根本不在其考虑范围之内了。丹拿拉比甚至将整个事件视为来自上帝的讯息,意在告诫犹太妇女必须更为谦卑,完全摒弃用人发制作的假发。有些人一直坚持认为,只有用合成材料制成的假发或者头巾才是最为恰当和足够简朴的遮头用品。有个男人甚至提出,用人发制作的假发至少会使犹太妇女犯下三项不同的罪孽:用印度人头发制作的假发,带有偶像崇拜之意(avodah zarah);要是含有欧洲本地人的头发,则有引发性诱惑之嫌(gilui arayot),同时其高昂的售价也预示着滥用金钱(shefichat damin)的风险。在以上因素的共同作用之下,那些对待此事的态度更温和的拉比和学者,连同他们所提出的更具反思意味的观点经常被忽视,也就不足为奇了。

当然,并非每个人都因这项禁令而损失惨重。从耶路撒冷到伦敦,无论是出售以欧洲头发为原材料假发的商人,还是贩卖帽子和头巾的零售业者,都借此机会赚了一笔。在纽约市被本地人称为"编发一条街"的富勒大道上,集中了大量专做非洲裔美国人生意的韩国美容美发用品商店。突然之间,用合成纤维制品作为原材料的假发需求大增。一位韩国店主至今还清晰地记得,面对一下子挤满店铺、急切希望购买合成纤维制"棕色到两颊长度波波式假发"的犹太妇女,她当时有多么的惊奇。这是她第一次在自己的店里和犹太妇女面对面。"她们都要同一个样式的假发,"她边想边说,"我们的波波式假发库存很快销售一空,不光是我家,周围的店同样全部售罄!"

另一些从中分得一杯羹的人,既有看准时机提高俄罗斯头发原材料价格的俄罗斯商人,也有某些"趁火打劫",甚至开始着手为假发提供犹太"清洁"(kosher)许可的拉比,后者大部分都在以色列。他们公布的名单,指出哪些假发公司可能使用了印度的原材料,哪些相对"安全"。"这是一个弥天大谎!"巴鲁克·克莱恩回忆说,"那所谓的清洁许可!我接到过某些拉比从以色列打来的电话,问我是否愿意邀请他们到中国参观我的工厂。我告诉他们，'绝不！'""简直太可笑了！"另一位假发制造商也告诉我，"这些人希望我花钱邀请他们来纽约参观我的工厂！"

在中国深圳一座摩天高层酒店里，我遇到了乌克兰裔犹太商人、假发制造商拉恩·弗里德曼。生气勃勃的举止、浓重的口音——这些对我来说都不陌生，因为从 YouTube 网站上，我已经看过了他欢迎观众参观他旗下开在中国的假发工厂和培训学校，他的公司当时叫作"清洁假发"，后来改名为"弗里德曼假发"。这家位于中国的企业用来自乌克兰的原材料为欧洲提供假发产品，每件产品都带有一位以色列拉比用希伯来语写成的清洁标志。

拉恩具备这样的天赋，他总能在最恰当的时间出现在最恰当的地方。切尔诺贝利核电站爆炸时，他还是个生活在乌克兰首都基辅的 12 岁小男孩；然后，和其他被选中的犹太男孩一起，前往以色列的一家犹太学校学习，而这也算是对那场灾难后救援的一部分。这段经历让他养成了对旅行的爱好，还让他深刻意识到了文化偏好的强大力量，而后者甚至可以算作他日后所经营事业的基础。在度过了四处游历的青少年时期之后，他在中国的上海安顿下来，开了一家专为在中国境内来来往往做生意的犹太商人提供旅行和其他咨询建议的工作室。在向他求助的人之中，有一家老牌纽约犹太假发生产商的负责人。当时她来中国寻找适合生产制作假发的合适工厂。拉恩很快和她一起踏上了前往青岛的旅途，访问工厂，还答应帮她管理订单。他一下子便发现，头发行业大有"钱"途，于是立即决定和一位中国本土的假发制造商合作，开起了自己的公司；而他的合伙人——那位中国商人，尽管其产品在网络上曝光率很高，却依然仿佛隐身人一般，对自己"不为人知"的状态安之若素。

"我感觉，要是在网络上先看到一个犹太男人和他家里人的视频，那么和生产相似产品的中国公司相比，犹太消费者应该会优先选择我们公司的产品吧！这就像是一种保证。"他这样告诉我。"清洁"证明是弗里德曼假发供货时提供的另外一个保证。一位来自以色列的拉比不定期地到中国来视察他的工厂并监督产品生产过程。这位拉比的主要职责便是确保制造商不能使用来自印度的头发原材料。"'清洁'标志让我的假发售价更高，"拉恩解释道，"因为拉比的服务是收费的。我猜这算是另一种生意吧！并非所有的消费者都在意这个，但若他们在意，我会尊重他们的选择，也愿意给他们提供这项服务。"

显然，拉比们并非假发专家，面对不同长度、颜色和质感的头发，难免眼花缭乱，陷入迷惑，因此他们做出的判断基本上都要依赖假发生产者提供的信息。在拉恩的工厂里，他从自己的家乡乌克兰进口金色的头发；另外他还会亲自到缅甸采购原料，以保证它们符合要求。他甚至还会用刀子划过头发，以检验其是否染过色。然而，这也并不意味着他愿意把自己的行踪或是和原料供应商的交往与这些来访的拉比们分享。毕竟，拉比们有可能通过出售信息牟利甚至挑起与其他同行的竞争。我在纽约结识的假发制造商，都对"清洁标志"怀有抵触情绪，即使他们在生产时也会注意避免使用来自印度的原材料；然而拉恩与他们不同，在他的企业里，产品带有"清洁标志"是其卖点之一。他不仅在创业之初就给自己的企业直接取名为"清洁假发"，还鼓励青岛的旅馆经理为犹太顾客提供清洁食物，并在套餐中加入了宣传清洁假发的广告卡片。

"假发门"深刻地改变了全球范围内高端假发制作行业的产业格局——从此以后，印度的头发原材料被彻底挡在了制作犹太式假发的大门之外，同时这也意味着来自中国、东南亚地区、罗马尼亚、俄罗斯和乌克兰的头发原材料市场占有率的大幅上升。在这一过程中，印度头发原材料供应商与犹太假发制造商之间原有的长期合作关系承受了巨大压力。"对我们来说那真是一段糟糕的日子,"拉杰头发产品国际公司的乔治·切里安在印度这样告诉我,"犹太人是非常重要的客户,因为他们曾经大量购买优质的'雷米发',而这种头发我们差不多都是从寺庙中收购而来的。在我们印度,妇女们珍爱自己的头发,绝不会为钱而出卖它——只会把它敬献给神。可是这让犹太教的拉比们大惊小怪,然后一切就都结束。"

拉杰头发产品国际公司是印度顶尖的头发制品生产企业之一,经常能在提鲁帕蒂的头发竞拍中取胜。它旗下的加工厂就坐落在钦奈城外,其生产的产品享有国际声誉,且在维持工人的合法劳动权益及水资源循环使用方面都有极高的标准。在那里,我看到来自印度寺庙的巨量头发,在经过分拣、梳理、清洗、烘干、除虫、漂白、染色、上卷等一道道工序之后,被制作成接发产品,随后漂洋过海销往西方市场。穿戴得光鲜靓丽的当地妇女,整齐地坐成一排排,熟练地用双手把优质的头发原料整理成束,然后交给负责操作、能同时缝制三个假

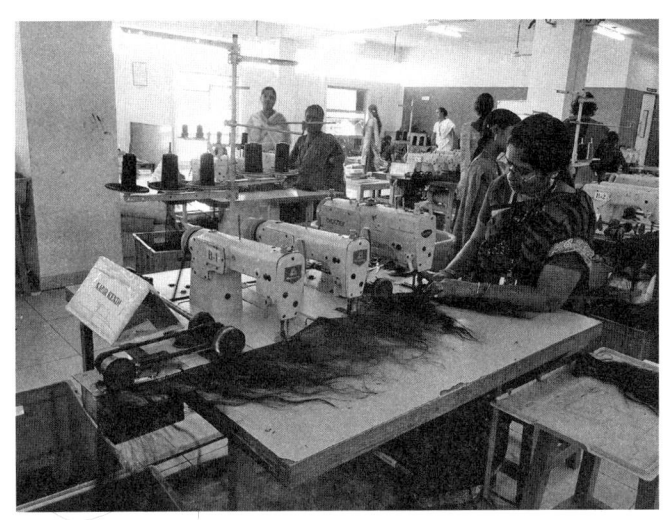

制作用机器缝制的假发束。让头发顺利地"游走于"这台有三个"缝纫头"的机器,需要相当纯熟的技术。第二个"缝纫头"上安装的风扇,会把发梢吹到一个合适的位置,折叠成一个缝边,再用胶水固定好

第五章 偶像崇拜

发套的机器操作工。这些产品的最终目的地，是位于美国洛杉矶的高档美发沙龙。

从公司展示厅的桌子上，我拿起一束长达24英寸的"金色雷米发"，这种优质的头发原材料从发根至发梢的头发鳞片保存得非常完整。我问乔治，在市场上出售这些头发时，是如实标明它们来自印度，还是另外给它们一个身份。"不管我们卖什么，都会直接标明这是来自印度的雷米发。"他指着头发上的标签告诉我。他的公司非常强调货源的公开与透明。不过，这并不意味着交易的另一方——他的买家们也遵循相同的原则。其他印度交易商告诉我："我并没有隐瞒自己卖的是印度头发，可是买家们在自己的国家里怎么干，我们可不敢保证。那些拉比禁止用印度头发做假发，这可给犹太妇女们找了大麻烦。现如今，头发可是得经过长途跋涉才能戴在她们的头上了！"有些在欧洲市场上出售的号称来自巴西或乌克兰的头发其实本来是长在印度人头上的，这也不是什么完全不为人知的秘密。

让我们再回到纽约，目前以中国和罗马尼亚为主要货源地的巴鲁克·克莱恩，回忆起了从前与印度最大的头发出口商人之一，K.K.古普塔先生的老交情。"我们之间的生意往来超过二十年。他是个乐观的人，可那时大家真是一筹莫展！古普塔先生甚至还想让拉比们亲自听听他怎么说，可这些人拒绝见他。他们根本就不想知道（真相到底是什么）。"

巴鲁克的姐姐丽芙卡在楼上她自己的工作室里为"乔治假发"做设计工作，"假发门"事件所引发的紧张与对立情绪甚至在私人生活层面对她造成了影响。事情要从她一次就医时的不愉快经历说起。"那时我的大拇指受伤了，就和我丈夫一起去看医生。他犯了个大错误，对医生说，'我妻子得赶快把手治好，因为她是假发设计师'。就这一句话就够了！那位印度医生一下子勃然大怒。他说他一向对犹太病人都很好，也非常尊重我们的宗教信仰；可是现在我们犹太人，却把用印度妇女们怀着虔敬之心奉献给神庙的头发制成的假发丢到火堆里！这种做法是对他的宗教信仰的莫大侮辱。当时他非常愤怒，完全控制不住自己。我们至少在那里待了一个小时。真希望我丈夫没提到我是个假发设计师这件事儿！我觉得这位医生再也不想多看我的大拇指一眼了！"

我们不禁想知道，从 1989 年印度头发被认定可以作为制作犹太假发的材料，到其 2004 年被禁，这中间究竟发生了什么？有些人认为，在此期间，在印度本土，剃度的含义有了变化。也有人说，这是因为以色列和乌克兰头发商人之间建立了新的贸易往来。但是，导致这种变化的最重要因素，可能是印度的剃度行为本身所引发的越来越明显的关注。说到底，与头发相关的经济行为，多多少少要仰仗其"不为人知"的一面。用来制作假发的原料来源一旦向产品的消费者曝光，原本影影绰绰、面目模糊的东西就逐渐真实起来，这种并不令人感到舒服的关系，很多人还是宁愿"假装"完全不知道的好。但在互联网连接一切角落的时代，图像和其背后的故事都被裹挟其中，无处不在。无论是其流通过程，还是被解释的视角，都毫无约束或限制可言。

我坐在伦敦的书桌旁，在网上搜索一部叫作《寺庙之发》（*Les Cheveux du Temple*）的法国民俗学纪录片，却发现自己打开了设立在美国休斯敦的网站"耶稣基督电视台"（Jesus Christ TV），一位法国黑人牧师正在进行一次充满激情的布道，题目叫"食人魔的头发"。介绍完某些黑人妇女偷偷佩戴敬献给印度神灵的头发这种略带猎奇色彩的事情之后，他播放了这部法国纪录片，以此作为接发产品邪恶本质的明证。"毫无疑问，我们的姐妹在夜里会被魔鬼袭击。"他抱怨道。

福音教派基督徒反对印度头发主要基于两点考虑：其一，所有上帝的创造之物都是完美的，人类不该试图去改造或美化它们；其二，与正统犹太教教徒的理由类似，甚至可能受前者的影响，认为这些头发带有偶像崇拜色彩。在 YouTube 网站上，有关剃度的视频随处可见，甚至已成潮流，而 Flickr 和 Instagram 也同样有很多类似内容，这不仅加深了部分视频观众对这种行为的质疑，甚至引燃了焦虑的情绪。不过观看与理解显然不能混为一谈。拉比们在远隔重洋的纽约通过研究得出的结论，可能比那些亲身在印度旅行的人对剃度的理解更为深刻——这一事实看似震撼却并非不可理解。在涉及头发时，"亲眼所见"有时反而会有引起误解的危险。

"在看那部电影之前，我从来没正视过'头发'这种东西。"一位在博客中专门讨论头发的非洲裔美国人米基在一段 YouTube 视频的配音中这样说道。想到第一次在克里斯·罗克 2009 年的纪录片《好头发》中看到一只只装满来自印度的头发的板条箱，她依然能记起那时自己的震惊之情。这部电影为我们揭示了"黑发"工业众多不为人知的方面，例如对化学成分直发剂的严重依赖，以及商人们和寺庙之间的交易往来，等等。米基经常使用接发产品或是佩戴假发，但看完这部电影之后，她开始追问自己是否应该继续用这些产品。"你已经有了上帝赐给你的头发，"她有浓重的美国南方口音，"他不会犯错的。所以我说，上帝，我是不是走得太远了呢？我是不是错了？"米基度过了一个不眠之夜，一箱箱印度头发的画面不仅让她彻夜难眠，也给她带来了身体上的不适感。"这与偶像崇拜有关吗？"她看着头上接的发卷问自己。

伊斯兰教教徒对于接发产品的质疑和焦虑同样围绕"让真主不满"的恐惧展开。那些就此问题在网络上寻找符合伊斯兰教教义答案的年轻妇女，通常会被告知禁止使用真人的头发制成的接发产品，尽管在涉及合成材料制假发这个问题上，学院派的观点也多有分歧。很多由宗教领袖发出的正式指令"法特瓦"都与这些问题有关。有些指令强调真主所创造之物不可随意更改或损坏，假发是（对真主的）一种欺骗，也有人强调穆斯林和非穆斯林之间的差异，认为穆斯林妇女不应效仿世俗的装扮。另外，在佩戴接发产品或是假发的时候能否进行斋戒，也是一个需要解答的问题。

　　礼物？捐赠？祭品？净化？牺牲？厌弃？还是崇拜？头发，就这样被神奇地编织进了这张神圣的大网之中，无法被轻易解开。

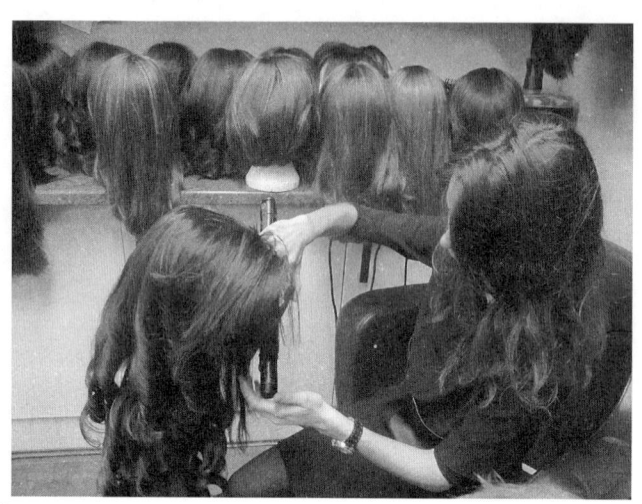

伦敦北部的犹太假发沙龙里,一排排假发正等待美发师修剪

# 第六章

# 犹太假发

Sheitel

这是逾越节前的一周。在希伯来语里，逾越节被称为"Pesach"。伦敦戈尔德斯格林大街上，充满了为庆祝犹太人在摩西的带领下出埃及、摆脱奴隶身份的逾越节长达八天的庆典而专门准备的逾越节薄饼、各种水果，还有符合犹太教教规肉类的香气。可我不是在寻找美食，而是在寻找丽芙卡开在附近一条小路上的假发沙龙——使用英语和希伯来语两种语言的招牌，是北伦敦这个社区强烈犹太色彩的又一明证。这条街以住宅为主，街道两旁排列着整齐的红砖房屋；花了好长时间，我才发现自己已经到了目的地。丽芙卡的店非常朴素，朴素到我第一次路过时径直走了过去，与其擦肩而过。小小的黑色招牌，被冰花覆盖的玻璃窗和门铃——这一切都说明，这不是一个意在吸引匆匆而过的路人的地方。尽管我事先已经专门打电话，表达了自己对大部分正统犹太教妇女在婚后即佩戴假发这一习俗的浓厚兴趣，以及希望进一步了解"用头发遮盖头发"这一行为背后的逻辑及其面临诸多挑战的迫切心情，此时的我依然感觉自己仿佛未经允许便闯入了私人的领地。

犹太人社区里的假发沙龙里到处散发着私密的气息，这种氛围甚至让我犹豫起来，迟迟不敢按下门铃。我知道自己身上穿的带白色小花边的黑色长袖衬衫出现在这里还算合适；在某些保守的犹太人看来，那双紫红色的羊皮靴可能有点扎眼，可是说不定也能收到来自相对年轻、也更时尚一代的"虔信"（frum）女士的赞许？在意第绪语里，这个词专指那些虔诚与恭顺的犹太女性。不过，黑色长发也让我的自我意识和认知再度觉醒——这些显然都是我自己的头发。我很清楚，在这种情形下，它一下子便表明了我的外来者身份；更让我担心的是，这会不会让本地妇女因此不愿意与我交流。徘徊在台阶上时，我感受到了那种因为"必须与他人一致"而带来的压力——很多妇女每时每刻都生活在这样的氛围之中；当然对一部分人来说，她们并未因此而不适，哪怕没有甘之如饴，也是泰然自若的。我依然站在那里犹豫着，就在这时，门开了，一位身穿黑色长裙、白色上衣，头戴印花头巾的年轻女子走了出来；她手里的两个塑料袋里装着的假发清晰可见。她与我对视了一眼，投来带着疑问意味的一瞥，然后关上了门。

当我最终按响门铃时，又一位做黑衣打扮的年轻美丽的苗条女子从半开着的门中探出头来，她眉毛一挑，仿佛正打算告诉我这位不速之客来错了地方。她是丽芙卡的助手之一，我一下子便注意到那头棕色、略有些乱蓬蓬的长发似乎是她的真发。我本以为她还没有结婚，后来得知，在离婚后，她在前额那里留了一些自己的真发，以此来掩盖佩戴的假发。我提醒这位小姐当天我们已经通过电话，她一下子笑了起来，愉快地说："快进来吧！实在是不好意思。接电话那会儿我正在接待一位顾客呢。我们这儿实在太忙，毕竟离逾越节只有五天了！到处都是一团糟！"

我在接待区等候，身旁站着一位戴金属框眼镜、身材结实的中年女士；她头上的棕色假发长度与两颊齐平，手里还拿着一顶更长也更华丽的假发。这是准备为逾越节佩戴的假发。几天前她把它送到丽芙卡的店里，染色、加长、清洗然后重新造型，今天本来是打算取走的；不过，现在她抱怨说，尽管很习惯这个颜色，但长度还是不够。丽芙卡让她先试戴一下看看效果；不过，因为与等候区隔离的操作区位于整个店铺的后半部分，所以"未见其人，先闻其声"。这位女士摘下了头上的假发，露出了下面被压着的真发。灰白色的头发被很多发夹固定着，紧贴头皮。她一下子便把那顶经过重新打理的华丽假发稳稳地戴在头上，让它与脸部完美贴合。她仔细地打量着镜子里的自己。她身上所有这一切——皱着眉不满的表情、健壮的身材和明显有些破旧的衣物，都和那顶华丽的、一直垂到肩膀下的波浪假发显得如此格格不入。从她脸上的表情和语调中我有一种感觉：对于这位女士来说，她更习惯于对任何事物持批评态度而不是表示满意；而且即便换上她最好的逾越节服饰，她也很难与这顶假发"合拍"。

从接待区的前台，我能看到在后面操作区凹进墙里的货架上，一排排假发被戴在假人模特的头上；大部分假发都是大波浪长发，至于颜色，从金色到棕红、栗色，一直到棕色和深黑，应有尽有。我听到丽芙卡和顾客们的对话，能感到这就是自己要找的地方，不过这里弥漫着一种"闲人免进"的氛围。我继续在前台等候，接待员莉亚的电话一个接一个：

"对，您可以来取了！"

"不行，恐怕得到逾越节之后我们才会有时间处理它！"

"我们已经收到了需要修改的那两顶假发，不过您周二送来的那一顶还需要再做定型。明天就能弄好了。"

"您想在逾越节前拿到？我想那不太可能。我们已经忙不过来啦！也祝您节日快乐！"

第六章　犹太假发

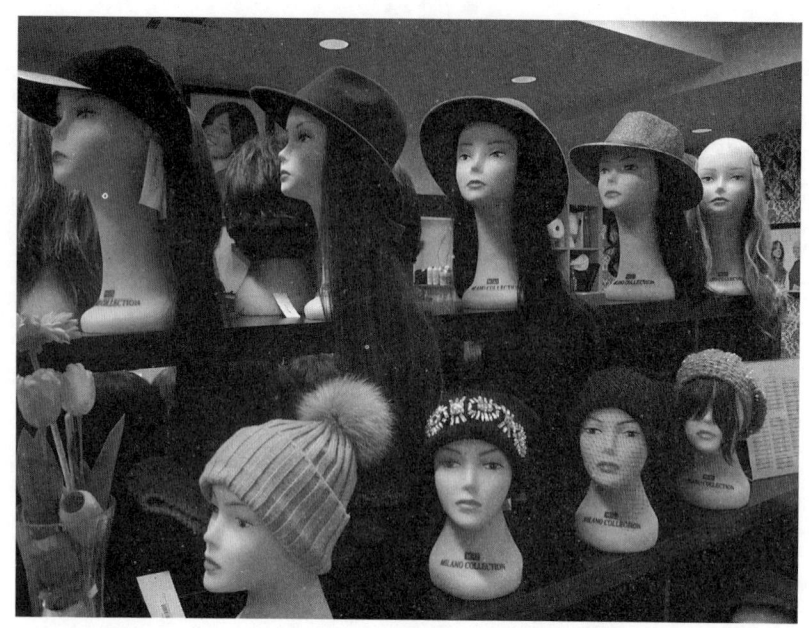

在米兰展览会上，用尼龙搭扣（Velcro）扎带固定住的各种时髦假发样品

门铃每隔几分钟便会响起，又有女士来取她们的假发了。她们简单地看一眼焕然一新的假发，用手摸摸感受一番，随便聊几句，然后付钱离开，临走时不忘大声地祝每个人逾越节快乐。这种气氛友好又令人兴奋。很多年轻妇女推着婴儿车进来，还带着采购的战利品。有些戴着长假发或是用头绳和发带装饰的半假发，还有人把头发藏在头巾、帽兜或是帽子里。有一个女孩刚从健身房锻炼回来，她的假发是马尾形状的，可以直接戴在棒球帽里。很显然，在"佩戴假发究竟有多少门道"这件事情上，身在"虔信世界"之外的人几乎是一无所知的。

对外人来说，犹太人头上的假发乍看都一样，然而这种感觉实际上是一种误解。大多数能被非犹太人"识别出"的犹太假发，是一小部分严格的正统犹太教派（如匈牙利萨塔玛哈西德派）佩戴的非常显眼的、保守的短发，由合成材料制成，佩戴假发时要把真发剃掉。然

104　　　　　　　　千丝万缕：头发的隐秘生活

而采用这种方式的其实是少数派。大部分佩戴假发的犹太妇女，不管她们是在伦敦、纽约，还是耶路撒冷，都会在假发下保留自己的头发。对她们中的很多人来说，一顶完美的假发，意味着一顶看起来不那么像假发的假发。也正因为此，假发艺术甚至可以说是"尽量让假发看上去和女士们自己的头发一模一样"的玄学。在犹太人的生活圈子之外，这样的假发很多时候根本不会被其他人注意到。

看着各种各样的假发戴在真人的头上在店里进进出出，我不禁好奇，他们是如何分辨并记住哪顶假发究竟属于谁的呢？这是一个大多数假发造型师都需要考虑的问题。"我们一天通常能收到60顶需要做造型的假发，"莉亚说，"不过现在这个时候是最忙的。我们在店里清洗、上色，然后做造型；不过要是需要整体修理或是改造的话，就要送到其他地方。我们确实需要一个有效的标记方式来辨认每一顶假发！"

莉亚的同事吃完午餐后回来接班，接待处也不那么忙碌了。我被邀请到店铺的后面，总算有机会直接体会丽芙卡的工作——她正忙着给一位女士新长出的白色发根和发际线补色，这是在任何一间美发沙龙里你都能看到的景象。她的顾客是一位面带温柔微笑的上了年纪的女士，六十八九岁或是刚过七十。她的膝上放着一本希伯来语祈祷书，她时不时翻动几页，不过也很愿意随时聊聊天。"我知道自己的头发被假发盖住啦，不过即便如此我也不想要白头发！"她这样对我说。平日里，她会佩戴发带，在安息日则会戴上假发。她还记得自己刚刚结婚时住在法国马赛，习惯戴一顶短式假发。有一天，在公共汽车上，一位男子走上前对她说，应该盖住自己的头发。她告诉他，她正是这样做的！"那时候可不像现在这样，我们能选择的样式很少，"她告诉我，"假发种类很少，而且既呆板又重，和现在这种柔软的人发制成的假发完全没法相提并论。"

补色的过程结束并把头发吹干后，她在镜子里仔细地端详自己；因为感到发色过暗而略有焦虑，不过丽芙卡回答她说，洗过几次之后颜色就会变浅一些。"哦，那好吧，感谢上帝我把它遮住了！"她一边幽默地聊着，一边用一条头巾包住头发，穿上深色长大衣，把祈祷书放进手袋里，然后祝每个人度过一个圆满的逾越节。"这位女士非常虔诚。"在她走出门时，店员们这样对我说。

丽芙卡的店挤得满满当当，身兼美发沙龙、假发商店和假发修整工作区三个不同职能。店里一边是身着得体靓丽套装、时髦靴子的年轻苗条女孩在试戴假发和接发产品；另外一边有一处凹进去的壁龛，在那里设置了用来清洗假发的水池和烘干的小篷子。需要清理的脏假发堆在水池旁边，而清洗过的那些挂在上面的墙上等待晾干。在店里主要的工作区，一位留着长发的发型师正用能加热的梳子给长假发整理造型。这里给人一种被"肢解"的头发完全占领的感觉。所有这一切的中心是丽芙卡，她早已对自己的工作驾轻就熟，这一秒还在和偶

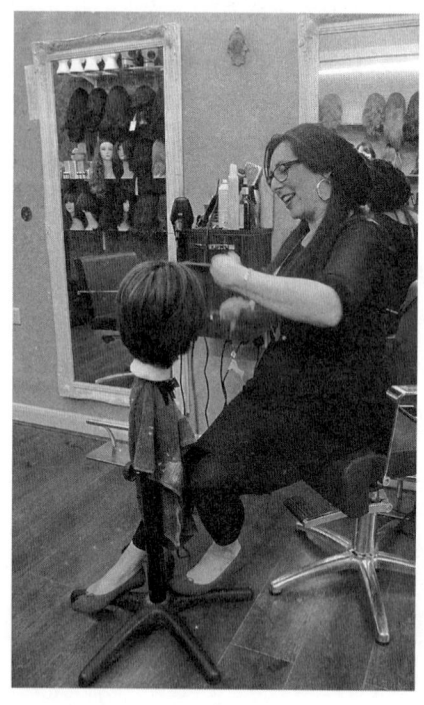

丽芙卡正在整理一顶假发

然推门而入的顾客聊上几句，下一秒便回到了排着队等待处理的一顶顶假发旁。"假发的优势在于，你不用跟它们说话！"她乐呵呵地说。

丽芙卡是那种被称为"假发行家"的人——不过，这个词本身带有的那种古色古香的气息，其实她本人并不喜欢。而她摩登又时髦的外表，显然与传统中"一位老妇人藏在地下室里边做假发边传闲话"的刻板印象大相径庭。她身穿黑色长裙和打底裤，亮红色平底鞋，戴着流行样式的眼镜。她的发型是由三个复杂的部分组成的，即便是那些对犹太妇女佩戴的假发非常熟悉的人，也很难一下子把它们描述得清清楚楚。头后面一直垂到肩部之下的黑色长直发，是用柔软的人发制作的（也许原材料来自中国），用尼龙搭扣扎带固定在织得很松的无檐小便帽里面；丽芙卡自己的长发都藏在这顶帽子里；还有第三缕头发——用来自不同欧洲国家的人发编织，固定在帽子的前面。她告诉我，这叫 i-发带（iband），是美国假发公司"米兰诺"的最新发明。这束相对"独立"的头发能和假发、半假发或是帽子连在一起，创造出一种"真实的"发际线的效果。"现在我要么用 i-发带，要么用一个有紫红色挑染的分层假发。"她对我说，"我很喜欢去试验各种效果，这对生意也很有好处。能给顾客带来如何做好自己的头发造型的灵感。"丽芙卡选用亮红色的唇膏来搭配同色系的鞋子，看起来既和谐又舒服。"看看我用了多少化妆品，你就知道我有多累了！"她一边把一顶假发压成型一边开起了玩笑，"今天我用了好多化妆品，因为这一周我已经有好几天连续工作到深夜了！"

丽芙卡觉得，只有发自内心热爱某项事业的人，才能真正把它干好。以她自己来说，自三岁起便愿意花上几个小时的时间给洋娃娃梳头，就注定她会一生与头发打交道。"我爱这份工作，但是它实在能把你榨干！有时候工作一天下来，我甚至没力气和自己的孩子说几句话。我不光要跟假发打交道，还要倾听人们的倾诉，处理她们的情绪问题。这里的情绪太多了——号啕大哭的妇女，需要关心和建议；

只想为自己的婚礼准备完美假发的准新娘，如此种种。可这还远远不够。我得让她们做好准备，教她们如何打理假发，提醒她们每个人的头都是不同的，每个人的动作也都是不同的。假发必须试戴，戴假发的人还要努力适应'这顶假发'。首先要考虑是否合适、舒适程度、颜色，然后还要考虑各种细节，例如加上毛茸茸的'婴儿发'或是能改善效果的发片。这有点儿像定制礼服裙。你不会直接把装饰用的珠子或是蕾丝花边先缝上，可是你知道的，准新娘很容易激动。她们想让自己一下子就变得完美。必须让她们平静下来，正确处理期望值（与现实的差距）。要是我开个心理辅导的培训班，同时还提供免费的理发服务，肯定马上就发财啦！"

"行家"不但意味着制作，还要负责维修——把产品制作完成，保证工作过程流畅运行，持续不衰；从这个意义上说，丽芙卡确实是一位"假发行家"：她不但为同胞妇女提供假发，还在不断形塑她们与假发之间的亲密关系。这种关系需要内行的维护。"你要了解你的假发，你的假发也在不断了解你。"在给我描述假发和它们的主人常常十分糟糕的"第一次亲密接触"时，丽芙卡这样说。随着我对犹太假发世界的了解越来越深入，遇到这个主题的机会也越来越多了。

"这就像第一次佩戴新胸罩！要把一顶假发戴好，大概需要半小时，而且它给人的感觉实在非常奇怪。你先得'进去'，最后才能慢慢适应它。再往后，要是你出门没戴假发的话，甚至会觉得自己赤身裸体了！"

盛夏里的一天，我来拜访宽敞又清凉的嘉里（Gali）假发——一家位于伦敦嘉福寺（Temple Fortune）地区，非常豪华的高档假发沙龙。这座从外表看毫不起眼的房子远离大路，在一条死胡同里。一层是生产假发的车间，嘉里女士的丈夫和全部由女性组成的工作团队在这里生产和修整假发；宽大而优雅的沙龙位于二层，这里有巨大的飘窗、黑色的墙壁、镀金的镜子，以及用紫色绣球花大花束装饰得非常美丽的玻璃接待台。墙上的四个挂钟显示着不同时区的时间：伦敦、纽约、特拉维夫和（就在伦敦市内的）斯坦福山！最后一个挂钟存在的意义，似乎是略带讽刺地告诉大家，伦敦最为保守的犹太社区就在此地；而在这里松垮的时间观念下，不管什么约会，都要至少迟到半小时起。这里的接待员居然也叫莉亚。她友好而热情，说话略带美国口音，身穿白色夹克，头戴时髦的黑色假发。她是嘉里的老员工，已经在此工作多年，对犹太妇女佩戴假发的心理有很多独特而深刻的洞见。以上的胸罩理论就来自于她。

"当人们戴上假发照镜子时，必须看到自己的样子。"她解释说，"这很重要，而且是一件非常个人化的事情。我们能帮助她们，但也仅限于此。在每日将尽的时候，只有你自己才能认出你自己。"

我为很多顾客摘下头上的假发露出下面真发的样子所震惊——真发几乎与假发一模一样，就像是假发的复制品，而实际上真实的情况恰恰相反。我看到棕色长假发下的棕色长发，整洁的棕色波波假发下的棕色"波波头"，还有黑色波浪式长假发之下的黑色波浪长发。每顶假发下的真发都像是覆盖它的假发的低配版——假发被压扁、垮塌之后发出的乱糟糟的回声。

"人们总想要自己头发的复制品吗？"我问嘉里。"想要和自己的头发长得像的假发是很正常的，"她说，"这（戴假发）不是打扮。这是把自己最好的一面展现出来。不过大部分人并不仅仅满足于自己头发的复制品，大家都想要更好的复制品！"

嘉里女士身着奶油色亚麻套装，橘色平底鞋，举手投足十分优雅。她头上戴着齐肩长的黑色多层假发，看上去一点也不"假"。她说话带以色列口音，十五年前在伦敦开店以前，她正是从以色列假发工匠那里学到了这个行业所需要的一切技艺。因为非常渴望设计和制作出更加时髦的假发，她和丈夫从韩国订购了一台有三个缝纫头、专门用来制作假发的机器。后来我在店里的工作间里看到了这台机器，它和我在中国与印度的假发工厂里见到的专业机器很相似。开始时，他俩不懂如何操作，只能专门从韩国聘请了一位资深假发工匠来到伦敦，把他安置在旅馆；一个星期的时间里，在翻译的帮助下，这位行家组装好机器，再把它的工作原理和使用方法传授给了嘉里夫妇。从此以后，他们便可以在自己的美发沙龙里当场制作和维修假发了——在伦敦，有这种业务的假发沙龙很少见。方便快捷的定制服务，不但让嘉里假发彰显出其独特性，也使得其价格立即水涨船高，大大超过了像丽芙卡的店里出售的那些假发一样的大批量成品。以真人头发为原材料，在工厂流水线上生产加工的中等长度犹太式半假发的零售价约为1000英镑，而嘉里出品的定制品甚至可以卖到2500英镑！让顾客自愿为其埋单的，不仅是优质的保证，还有独一无二的专属服务。

"在这里，我们能把每一个人都看得清清楚楚。"莉亚这样对我说，"从头发里，你能分享别人的人生。"大部分顾客是正统派犹太人或是因为各种疾病失去了头发的普通人，尽管她们也接待过尼日利亚部落酋长的女儿，每次来挑选几顶售价数千英镑的假发，就像"在便利店里随便买几块糖"。或是通过互联网订购高档假发的沙特和伊朗顾客，要求把货物寄送到其国家内某些指定的秘密地址，因为根据伊斯兰教律法，佩戴假发的行为是要受到谴责的。

我问嘉里女士，既然现在佩戴假发被人为设置了一些麻烦，年轻一代的犹太女性是否还会在婚后选择佩戴假发。"这得视情况而定，"她说，"如果你来自宗教氛围非常浓厚的家庭，那么这个问题就毫无讨论的必要。你知道必须要戴，没什么可说的。不过要是女孩的家庭本身的宗教气氛没有那么浓厚，而且她自己的头发发质很好，那她可能会有点沮丧。要是自己的头发本来就非常糟糕，那她可能很高兴终于能戴假发了！但是对有些人来说，做出选择就比较困难。要是你的头发光彩夺目，给它套上假发就是件既滑稽又荒谬的事情。但说不定这些人才是优质假发的消费者。她们愿意为真正美丽的头发付出任何代价！对她们来说这（戴假发）就像一道坎儿，有时候也免不了为这件事伤心落泪呢！"

嘉里女士放下手头的工作，拿出一顶刚刚做好的假发给我看，它的主人是一位马上要做新娘的犹太女孩。这顶假发是黑色长发样式的，足有24英寸长，入眼所见，没有一根头发有分叉。"这个女孩的头发非常美丽，所以她不是很愿意把它们都盖住。我能做的就是在假发的前额部分加入了一些她自己的头发，这样看起来就更加自然了。剩下部分的原材料是高品质的欧洲真发，染成与她的头发同色。实际上她自己的头发比假发的发质还是要稍差一些，有点毛躁；不过在假发里掺了一些她的真发之后，就让她感觉更像是自己的头发了！"

后来这位准新娘到店里来试戴，她头上那些很快就要被遮住的头发自然地垂到肩下。她盘起头发，在嘉里女士的帮助下开始与假发亲密接触的过程：首先要知道如何佩戴；其次，戴上之后，免不了会有一些因沉重引起的压迫感，毕竟这顶假发确实很长。年轻的女士注视着镜子中自己戴着假发的面庞，仿佛演员在彩排练习。她的表情在庄重中又有一丝轻浮的意味。从婚礼的次日开始直到以后所有的日子——如果她的宗教信仰足够坚定，只要离开自己的住所进入公共场合，她就必须佩戴这顶假发。她把假发固定在一个脖子很长的塑胶模特头上带回了家；在婚礼之前的这段日子里，她还要多次试戴，以决定是否还要给头发进行颜色加工，加深或变浅。不过从目前来看，她对这顶新假发的色泽和造型都很满意。

在这一天里，我遇到了身处人生不同阶段的犹太女性，也观察到了她们对假发的不同态度：一位穿着华贵、外表不凡的女士四十多岁，她轮流佩戴在店里定制的四顶假发，甚至在自己的家里也不摘下来，她承认这些假发要比自己稀疏的真发更让她感到满意；一位年轻的医生认为自己的假发既不方便还容易发痒，只要一回到家就会立刻把它摘掉，不过在工作环境里没人注意到她戴了假发，因此对这项假发她还是可以接受的；一位最近刚刚离婚的女士要求把假发的刘海再修剪一下，不过她甚至完全不打算戴了，因为佩戴假发所标示的"已婚"信息可能会让潜在的追求者们打退堂鼓；而那些上了年纪的女士们早就和自己的假发达成了"和谐共处"的关系，不过依然需要时不时把它们送到店里，重新定型或者打理一番。

"一顶假发就像一件羊绒衫，"嘉里女士说，"羊绒衫穿久了会起球变形，假发也会渐渐破旧，不适合再戴。"修补的工作包括表面整体修补、补发、修剪和重新上色。一顶假发的寿命不仅取决于用来制作的原材料——头发的质量和其基础发型，也离不开平日里的护理及定期保养。要想让假发尽量减少打结和大量脱落，需要特殊的清洗和梳理技巧。因此，大部分出售假发的商人都不建议顾客自行清洗和打理假发，而是建议她们将其送回处理。尽管这种操作提高了成本，但其方便之处在于女士们可以把假发留在店里然后去办自己的事情。这也意味着每一位有佩戴假发习惯的犹太女士都要在自己的真发之外至少准备两顶假发轮流使用。护理得当的话，用人发制成的犹太假发最多可以使用五年，偶尔有更长的例外，但大部分两三年后就破旧了。"有点像鞋子，"嘉里女士说，"有些人就是比别人穿得费。"如果还有值得修理的价值，一顶快到使用年限的旧假发可能会被捐献给慈善机构，或是留作犹太狂欢节（Purim）时使用。不过，大部分被淘汰的假发只能在冷清的仓库货架上度过余生，就像被抛弃的新娘。

看到此处，我想每个人都已了解到，用人发制成的犹太假发是一项正在发展之中、随时可能出现各种"意外"的产业，这项产业的产品带有强烈的隐私性质，它既是欲望的投射，也同时带来挫折或沮丧。这是一种对"物"的迷恋。佩戴假发，是精神承诺的标志，是（对犹太人身份）归属感的象征，不过同时其作为一种修饰外貌的机会的价值也不该被忽视。很多年轻犹太妇女对自己的假发又爱又恨：爱它，因为它佩戴方便，一秒钟就能让人拥有光彩夺目的秀发；恨它，因为购买和维护假发对她们来说是一笔很大的支出，戴假发不但很热，有时候还会发痒，以及与"未遮挡的头发"相伴而来的失去自由的感受，等等。有些女孩把假发当成了生活中的同伴，给它们起名字——艾丝美拉达、杰基、蒂娜·特纳[1]，有的甚至还为自己的假发写诗。有些佩戴长假发的女孩有时会抱怨头疼和拉扯性脱发——因为长时间摩擦和拉扯，头发根部受损而导致大量脱落。大多数犹太女性佩戴假发是因为根据犹太教律法，遮住头部是戒律（mitzvah）之一；不过也有很多人抱怨说，这是犹太人要遵守的 613 项戒律中最困难也最具挑战性的一项。有些人已经将佩戴假发这种行为"内化"为自身的天性；而同时对另外一些人来说，戴不戴假发，不仅是每天都要面对的内心斗争，甚至成了对信仰的一种检验。

娜塔尼亚是一位拥有英格兰和印度血统的西班牙裔犹太女子，婚后她在伦敦的埃奇威尔开了一家美容沙龙。与大多数西班牙犹太妇女不同，因为丈夫出身于一个非常虔诚的阿什肯纳齐犹太家族，她在婚后也遵从其传统佩戴起了假发。与头巾相比，娜塔尼亚更喜欢佩戴假发，不仅因为戴头巾让她感觉自己像个阿拉伯人，还因为她更习惯在脸庞周围有头发来修饰，也更愿意尝试多种发型。为了追求更有风格、更时尚，看上去也更自然的假发，她开始慢慢地摸索着学习制作假发，手工编织的技术就是她看着 YouTube 上的视频

---

[1] 蒂娜·特纳（Tina Turner），美国歌手、女演员，演艺生涯长达五十多年，被称为"摇滚女王"。——译注

自学的。她做的第一顶假发——耗时八小时，受到了女友们的一致好评；她们都付给她订金，请她帮忙制作假发。如今她已经有了自己的假发品牌，拉斐利（Raffaeli）假发。在埃奇威尔街她的美容院里，现在提供假发修理和造型服务；娜塔尼亚还计划开展租赁业务，让女士们能为特殊场合佩戴各种时髦和特别的假发。娜塔尼亚在假发上天赋的焕发，与她自己早先佩戴假发时遇到的困难不无关系。正因为此，她愿意以自己的努力，让佩戴假发的整个过程更舒适，也更吸引人。她的"脸书"主页上有很多年轻女孩在佩戴假发和精心化妆"之前"与"之后"的对比照片。通过这种方法，她把佩戴假发这件有些累赘、让人烦恼的事变得富有创意和趣味。她从一位居住在埃塞克斯郡的乌克兰头发商人那里采购原材料，不过她感觉其中可能混有一些来自中国的头发。她很欣赏印度头发的光泽度，她自己的真发也是这种类型的；但碍于2004年的禁令，她从不采购印度原材料。我问她假发下的真发是什么样子的，她说正在等着头发留长，然后就可以把它们剪下来给自己做假发——根据犹太律法，这样做是符合教规的。这样她就能拥有一顶看上去非常自然且用犹太-印度头发制作的"清洁"假发。

很多虔诚的犹太教年轻女孩，因为对"看上去自然"这种效果的追求，想出了很多微妙的办法，让自己的假发看起来不那么像假发。比如在头顶靠前的部分加上漂亮的手工蕾丝发饰；用"i-发带"打造更加自然的发际线；给假发的发根部位染色，打造一种更像真发的视觉效果；用安格拉兔的兔毛做成"茸毛发"，看上去就像刚长出来的短发；或是用"U型假发"，把一部分真发的发缝露在外面，靠它们来"混淆视听"，假装没戴假发。佩戴假发的犹太妇女不但会仔细检查自己的假发，也不放过互相打量的机会，任何一个微小的细节都逃不过她们的火眼金睛，而且看上去总是对头上的假发不那么满意。好像她们与一顶完美的假发之间总有一步之遥的距离。

几十年来一直目睹着这相似的一幕幕，扎根纽约、来自意大利西西里岛的假发大师拉尔夫·莫里卡（Ralph Mollica）用他和罗伯特·德尼罗非常相似的口音对我说："犹太女孩永远不满意，总想让假发再好一点儿。就好像上帝没给对头发的颜色、质地，或是发际线的形状，她们必须得去'超上帝'那儿把它找出来一样！一般来说，'再好一点儿'就等于多加材料，可要是头发加多了，这假发马上看起来就不自然了，一下子就'假'了。因为真正看起来'自然'的假发只有不像假发的假发！"拉尔夫要花上大把的时间，让那些从以色列、法国、德国、意大利和美国各地来到他在曼哈顿工作室的贵妇们相信，一项好的假发是宁可低调也不能高调的。他出售的假发都是纯手工定制，售价大约为 6000 美元。拉尔夫说，他从未主动寻找犹太顾客，可是犹太女士们还是源源不断地慕名找到他。在几十年里，他与很多顾客成

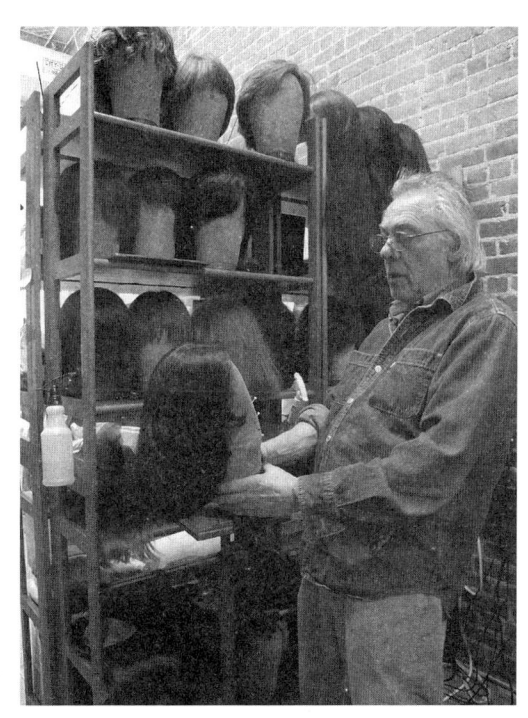

拉尔夫·莫里卡在曼哈顿他自己的工作室里

第六章 犹太假发

了好朋友，陪伴她们走过婚姻、离婚、衰老或是因病失去自己的头发。他还给同一家族里的三代新娘制作过假发！拉尔夫敏锐地发现，很多女士在佩戴假发这件事上遇到过一些麻烦，不过他也睿智地指出："如果拉比颁布法令，要求女士们摘掉假发，十位女士里大概有九个会表示拒绝；她们还能找到各种宗教上的理由来支持自己！"

对于不信仰犹太教的人来说，犹太式假发背后的逻辑可以算得上模糊且难于理解，甚至对很多犹太人来说，也是抛向他们的一个复杂问题。用头发来盖住头发的目的何在？那些"看上去非常自然"，甚至没有被当成假发的假发，岂不是与其存在的根本目的背道而驰？如果说佩戴假发的唯一理由是遮盖自己的头发，那么一个女人又怎么能像娜塔尼亚那样，用自己的头发为自己制作一顶假发呢？如果假发比它盖住的真发更加美丽而夺目，难道不是会更加吸引而不是转移来自男性的注意力吗？在假发这件事上花费大量的金钱和时间，是不是让女士们更关注物质而不是自己的内在精神世界？现如今佩戴假发是不是为了时尚而非出于对上帝的虔敬与恭顺？这两个目的能和平共处吗？

打开任何一个网上论坛里有关假发的话题，你都能发现包括以上这些问题在内的各种话题引发的热火朝天的讨论。假发也遭到了来自其他（不佩戴假发的）犹太人的更猛烈的攻击。有些更加正统的犹太教派认为，对于遮盖头发这一目的而言，佩戴假发是不够的，因为它们和女性本身的头发太像了。其他如来自匈牙利的萨特玛教派则认为，女性在婚后应该剃去自己的头发，配以醒目的短发式假发，然后再戴上帽子，以表示足够的谦卑。在纽约市布鲁克林区的威廉斯堡街头逛上几圈后我发现，现在受到青睐的萨特玛教派假发发型是"波波头＋加长偏分刘海"的组合，最好再戴上一顶优雅的黑色或海军蓝色小帽。有些正统派可以接受用合成材料制成的假发，但拒绝真发原材料，也有些拉比认为所有的假发都与律法中"遮住头发"的要求相违背。而另一方面，自由派、改革派和世俗犹太人也在严厉地批评假发，认为"遮住头发"是父权制下专为压迫妇女的老古董，而且戴着一顶吸引人眼球的假发的同时，声称自己是为了谦卑和恭顺，这种行为本身就是虚伪而荒谬可笑的。他们还指出，佩戴假发这种行为是在最近几十年来才大规模流行起来的，那些现在戴假发的女孩的母亲，在二三十年前像前者这样的年龄时，并没有把戴假发视为生活中的必需和一件值得称道的事情。

佩戴假发的一方对这些批评很熟悉，也懂得如何用宗教观点及世俗理由来为自己的选择发声；他们的观点有些来自犹太教的教规及经典，也有拉比们的建议。例如，他们从《旧约·律法书》（Torah）中找到一个女子的例子，她因为解开并暴露了头发，而被怀疑与他人通奸并遭到了惩罚。这说明犹太圣法明确要求已婚女子要遮住头发。在他们学过的一些课程中指出，女子婚后，她的家庭的幸福与道德，取决于其能否保持高度的纯洁自律与对上帝的谦卑恭敬。他们还说，尽管《律法书》要求妇女遮住头发，但并没有指定用什么来遮住，更没有要求女子在婚后要刻意收敛自己的魅力。最重要的是，在婚后她的头发是只属于她自己和她丈夫的隐私。为了给昂贵而时髦的人发假发做辩护，有的人指出，当律法以优美的方式被执行，上帝也会为此感到欣喜。他们还坚持认为，对一部分女性来说，遮住头发是非常不容易的，因为其女性特征和个人气质已经与她们的头发融为一体。因此，给这样的女士提供更有吸引力的选择，以使其操作更加方便可行，要比挑剔她们用什么办法遮住头发重要得多。至于可以用本人的头发给自己制作假发，他们引用了某位拉比的观点，认为一旦头发被剪掉，它与身体之间的联系即被彻底切断了，在这个意义上也就失去了与"性吸引"之间的关联。那些在假发前部使用了一些自己真发的人特别强调了某位拉比的话，即露出大约一只手掌那么长的头发是可以接受的。我认识的一个年轻女孩发明了一套把她自己的头发和假发混在一起的方法，仿佛这样能把犹太人身份和女性特征融合在一起。不但假发的前半部分是"U型"，在假发的后面也开了一个大洞，然后混进了她自己的头发。这一创新，让她既表达了对自己犹太人身份的认同，也不忘显示对这种强制要求遮住头发的父权制度的疏远。"有人说假发代表了虔敬和谦卑，"她说，"可我完全不明白。我的意思是说，很多假发实在太漂亮了，就像在大声嚷着'快看我'！"

俗话说，两个犹太人，就会有三个意见。所以在涉及假发这个问题时，不同的拉比给出五花八门的解释和建议，也就毫不奇怪了。有些拉比允许妇女在离婚后摘掉假发；另外一些则会说，无论在任何时候，人们绝不应该降低对律法曾经达到的服从标准。那些能接触到互联网的犹太妇女可以在网络上搜索到各种各样的观点，她们不但咨询本地的拉比或他的妻子，也会向网络上的拉比求助。

在拉比提供宗教上的咨询意见的同时，为了满足女士们复杂的时尚需求和欲望，生产假发的公司也为她们提供了极为丰富的各种选择。像纽约的乔治假发或是加利福尼亚的米兰诺公司这样的大型企业，会定期提供刊载着各种时髦的人发或合成材料制假发样品的产品目录；这些产品大多数在中国制造，目标客户就是犹太妇女和受脱发困扰的人。在乔治假发公司位于布鲁克林区的仓库里，我看到了成堆的装着假发的金色包装盒，金光灿灿，极为耀眼，这种充满甜蜜诱惑的气息通常是与巧克力而不是假发连在一起的。

"我的口号是让女士们既美丽又虔诚！"乔治假发的老板，巴鲁克·克莱恩在纽约这样对我说。这个公式成功地展示出了犹太式半假发的核心所在——它融荣耀与谦卑、保守与颠覆于一身。与"追赶时髦扭曲了佩戴假发的最初意义"和"佩戴假发只不过是对父权制规则的盲从"这两种观点都不同，历史告诉我们，正是假发在16世纪欧洲的逐渐兴起并确立起时髦身份象征这一事实，才是当时的犹太妇女们开始佩戴假发的首要原因；而且，为了坚持佩戴假发，与其说当时的女性听从了拉比的建议，不如说她们一直在和拉比对着干。那时，欧洲所有的流行风尚都源于巴黎，而佩戴假发也在巴黎成为社交场合的必要礼节。为了不让自己被排除在这一流行之外，很多欧洲犹太妇女也开始佩戴假发。她们觉得，既然自己的头发被完全遮住了，也就没有违反犹太律法。一些很有影响力的拉比反对这股潮流，认为这是对"其他国家"危险的模仿。很多人声称，与女士的真发一样，假发也能唤醒男性心中的感情。不过，在发现假发比传统的头巾更加美丽和时髦之后，女性依然坚持佩戴它们，而随着时间的流逝，佩戴假发也逐渐成为犹太教传统律法中符合教义的遮住头发的方法之一。

不过曾经站上流行巅峰的假发经历了所有时尚的最终命运。它逐渐失宠，而随着犹太人在20世纪开始大规模从欧洲向美国移民，抛弃假发成了追求自由、拥抱现代性与加强融合的象征。有些妇女甚至在乘船渐渐靠近纽约时，把自己的假发直接扔到了大海里。所以，一度是风尚象征的假发，一夜之间成了老式欧洲犹太小村庄习俗的代名词；人们只能到那些几乎与她们的假发融为一体的老妇人头上去寻找它的踪影。这些戴了一辈子假发的犹太老妇人绝不会把自己的假发摘掉，而这常常让她们的孙辈感到难堪。

对于依然留在欧洲的那些人来说，就不仅仅是假发那么简单了：在第二次世界大战期间，整个犹太民族在欧洲的生存都面临着严重的威胁。面对饥饿、强制劳动以及说不定什么时候就会来临的死亡，犹太妇女既没有时间，更没有能力再顾得上戴假发，就连自己的头发也不一定能保得住。一进纳粹的劳改营里，很多人便遭遇了强迫脱光衣服和剃掉头发的羞辱，她们的衣服、首饰和头发消失得无影无踪，直接被德国人收走大规模回炉，投入工业生产之用。"二战"后，一些被零星安置在德国境内美国占领区难民营的幸存者试着恢复了某些在战争期间被强令禁止的犹太习俗。有记录显示，一些犹太教拉比经过努力，竟然在部分难民营里提供符合犹太教规的"清洁"食物，并且保持犹太宗教仪式。他们用废弃的军用降落伞制作了大约一万顶犹太男子佩戴的无沿便帽，并从意大利进口了250公斤头发原料为女子制作假发。当备受尊重的宗教领袖柯劳森伯格先生提出，愿意给每个难民营中准备步入婚姻殿堂的犹太新娘提供100美元的礼物，只要她们愿意在婚后维持犹太教生活方式且佩戴假发时，对假发的需求迅速升温。考虑到危险尚未完全消除，整体还很恶劣的生活环境，"假发优先权"的要求看起来多少有些奇怪，不过当时的人们认为，在幸存者之中迅速恢复犹太教的习俗非常重要，既能提振精神士气，也能重建他们的尊严和对上帝的坚定信仰。

在美国，犹太妇女佩戴假发的潮流一直到20世纪六七十年代才卷土重来，这也与当时整个社会风气中对华丽假发的推崇具有直接联系。这一次，假发获得了著名的"仪式派先生"——舒尼尔森拉比的支持。为了逆转当时犹太教世俗化的潮流，他大力提倡加强宗教仪式的要求，更严格，也更全面。而他对假发所表达的赞同与肯定，在美国和全球范围内正统犹太教的世界都产生了巨大的影响。他不仅强调（已婚妇女）遮住头部是犹太律法的要求，还特别指出这与家庭中子女的幸福有关。假发要比头巾更好，因为女士们不会忍不住在公共场合把假发摘下。在意识到宗教与道德的原因还不足以让女士们心甘情愿地佩戴假发之后，舒尼尔森拉比还说，高质量的假发也许比一位女士的真发更加美丽迷人，戴上这样的假发，能让犹太妇女在遵守犹太教律法和保持自己鲜明的犹太人特性的同时，参与更广泛的社交活动。舒尼尔森拉比不但没有建议即将出嫁的女孩购买相对便宜的合成纤维制假发，反而竭力鼓励她们把钱花在美丽的高品质人发假发上，甚至为愿意购买这样假发的新婚夫妇提供无息贷款。通过从宗教的、道德的、社交的和美学意义上的各种角度提供理论支持，舒尼尔森拉比几乎靠一人之力证明了佩戴假发的巨大吸引力，而假发行业的技术革新与时尚包揽了剩下的工作。

不过，尽管时尚和宗教都是佩戴假发的重要影响因素，在不同的犹太社区里，两者发挥的作用以及被重视的程度依然有很大差别，也由此展示出了不同的犹太人分支在社会、风俗和地理方面的明显差异。房地产中介会事先打电话询问想在耶路撒冷找住处的犹太女子她用什么材料遮住自己的头发，以此来判断她住在哪里更合适。一顶在纽约布鲁克林的皇冠高地或是伦敦的埃奇威尔街看上去普普通通，甚至有点寒酸的假发，如果出现在威廉斯堡或者斯坦福山，就成了轻浮甚至妖艳的代名词。妇女们通过选择不同的假发来表达，从内心深处，她是愿意和其他人打成一片，还是宁可置身事外；她们也因自己佩戴的假发而接受来自他人的评判。佩戴相似的假发甚至被认为代表持有相似的观点。如果新郎和新娘的母亲佩戴的假发款式相差无几，就是"孩子们找到了合适伴侣"的象征。尽管很多妇女认为，不应该仅仅从外表来判断某个人是否虔诚和其个性，她们依然会将佩戴什么样的假发作为了解其他女性同伴精神世界的一个基本测试。假发这种密码，人们忍不住总想解开它。

我在布鲁克林认识了马尔卡，她出身于一个非常严格的犹太教家庭，已婚，有六个孩子，虽然表面上遵从犹太教的生活方式，但私下里承认自己是一个彻底的不可知论者。在一家并不提供符合犹太教教规的"清洁"食品的餐馆里，我们一边喝汤一边听她谈论自己的双重生活。她一张张划过手机里丈夫和孩子们的照片，看着他们在生命的不同阶段，身上的长大衣，头上的卷发、帽子和脸上的胡子——简直是哈西德犹太人的范本。他们的外表和马尔卡所持的世俗化观点确实很难让人一下子联想到一起。马尔卡说，她从未考虑过搬离自己一直居住的社区；因为在她失去犹太教信仰的时候，已经有四个孩子了。当我们谈到假发这个话题时,她回忆起了婚礼的第二天被妈妈亲手剃去头发的情景,从此以后她就一直戴着假发了。与她的教派里其他女同胞相比,她选择的假发更长一些,也更时尚;近几年也在假发下面留起了一些自己的头发——这种"反叛"之举她是瞒着妈妈和婆婆的,要是她们知道了,肯定会觉得是大逆不道的罪孽。马尔卡说她无论如何也不会放弃佩戴假发——假发给了她拥有一头秀发的机会,为什么不利用呢?假发还是她维持犹太式外表的支撑,既能满足同胞的期待,同时也通过她选择的稍显另类的发型,表达了自己独特的个性。

一项律令,一种特权,一个负担,一次机会,一声时尚宣言,还是对信仰的一次考验——甚至还可以用来隐藏信仰(以及头发)的缺失!如此种种,都被投射在了一顶小小的假发之上。我开始理解为什么犹太妇女愿意为它投入大量时间、金钱和精力,也明白了为什么对

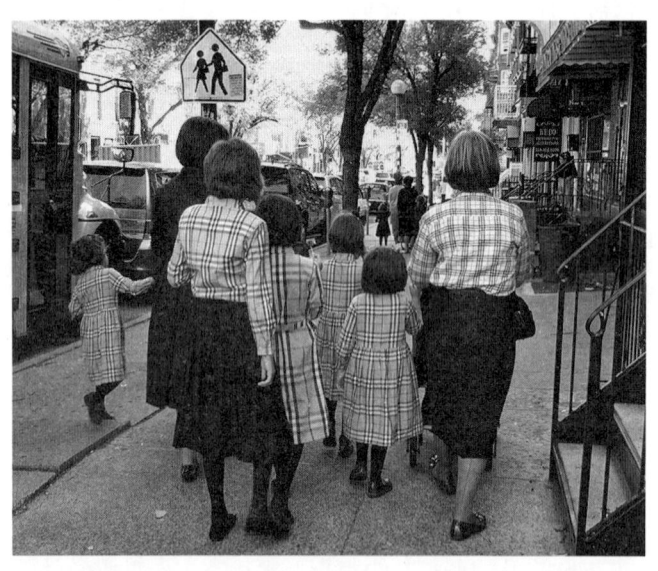

在纽约威廉斯堡的一个犹太人聚居的社区里,无论年龄大小,女士们的发型惊人地一致

她们来说一顶完美的假发总是可望而不可即。即便有很多虔诚的犹太妇女认为遮住头发是最难遵守的戒律，也不会因此放弃努力，而是会在它的激励之下继续将"遮头"这一习俗保持下去。坚持一种虔诚的生活方式，必然包含自我牺牲和内心斗争的成分，而这些也会被视为精神世界的进步与提升。这样一来，与假发有关的各种不适，就成了它所提供的回报中不可分割的一部分。

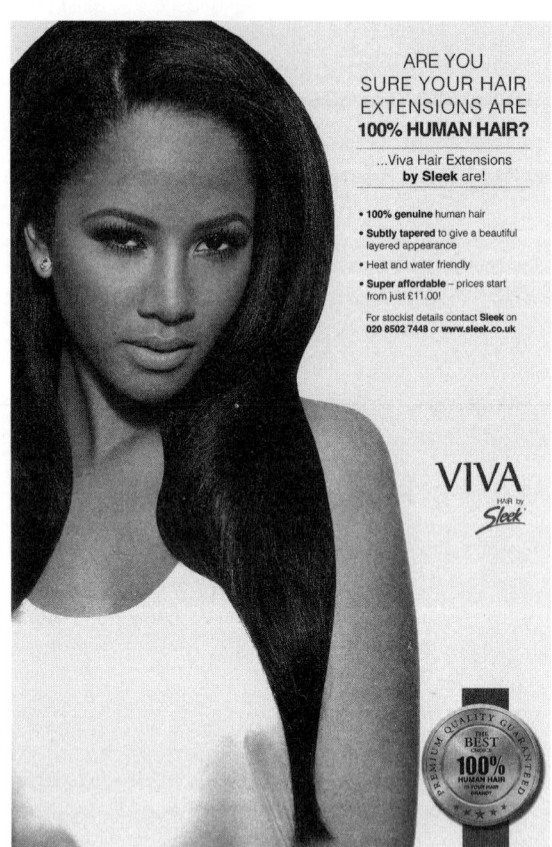

Sleek 牌假发，产自中国最大的假发企业，河南瑞贝卡（Rebecca）假发公司

# 第七章

# "黑"头发

Black Hair

　　密西西比州的杰克逊市看起来不像是个理想中的目的地。从亚特兰大起飞的飞机上，坐在我旁边的女士听说我要去那里待上四天，她给我的唯一建议是可以租辆车去新奥尔良。"杰克逊是个鸟不拉屎的地方。"她用一口浓重的南方口音对我说。在杰克逊机场，我想向问询台后面的工作人员打听一下本地有哪些热闹的活动或是风景名胜，他们的反应就像第一次被问到这个问题：既没有本城的地图，也不知道除了开车有什么其他方式可以在城里到处转转；不过他们确实尽力帮我查询了一下接下来的几天里杰克逊有什么热闹事——河床里可能会出现长达 12 英里的泥石流，以及西部几个州派选手参赛的"切马"锦标赛①。

---

① Inter-State Getting Horse Championships，骑手在奔驰中把一头牲畜从牧群中想方设法抢出来。——译注

我的汽车旅馆位于密西西比会议中心里,这是一个被很多条纵横交错的道路分割开的大型混凝土建筑群。我可能是当时那里唯一入住的客人,而走路十分钟能到达的"马匹中心"(Equine Centre)是唯一开门的建筑。在到达后的第一天我想去拜访一下史密斯·罗伯特森非洲裔美国人历史博物馆,愁眉苦脸、开着白色出租汽车的司机一直在抱怨"要去那么令人讨厌的地方"。这位司机先生从来没听说过这个博物馆,我们到达后发现它当天下午闭馆,看起来他对这个结果非常满意。博物馆所在的这片地区破破烂烂,只有一些被木板围住的住户和商店,我只能原路返回旅馆。接下来的两天我都花在了"切马"锦标赛上,欣赏场上场下那些身着亮闪闪的服装和华丽牛皮长靴的少男少女,和从路易斯安那来观战的农场家庭聊天。他们种植棉花和大豆,每逢周末就开着大型拖车,载上自己的马匹在南部各州到处旅行。在密西西比国际头发博览会开幕之前,我只能无聊地打发时间。

因为一直想弄明白那台制作面包圈的面包机究竟如何工作,在酒店的前两次早餐我都吃得断断续续,一个人孤独地在靠近门厅的就餐区的角落里用纸盘子吃饭。不过第三天就完全不同了!突然之间,每一个角落里都充满了梳着各式各样时髦发型、来自与头发相关行业的男男女女,有些成双成对,也有些拖家带口,拉着沉重的行李箱和装满头发产品以及原材料的包裹。在开车直奔赛马场正对面的交易中心之前,人们在早餐桌上相互交谈,整个餐厅里都弥漫着一种令人兴奋的气息。我觉得自己在这格格不入——在旅馆里,我是唯一的白人;而在展会上,我又是唯一一个徒步到场的。

整个大厅被嘻哈音乐、黑色的面孔和头发所占据。这与对面那座建筑里典型的白人西部牛仔形成了鲜明的对比。而这恰恰是美国南方的两副面孔。

一位有着闪亮的蓝眼睛、戴着垒球帽的瘦高男人自我介绍叫李伯拉斯，来自路易斯安那的"头发之王"。"头发里面有很多钱。很多很多钱。"他告诉我，"不过我已经挣了很多钱了，我没什么可抱怨的。"李伯拉斯先生从外表看不像是个有钱人。他的故事不是关于一夜暴富，而是知足常乐，因拥有的财富而怡然自得。他已经跟头发打交道超过二十五年了，专门出售固定或者不固定的发卷（编织或黏合的发束）。他的货摊上出售一种由四种装在塑料瓶里的彩色液体组成的打包产品：烫发药水、定型剂、喷雾和漂白剂。他说自己并不会亲自采购头发。那才是能挣大钱的生意，不过显然这对他来说实在太过复杂了。他有个朋友曾经试水头发进口的生意，不过最终没能成功。这位朋友是一位虔诚的福音派教徒，专程到印度去传播福音。他想绕过韩国的中间商，直接从原材料供应商那里收购一些便宜的头发。不过等收到头发他却发现，里面全是虱子！

密西西比国际头发博览会一下子把我拖进了混合着庆祝、生意经、欢乐、痛苦、互助情谊、竞争、机会、激情、艺术和焦虑的巨大综合体之中，围绕在其周围的只有一件东西——黑色的头发。如果说，犹太式假发存在的意义是向内维持自我的持续性，那么黑发的世界则与它完全相反——它关注的是外在无数个带来变化的可能性。头发给你一个全新的展示自我的机会，让你从内到外焕然一新，哪怕仅仅在一个月、一星期、一天、一个晚上，甚至是几个小时之内。无论是使用假发、发卷、直发剂，或是"自然的真发"（不要被名字迷惑，它既不"真"，也不"自然"，其中的门道很多），要想掌握这些与头发有关的技巧和秘诀，都离不开黑发的"打底"。在这个充满变化的世界里，一切都隐藏在看似安静的外表之下。

图拉来自北卡罗来纳州。我在早餐时注意到她，不仅因为她头上硕大的非洲式圆蓬发型，还因为她佩戴的同样引人注目的木制耶稣受难姿态的耳环。几个小时之后，在一个挂着"生来自然"（Gro-natural）横幅的展位下，我看到她坐在那里。我觉得她可能参与了

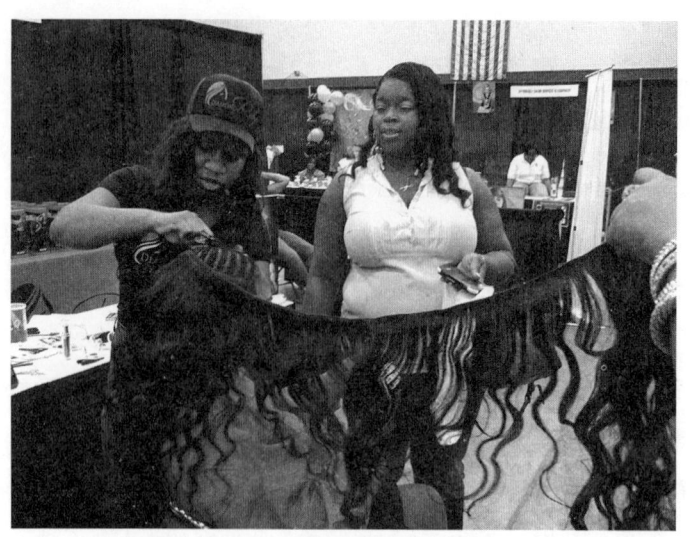

来自"红宝石"美发沙龙的发型师迪迪正在编织一个独特的发卷，密西西比州杰克逊市，2013年

"自然之发"运动，支持使用天然材质，反对化学直发剂、合成材料假发或是接发制品。不过在博览会的第二天我更加惊奇地看到，图拉硕大的非洲式假发被随意地放在一张桌子上，就像拆开的拖把头，而她自己又戴上了左右对称、向外张开的棕色假发，还有挑染的红色发梢。那顶非洲式假发是用很多发卷编在一起，然后直接用发胶固定在她头皮上的一层保护膜上的。

在20世纪60年代兴起并席卷全美的争取黑人权益的"黑色力量"运动中，非洲式圆蓬发型作为"黑色骄傲"以及黑人寻根的象征，逐渐登上了历史的舞台。不过，很多这样的发型实际上都是整体的假发，或是使用卷发产品完成的。

"我们把它叫作'常青'假发！"伦敦的一位销售代表这样告诉我，"虽然出货量缓慢，但是销量常年都很稳定。"实际上，这并不是什么新鲜事儿。曾经在阿瑞莎·弗兰克林、戴安娜·罗斯或是"至高无上"乐队（the Supremes）等黑人女明星头上散发光芒、成为她们

128　　　　　　　千丝万缕：头发的隐秘生活

明星魅力一部分的各式各样卷发造型，实际上全都是假发。60年代出售的很多更便宜的非洲式假发都是用牦牛毛制作的。

"我的头发时刻变化！"图拉说。

"也就是说，每两周我就能换个新女伴了！"她的丈夫卡尔文笑着插嘴。这是一项家族生意。

为了向我清楚地展示"自然之发"产品到底是什么样子的，图拉摘下了头上的假发。我注意到标签底部有"上帝制作"（God did it）的字样。不知道他们是否在有意效仿那位著名的 C. J. 沃尔克夫人，她从美国南部的棉花种植园起家，大约一百年前的20世纪20年代，依靠在非洲裔美国人这个市场里制作和销售生发产品，她积累了庞大的财富。她也说自己的原料配方来自上帝的指引。

卡尔文先在图拉的头发上涂上护发素，然后又用上了一款名为"自然保护"的产品，等它干透后，就会形成一层像帽子一样的保护层，遮住上发卷时要使用的发胶，以免对头发造成损害。有些顾客围了过来，还亲自摸了摸图拉的头。这种产品变成了一个头盔状，手感像硬塑胶。大约过了15分钟，图拉站起身来宣布："好了，现在我该去买些头发了！"

图拉去找李正旭，这位韩国商人售卖各种头发的展位就在他们的展位对面。李正旭在杰克逊市内开了一家出售各种护发产品的商店，名叫"发加"（Hair Plus）。他告诉我，店内大概有两万件专门针对非洲裔美国人的头发产品，五花八门，应有尽有。他有很多常客，不过也承认有时候会认错人。"一周之内，他们就像换了个人；就算是同一个人，只要戴上假发，我也常常完全认不出来。"图拉打开一两包假发样品，感受了一下它们的品质。在买下两包便宜得令人怀疑，而且光亮到不甚自然的黑色假发之前，她先问了问这是不是真正的人发。

从包装袋里"解放"之后，原先被头尾相连叠在一起的发束舒展了开来。按照从头部四周向中间的顺序,卡尔文小心地把它们贴到妻子的头上。尽管这一展示的过程是在众目睽睽之下,夫妻之间的亲密感依然非常明显。我问卡尔文是什么时候开始对头发产生兴趣的,他说从他还是个孩子起。"我妈妈总去教堂唱诗。她经常在很多人面前公开表演,但她的头发一团糟。我对她说她的头发可以更漂亮,请求她让我试试看。我给她的头发增色不少,她鼓励我继续干。我就是这样起步的。现在我给我妻子做头发!"

在我在杰克逊市头发展览会上遇到的男人中,这样的故事比比皆是,着实有点令人吃惊——那些在星期日的早晨用妈妈的头发磨练技术的男孩们就是这样长大的,有些从十岁就开始大显身手了。他们长大后当上了造型师、理发师,用头发作为原料的艺术家,还有出售各种美发护发产品的商人。

有些人把这种情况视为男性从很小的时候就企图控制女性外貌的极端负面案例,不过我认为,在美国南方的非洲裔美国人社会中,这只是他们重视头发的外在表现之一。那些在大家庭里,身边围绕着父母、祖父母、各种叔叔伯伯、婶婶阿姨、兄弟姐妹,而几乎每个人都很重视头发的氛围里成长起来的男孩,小小年纪便发现,要是想在生活里闯出点自己的名堂,头发是一个不错的主意。头发给他们提供了机会,学习技术,提高本领,表现自我;更重要的是,不需要很多金钱上的投入。同时,教堂又是一个公开的舞台,在这里可以尽情地展示天赋,甚至收获最初的声誉。两者的结合促进了事业的起步。

"密西西比州有30000名注册持证的美容师,39家培训学校。"瑞芭·罗伊告诉我。她是一位白人美容师,在一家学院里做相关培训;介绍我们认识的人把她称作"头发女王"。"这些学校里35%的学生是黑人。"她接着说。我问她为什么比例如此之高,"因为他们(对头发)非常渴望",她说,而白人既懒惰,也没有这么强烈的渴望。

在附近的一个展位上，这种对头发的渴望和与之相伴的给头发带来改变的能力展示得一览无余。一个时髦黑人小伙身着黑衣，戴着印有公司口号的腕带——"保持冷静，转过头来"，腰间的镶嵌金属的腰带闪闪发光。他正在忙着把一束混杂着各种渐变绿色的头发接到顾客的头发上。荧光绿的头发与大面积使用的绿色眼影非常搭配。然后，另一位发型师又拿来一束夹杂着几厘米电光蓝色的长假发，并把刚才接上去的绿色头发分成三个固定的大发卷，一个在顾客的头顶，另外两个垂在肩下。整个过程仿佛在努力打造一座意料之外的建筑。不出所料的话，它将在几小时之内崩塌，不过在那之前，先要被拍照上传至"脸书"供人浏览。

"她简直是个头发狂人！"一位造型师激动地说。"我每个星期都要买新的头发。"这位绿头发的女士承认，同时说明这些都是合成材料制成的假发产品，不是真发，因为后者实在太贵了。头发"大厦"一完成，她就和刚才的女造型师一起换上高到走不了路的超高跟鞋，迅速自拍起来。

戴斯蒂尼·考科斯，一位留着短发、非常热情的女士，则展示出另一种更加精妙而不那么高调的审美情趣。来自田纳西州孟菲斯市的她，主要业务是提供色彩搭配，并为那些希望投身头发行业的新手提供一对一私人培训。同时，她还把传播与头发相关的知识、头发处理和其他商业行为结合在一起，并参与了很多志愿活动，例如为那些无家可归者提供爱心护理包的活动。这种商业与志愿活动相结合的风格，也与黑发产业悠久的历史相一致。"可以这么说，我想让每个人都走出贫民窟。"她告诉我。而与头发有关的这些行当，为那些年轻人提供了稳定职业生涯的可能。她把自己职业生涯的成功归功于祖母从小向她传输正确的价值观，以及伟大的"救赎部"为她提供机会，开发自己的潜力。她的短发既不是为了表达政治立场也不是长期的风格偏好。她说她也很喜欢佩戴各种假发制品，不过最近没戴，因为要让自己的头发暂时休息一段时间。

莫奈并不从事与头发有关的行业,来到展会是为了分发与奥巴马医疗改革有关的小册子。年轻又苗条的她看上去受过良好教育。她把头发梳成非洲式的很多小辫子,从头顶喷薄而下,如烟花一般散落到腰部。辫子用的假发是便宜的合成制品,一大包只要几美元,但整体效果非常时尚。和戴斯蒂尼女士的短发一样,她的发型也是暂时的。"我目前在过渡中,三个月之后就会把它们全都剪掉。"在黑发行业的行话里,"过渡"意味着在下一次化学处理前,让自己的头发回归本真面目。这种操作通常包括使用某种特殊的产品,让假发下的真发生长出来。"我决定要自然一些,或者至少先试一试;不过首先得搞清楚我的头发到底属于哪一类。我甚至不了解自己的发质,因为从我能记事起,就开始往它上面加各种东西了!"我问她还记不记得上一次看到自己的天然真发是什么样子,她笑了:"四岁时。是的!我妈妈从我四岁时就开始折磨我了!"

莫奈是笑着说这番话的,可是她的用词不能不引起我的注意。很多非洲裔美国妇女曾经谈及或是用笔记录下了自孩童起,每周一次,与头发有关的仪式,夹杂悲喜,含义模糊。有些人记得亲密地坐在妈妈或是祖母、阿姨的膝盖上,任她们把自己的头发解开,再编成各种在学校里、教堂中被认为是值得赞美或是合适的样式。还有些人的记忆中充斥着被高温的直发梳烫到耳朵的疼痛,以及编得太紧、拉扯头皮直到头痛的辫子;有些人的太阳穴附近开始脱发——这种因为拉扯造成的脱发在黑人妇女中的发生率高到极不正常。从这些操作中,这些女孩逐渐有了这样一种体认:黑人自己那种天然卷曲、毛绒或者被称为"毛毛"的发质,是不受欢迎甚至不被接受的——它像野生动物一样需要被驯化;也像必须被"治疗"的"疾病"。著名好莱坞黑人影星克里斯·洛克主演的电影《好发型》(*Good Hair*)中就展示过这样的场景:对很多美国黑人来说,"好发型"不是意味着别人的头发,就是用化学直发剂把自己的头发拉直，变成谁也认不出的样子。

把自己称为"织梦人"的阿德里安，是整个博览会上唯一一个出售头发产品的白人造型师。他特意从得克萨斯州的达拉斯赶来，开着一辆房车，车身上用喷漆绘制着他一脸笑意、正在打理一件假发制品的广告画。他留着长头发，还加上了经过角蛋白护理的真发制接发产品，一种手枪状的小设备就能完成这一"焊接"过程。在高端的美容院里，这种方法更受欢迎，因为如果操作得当的话，相比整束的假发，接发的压力被分散开来，对真发的损害要小得多。他带来了每份重量仅有1盎司（28克）的优质人发接发产品的试用装，并为其取名为"灰姑娘辛德瑞拉"。在展会上，这样的产品太过高端，也太过昂贵，引不起顾客多大兴趣。在达拉斯，他的顾客们普遍更年长、更富有，主要都是白人。有些顾客甚至在阿德里安的书里得到了永生——《被一名理发师感动》（*Touched by a Hairdresser*），他送给我一本，说这本书会改变我的生活。在书的序言里，他谈到上帝是如何借他之手为顾客们打理头发的。"顾客们也许只是约了一次理发，但是上帝定下了一次神性的约会！"他在书里这样写道。他的顾客包括"芭比娃娃之母"，以及戴维·考雷什。此人是邪教德拉威教派的首领，最终在警察包围的情况下，纵火点燃了其在得克萨斯州维科市的据点，与70名信徒一起同归于尽。因此，看起来上帝确实指引了这位"织梦人"，尽管起初受到了诱惑，却最终使他没有误入德拉威教派的歧途。他说的话我并没有全部相信。不过一个月以后，坐在伦敦的电脑桌旁，我收到了一封题为"来自上帝的讯息"的邮件。发件人真是"织梦人"！

不过在杰克逊头发展览会上，最受顾客青睐的"做梦都想要的头发"，并不是精致小包装里别着美丽发卡以盎司为单位出售的秀发，而是那些生气勃勃、质优价廉的大波浪长发，特别是打折出售的。在"红宝石"假发店里，戴着"100%真发制成"红色标签的透明盒子摆在柜台上，像等待出征的士兵。每盒这样的头发售价 100 美元，产品重量为 4 盎司（113 克），不过今天顾客能享受特别折扣——3 盒 250 美元。"红宝石"的销售团队来自亚特兰大市。她们全部身着红黑相间的服装，一头长发，这样性感狂野的造型正好搭配同样风格的产品。销售经理阿兰娜通过麦克风大声卖力地宣传着："红宝石，为您提供纯正的真发——绝对新鲜！我们的产品都用'纯发'原料制成——巴西、柬埔寨、印度、马来西亚，还有秘鲁！无论是编发还是卡式假发，我们都能为您奉上最合适的假发体验！"

我们先看到了一场"把来自巴西的卷发拉直"的表演，其目的是展示人发的柔韧度和延展性要远远高于由便宜的合成材料制成的对标产品；后者无法承受高温的压力。阿兰娜强调，用人发制成的假发是一项非常值得的投资。"就像买房子。如果投资房产的话，你总要好好打理它，对吧？假发也需要精心的照顾。"她接着说，一顶护理得当的假发每三个月就要被摘下清洗，经过处理后再重新定型。这样的话效果能保持一年。"红宝石"公司已经开发出了专供假发护理的洗发水和护发素产品线，分别叫作"性感"和"非常性感"。

在 YouTube 网站上的一段视频里，她深入解释了"红宝石"真发制产品的优点，警告女士们不要随便冒险直接从美国之外的代理商手中购买头发，这样只能买到"又脏又臭的劣质产品"！在尴尬的笑声中，她的言论反而提醒观众，不要忘记这件可怕而经常被忽视的事实：人类的头发是"从某个人的脑袋上"来的，可能有虱子！很多时候，这种潜在的风险被单纯强调终端产品的品质而掩盖住了。华丽的红色包装仿佛能让人忽视来自他人的头发本身可能携带的风险，和它身上与生俱来的"异质性"；同时让"红宝石"公司以此为卖点打造品牌，还为它打上了种族的标签。

"我不记得自己以前认为头发都是从哪里来的了。也许我认为它们都是从天上掉下来或是树上长出来的吧！"雅尼克告诉我。她是有加勒比血统的英国人，工作是为专门针对英国市场的假发品牌Sleek设计假发。而这个品牌的所有者"瑞贝卡"（Rebecca）公司是一家中国企业，其总部在中国中部的河南省许昌市。公司的雇员超过1.1万人。它在加纳和尼日利亚也设有工厂，并且开发出了好几个专门针对非洲市场的品牌。雅尼克从十几岁就开始接触各种接发产品，她的妈妈也很喜欢佩戴假发。不过，直到她进入这一行业，才开始真正思考作为原材料的人发的来源问题。第一次到公司位于许昌市的巨大加工厂参观，她的感受只能用震惊来形容；尤其是工人们在制造接发产品和假发时的工艺水平和付出的耐心，给她留下了极为深刻的印象。

让我们再回到"红宝石"的展位，一场新的展示正在进行之中。这次是"缝制"。阿兰娜推荐说这能让假发之下你的真发歇一歇，免受各种"处理"之苦——它是指那些能改变头发质地的化学药品，在这一过程中会让头发变得干枯。"缝制"是发型师迪迪的拿手好戏，她开始在模特的头上编出玉米垄型、平行排列的发辫。中间留下了一撮毛茸茸的头发。它的作用是在整个造型结束后遮挡"编织"的痕迹和发缝，打造一种非常自然的视觉效果。还有一种方法，就是多使用一条"封闭发"来遮住发缝，不过那会增加80美元的成本。造型师拆开又长又厚的不知来自柬埔寨还是巴西的卷发原料，将它们用小小的别针固定在"玉米垄"上，打造出像帷幕一样效果的波浪造型。这一过程至少要花两个小时。用看手机打发时间的模特看起来着实无聊，但并没有显露出不适。她应该是早就习惯这种操作了。不像我在伦敦遇到的一位女士，因为头顶上的真发梳得太紧，需要添加的假发产品又太重，全程都处在极度的烦躁和痛苦之中。那是她第一次做"缝制"。完成之后，又长又顺滑的黑蓝色中国式长发仿佛抹了油般滑到她的肩下，让人想起英国名模娜奥米·坎贝尔的一款非常著名的造型。她的造型令人惊艳，但过程的痛苦也让她无法享受美丽的乐趣。当我问她会不会因为全新的发型特意出门展示一番，她说只想吃一片

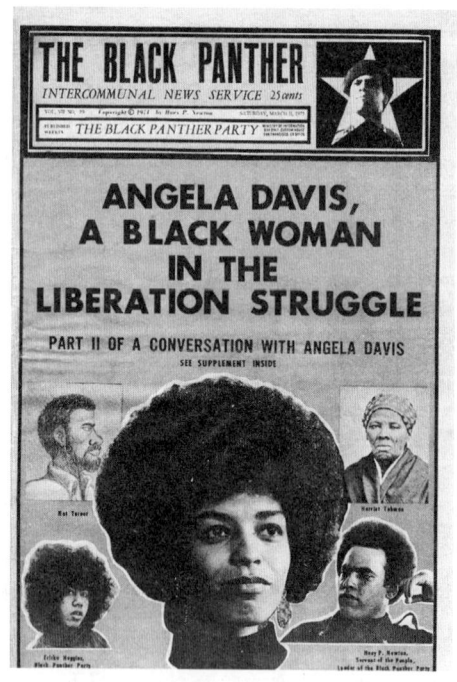

黑豹党成员安吉达·戴维斯,用黑人女性独有的发型来强调其身份认同

扑热息痛,直接上床睡觉。

  在很多妇女把为了获得完美的发型而投入大量时间、金钱并忍受强烈不适视为理所当然之事的同时,在美国、在英国、在全世界范围内,还有越来越多的黑人女性投身于"自然之发"热潮,它鼓励她们认可自己真发的发质,并且用真发来尝试各种发型上的变化。不过在杰克逊头发博览会上,这样的女士显然少之又少,大家的关注点依然在如何让与头发有关的产业继续保持兴旺发达上。我还听到一位交易商对门口的女服务生说,如果她在自己的头上搭配使用一些真发发卷,看起来会更自然。"她该提高一下推销策略了,"女服务生后来对我说,"我的意思是说,如果这就是我自己自然的头发,(用发卷)怎么可能看上去更自然呢?!"

  事实上,这样的不同观点触及了"黑发政治"核心之处的敏感神经。到底什么才算自然的头发？而为什么（在黑人妇女心目中）改造自己头发的观念如此根深蒂固，以至于让它保持原来的样子反而被视为不自然的表现？从 20 世纪 20 年代"全美黑人进步联合会"的马库斯·贾维，到 60 年代的黑豹党，到当代数不清的艺术家、大学生、作家、电影工作者，以及任何支持"自然之发"运动的人，这个问题已经困扰了一代又一代黑人知识分子。每个人都知道，答案应该到历史中去寻找；不过既然谈到历史，那么要回溯到多久以前呢？

回到英国之后，我参加了一系列公开辩论、会议、工作坊，还观看了几部与此有关的电影——所有这些都在强调，黑人应该重拾对头发自然之美的信心，并且认定用来拉直头发的直发剂以及接发产品等等，都是黑人在几个世纪以来所受压迫的外在表现。在这一漫长的过程中，他们不知不觉已经把白人的审美标准内化为自身的一部分，而且形成了错误的认识，将自己毛茸茸的卷发视为低人一等，对其心存鄙视。"黑人的浩劫"——奴隶制，是认识这个问题的关键因素。

"我每天都在博客上呼吁大家展示自己自然的头发。"演员、诗人和知名博客写手哈尼·威廉姆斯在诺丁汉市举行的一场辩论中如此说，"必须努力让自己爱上自己。我一直在自省心中对自己的不满和仇恨。……'后奴隶制创伤综合征'最糟糕的一点在于，它不但影响黑人，也影响白人。比如说，要是去找工作面试，我可能就会想，要不还是找顶假发戴上吧，免得吓到白人！"

"我们的祖先把发型作为对奴隶制的一种反抗手段。"一位在博客上支持真发的网友在伦敦的一次会议上这样表示。"至于我自己，我用我的头发来对抗'欧洲-北美'审美标准无处不在的压力。"她制作并销售推广针对非洲式蓬松发质的有机洗护产品，生意相当不错。

"我们不仅要和化学产品做斗争，也要与他人做斗争，也许是我们的家人、周围人的街谈巷议。"一位支持"自然之发"运动的造型师在一部有关她工作情况的纪录片里对着镜头这样说道。她把自己的职责视为通过让人们认识到真发的魅力，帮助顾客战胜对自己的负面评价，然后重拾自信。她对"真发"的定义包括用真发以传统非洲风格编辫和做卷，而不是使用用别人的头发制作的接发产品。

通过舞台、互联网、纪录片和其他各种现场社交活动，"真发之旅"已经建立起了一种"团结一致"的信任感。人们回头望去，回忆里满是用发卷和直发剂改变发质的难熬时日、发痒、皮炎，因为劣质美发用品过度使用而引起的脱发——以及这一切背后那种心理上的不安全感，他们终于下定决心把它们统统抛弃，将目光锁定在自己的真发上。

与此同时，很多演员和说唱歌手也对美国青少年黑人文化中对发型的过度关注发出了批评和讽刺之声。音乐剧《发卷女孩》(*Weavegirls*) 在一家必胜客餐厅的地下室里上演，舞台上的场景是美发沙龙，歌手托比瑞克·霍尔唱道："你努力摆动自己的头发，就像一个白人女孩。""我的发卷，我的发卷，我的头发长可及膝。"切娜·雷内讽刺地重复着，仿佛在嘲笑用得太多的发卷。同时，C. 坎纳带有喜剧性和讽刺色彩的歌曲《烫发》(*Perm It Up*) 的视频，已经在YouTube上播放了超过3300万次。歌词如同对观看者的警告："烫发烫发，注意了，全垮! 植发植发，因为自己的头发都没啦!"在这段视频里，一个年轻女孩用长长的亮粉色卷发，挡住头上被化学产品损害的脱发部位，仿佛再一次提醒人们，还是尽早"回归自然"吧!

然而"回归自然"的确切含义又是什么呢? 这就是问题所在。我在伦敦参加一场支持"黑发"的集会时发现，仿佛每个人说的话里都离不开"回归自然"，然而此时来自观众之中的一声反对是如此响亮，让听到它的人们无法忽视。它来自语言艺术家康福特，她以"不道歉的艺术"而闻名："我们能不能别再说——'回归自然'了?"她大声说。每个人都在震惊之中回过头来，屋子里一时鸦雀无声。"这真令人沮丧! 我说，别再提什么'回归自然'了吧! 每个人都是生来自然的！"

大家哈哈大笑。这样说起来的话，这种说法似乎完全合乎逻辑，一目了然，让人无从辩驳。可事情真那么简单吗？

一位来自剑桥大学的考古学家介绍了她正在负责的一场关于非洲发型的展览。她说，考古发掘表明，古埃及人就会佩戴假发并使用接发产品，这也说明这种生活方式在非洲早已有之，且已绵延数千年，早于非洲人接触到欧洲人。她的观点引起观众席中一位男士的激烈反对，后者认为佩戴假发在那时恰恰是一种被人谴责的行为，不该用这个证据来证明其观点。因此他认为，这位女士"发掘"出的历史大错特错了。

争论的调子让桑德拉·吉腾斯女士感到越来越不安。作为《非洲-加勒比美发操作》这本专门用于教学的操作手册的作者，她不遗余力地敦促将有关黑人发型的课程纳入英国各家美发学校的课程体系。她提醒观众，无论何时何地，美发都是通过对头发的操作让人们在这一过程中感受到美好的过程。她请在座的人试着去回想历史长河中的另一个瞬间——来自加勒比地区的男女老少第一次踏上英格兰的土地，找不到能满足他们理发需求的美容院，而当时美容院里的理发师们也不知该如何处理这种从未接触过的毛茸茸的头发。后来，有些加勒比妇女（包括吉腾斯女士的母亲）一点点摸索着，开起了为同胞们服务的理发店；这些理发店最开始也许就在自家的厨房里，然后一步步走到英国的大街小巷，并逐渐成为社区生活的重要枢纽，帮助这些移民女性适应陌生的新环境，并保持与本国的联系。

吉腾斯女士继续用她"接地气"的表达方式探讨着这个话题："接发和发辫以前就有，"她说，"它们都是从我们的祖先那里一直流传下来的。在很多非洲人看来，如果一个女人不整理自己的头发，可能是因为她正在哀悼去世的亲人，或是精神不太正常。"

吉腾斯女士认为，与其贬低非洲和加勒比妇女们青睐的形形色

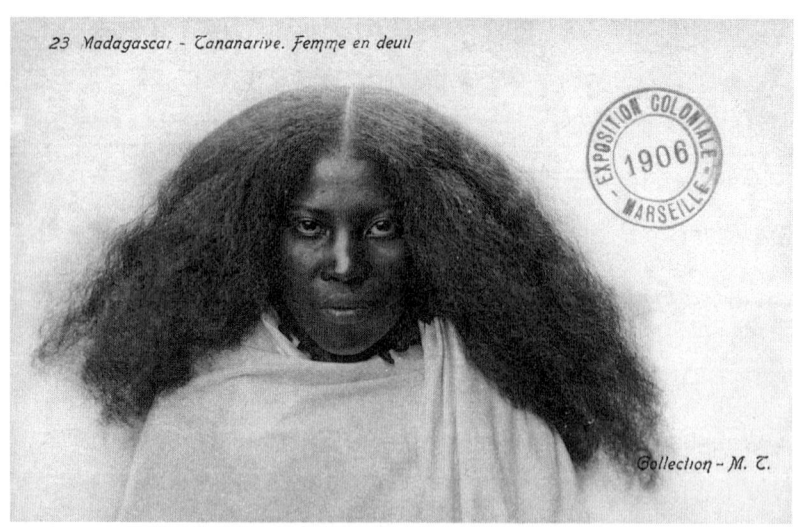

明信片上的这位马达加斯加妇女正在服丧,在长达一年的时间里,她可以不甚注意自己的发型和穿着,1906 年

色的发型,不如承认它们是民族文化遗产的重要组成部分。她的话让我想起了文化批评学者科比娜·梅瑟一篇很有名的文章,其中两种被普遍认为具有非洲寻根意义的发型——非洲式蓬发与"脏辫",其实与非洲大陆毫无关联,而是当年的美国黑人为了反抗种族主义而"发明"出的武器。另外,把非洲等同于"原始"或"自然",也犯下了忽视非洲极为多样而丰富的发型文化的错误——例如以各种方法熟练地打理头发,或是信手拈来的即兴精彩发挥。

正如图拉的非洲式假发给我留下了错误的第一印象,"自然的头发"从不是像它初看上去那样简单,因为自古以来人们时刻都在用各种独特的方式打理自己的头发,很多时候他们会把其他材质的纤维混入其中,不管这些外来之物来自动物、植物,还是矿物质,或者其他人类同胞。

在西非国家塞内加尔的首都达喀尔,我信步走入一家装饰得生气勃勃的小理发店。墙上挂满各色垂下的布条——红色、橘色、紫色、粉色、蓝色、黑色、黄色。一位身穿花纹复杂、布料讲究的闪亮长裙的女士坐在镜子前，店里唯一的一张椅子上。造型师塔塔俯下身子，一边吹风，一边给她上发卷，这些用合成材料制成的黑色发卷里混入了一些金棕色纤维；它们被固定在头部靠下位置另一个用一团纤维制成的"底座"上，整体的造型像一只高高的篮子。这位女士正准备参加侄女的洗礼，而这项要持续整整一天的活动需要这个庄重的发型来配合。她把选择发型的权力放心地交给塔塔，因为塔塔在她手机的图片库中记录储存了很多针对各种场合的备选方案，她的灵感来自杂志、电视秀，或是她在集会上、大街上看到的任何可用之材。店里的一面镜子上贴满了那些由她打造的更为夸张的发型的照片。顾客本人经过直发剂拉直的头发被固定在假发发卷之上，还涂上了闪亮的黑色发胶，待干后可以保持发型稳定。塔塔工作时会用到一把头部有金属尖的梳子，一个有点像长了好几个刷头的牙刷的刷子，一根穿好了线的针，大量本地生产的合成纤维假发；为了方便，这些假发就放在椅子背上。为了让整体造型看起来更加清爽利落，塔塔打开电熨板，烧

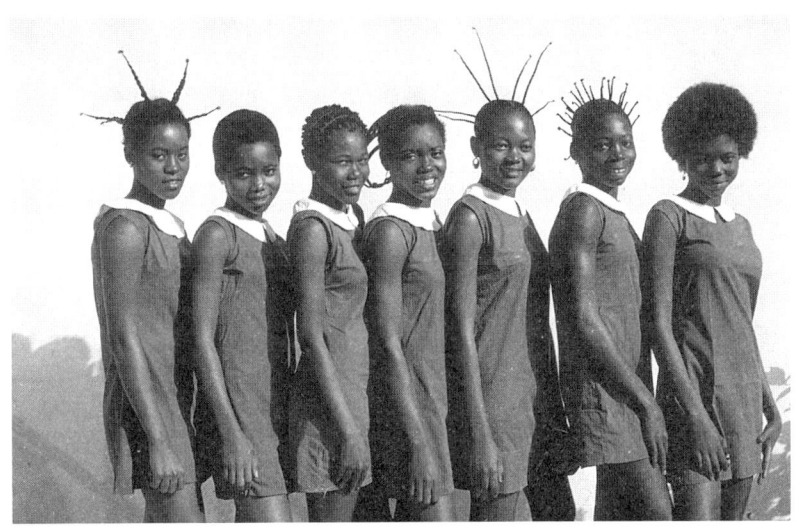

在姆班达卡一家新教教会学校里的刚果女孩，1972年

第七章 "黑"头发　　141

掉那些多余的毛糙纤维。显然，和迈克尔·杰克逊当年为百事可乐拍摄广告时因为润发油易燃而导致头发不慎起火的年代相比，现如今美发行业用品的化学成分已经安全多了。

在达喀尔，专门生产被称为"卡尼卡伦"的合成头发纤维的，一共有三家公司，每一家都有自己的工厂。其中历史最为悠久的一家叫作"亲爱的头发"。虽然老板是黎巴嫩商人，由韩国人管理，使用由日本人研制开发的配方，"亲爱的头发"已被视为非洲当地的知名产品，在塞内加尔和肯尼亚各有一家工厂。在商店和市场里的摊位上，到处都能看到大包大包的合成纤维，要么被堆在一起，要么在空中飘来飘去；相似的情景不仅出现在首都达喀尔这样的大城市，也遍布全国各地的城镇与乡村。每一包的价格大约是1500非洲法郎（约合1.5英镑）。这种产品也出口到其他非洲国家和美国。它能被用于各种造型，特别适合被编成辫子，也可以用作接发产品。

在塔塔店里的后房，沙发上的几位女士正忙着把卡尼卡伦纤维编织进坐在她们前面的一位年轻女郎的非洲式短发里。她从早晨就来了，现在看起来坐立不安，几乎要坐不住了。我进店时，有四个女人正在她头上忙来忙去；当夜色降临我即将离开，还有三个人没有停手。她们使用的方法是把两股纤维绞在一起，而不是像编辫子那样需要三股。店里的气氛轻松友好。孩子们跑来跑去，进进出出；熟识的朋友路过也会过来帮忙。这是每个塞内加尔女子还是孩子时便已学会的本领，在家家户户门口的台阶上练得滚瓜烂熟。现在，它被称为塞内加尔扭结，是全球都非常时髦的黑人发式。从达喀尔到巴黎，从洛杉矶到牙买加首都金斯顿，女人们在卧室里给自己做一个"塞内加尔扭结"的视频在互联网上席卷而来，越来越多。头发和手艺的结合，根据纤维的长度、用量和颜色，以及固定在头部的不同造型，创造出了各种令人惊艳的效果。

塞内加尔人不仅创造出了风靡一时的扭结式发型，还给"自然之发"贡献了一个全新的含义。在达喀尔,如果女人们谈起"自然的头发"(cheveux naturels),她们指的并不是每个人在自然状态下的头发,而是在最近五六年来备受追捧的用真发制作的各种头发制品,尽管其价格简直可算是天文数字。对那些美国和欧洲"自然之发"运动的支持者来说,这种对"自然的头发"的解读实在是太过匪夷所思了。"'自然的头发'是非常昂贵的奢侈品。它的价格几乎相当于一个人的好几个月的收入。不过有些女人会不惜任何代价把它买到手的。"一位名叫穆扎的年轻职业女性这样告诉我,不过她说如果自己出得起那样一大笔钱的话,更愿意用它来买一台新电脑,或是其他在生活中更有帮助的物品。不过穆扎的选择在她的同胞中算得上是另类。"要是没有这个东西,有些女人总是觉得自己还不够美。这是一份时尚的宣言,也被认为是地位的象征。它表示你终于成为一种时髦潮流的一部分啦!"在我和塞内加尔妇女们讨论"自然的头发"时,这是绕不过去的话题。

"大家怎么能买得起呢?"当我从她们那里得知其均价在15万至30万非洲法郎(约合175—350英镑)时,这是我说得最多的一句话。这个金额约为塞内加尔非技术工人月平均工资的三到四倍。答案很有启发性。"如果一个男子想约会心仪的女人,就会提出给她买'自然的头发'。这也是我们要同时吊着好几个不同男孩的原因,得保证其中能有愿意给我们买头发的!"一个年轻女孩边说边大笑,但她又加了一句,"不过有些人把它视为变相的卖淫。"

"购买这种头发可以在几个月里分期付款,"另外一位女子说,"还有些女孩'建起了群',每人每月支付一万法郎,然后轮流使用。"

"有时候我们也会为了重要的特殊场合租赁'自然的头发',"一位发型师告诉我,"拥有它是每个塞内加尔女人的梦想。它能让她们感觉自己更美丽。要是没有的话,有些女人就会因此感到自卑或是低人一等,整天不停地恳求丈夫,直到他们受不了投降为止。"

第七章 "黑"头发

尽管我在塞内加尔遇到的几乎每一个女人都在抱怨"自然的头发"高到离谱的价格,绝大多数人依然掩饰不住对它的渴望。有些人通过各种门路以稍微便宜一点的价格买到了手,比如通过在意大利头发工厂里打工的哥哥、生活在巴黎的表亲,或是与中国的贸易往来。因此,在每个人看来,它与美貌、财富和成功的联系是如此紧密,即便是那些对其持批评态度的人,也忍不住受到它的吸引。"你的包里有吗?"三位刚刚抱怨过这个时髦不好赶的年轻职业女性这样问我。而我的答案显然让她们很是失望。

另一方面,本国男性对"自然的头发"基本都是毫不掩饰地公开反对,他们指责它在家庭中制造紧张关系,严重的甚至造成婚姻破裂。丈夫们认为妻子们完全搞不清孰轻孰重,把自己对头发的追捧和对外貌的过分迷恋置于家庭的日常生活之上。有些人更进一步强调了打破欧美白人审美固定模式的重要性,不但要抵制能使肤色变浅的护肤品,也要对以接发产品为代表的假发说"不"。不过他们的真实态度要比表面上的说辞更模棱两可。有些男人显然很享受能和佩戴了"自然的头发"的女子搭上关系的"荣耀",甚至也很愿意用它作为追求女孩的手段之一。穆扎冷静地说:"男人可能会说,他们不喜欢这东西;当然了,他们不喜欢的是价格,可并不是女人们戴上它们之后的样子。"

在一个90%人口都是穆斯林的国家里,另外一种来自男性的声音——阿訇的意见同样不容忽视。有时,这些宗教领袖们会在布道时对"自然的头发"潮流提出严厉批评,不仅因为其高昂的花费,还因为这些"假发"会影响洗礼等宗教仪式的效果,让水流不到她们的头发上。"这种'自然的头发'与伊斯兰教的教义是完全相悖的,"有天午餐时一位女士这样对我说,"阿訇们甚至不能接受用合成材料制作而成的假发辫。"然而,从她自己的发型和其他塞内加尔妇女的发型我们可以清楚地看出,在涉及头发的时候,阿訇的要求并不是女士们首要考虑的因素。女士们的头发是女士们自己的事儿，而且塞内加尔的男人们也都很痛快地承认，他们经常分不清楚女士们头上都戴了些什么。

类似的与头发相关的复杂文化现象并非塞内加尔独有，在很多非洲国家也都能看到它们的踪迹。通常，向上、向外而不是向下"生长"的各种非洲式发型能够引发众多仿佛各式建筑一般的灵感。这些审美意义上的多样性，引起了尼日利亚传奇艺术摄影师 J. D. 奥卡伊·奥杰科里的极大兴趣。在 20 世纪六七十年代，他为尼日利亚妇女们纷繁复杂、结构独特的各式流行发型所吸引，共拍摄了约 1000 张照片。这些美丽的黑白照片是把头发"制作"成各种各样复杂的立体造型后所形成艺术性的有力证明。而其中的很多照片都和特定的与政治相关的时间点、公众情绪、流行语和重大事件相关。大部分发型都使用了各种接发产品——多用动物毛发和棉线制成，缠在柔韧的发辫上，以形成基本的结构。与其他文化活动类似，这些发型看起来并

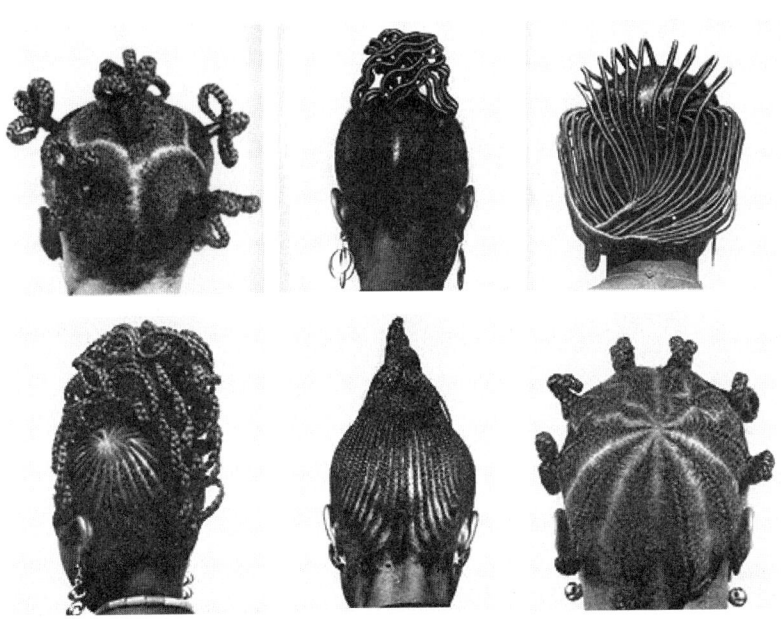

J. D. 奥卡伊·奥杰科里在 20 世纪六七十年代为尼日利亚妇女们拍摄的各式各样的发型

第七章 "黑"头发

未显示出多少对"自然"的热爱，更多的是尽力改造甚至超越它。

让我们再次回到杰克逊头发展览会的表演现场。参加"理发师之战"或是"神奇发型大比拼"的竞争者们所面对的挑战，是如何用头发打造出精彩的设计和造型。年轻男性的比赛项目是在规定的时间内在（志愿者的）后脑用剃刀剃出棱角分明的类似城市涂鸦元素的造型。而同时在舞台上，"鳄鱼女郎"和"斑马女郎"正在同场竞技，在强劲的嘻哈音乐和观众山呼海啸般的掌声中尽情地舞动着。两位舞者的头上，都顶着非常夸张的发型，不仅包括大量的接发，而且五颜六色，极其夺目。最后大奖花落"鳄鱼女郎"，金光闪闪的假发发辫先在她头上盘成莫西干式，然后再垂到肩后，编成一个类似尾巴的形状，非常引人注目。

在伦敦一年一度的"非洲式发型和美容沙龙"上，这样的竞技也很常见。这项活动在1982年由林肯·伦恩·戴克和达德利·德莱顿首创。他们也是英国第一家专事生产黑人头发产品的公司的创始人。活动的形式模仿美国亚特兰大著名的"布朗纳兄弟秀"，在规模上介于"布朗纳兄弟秀"和杰克逊头发展览会上的表演之间；如今其举办地点已经移师至伦敦北部伊斯灵顿地区时髦又宽敞的商业设计中心。每年它都能吸引来自世界各地人数众多的参与者，这也再次证明了伦敦作为黑人多元文化聚集地的地位。有些参展商专程从美国、欧洲大陆、印度和巴基斯坦远道而来。中国企业也不甘示弱，通过它们在伦敦本地的代理商展示其在行业内的重要地位。在这里，不仅有知名制造商对自家丰富的产品大手笔的华丽呈现，同时也能看到很多售卖个人手工制作护肤和护发产品的业余卖家。通过观察可以清楚地发现，近来蹿红的"自然之发"理念，已经催生出了众多旨在帮助有此需要的人士保持头发健康的全新产品。同时"自然之发"也需要大量文化意义上的投入。

我带着一本名叫《我如何拥有一头自然秀发》的书离开了会场，

书的作者名叫戴安娜·霍尔。在这本书中，作者通过她长达三年的亲身经历，提供了如何一步步地"长出"非洲式发型的第一手经验和指导。比如说，她在书里列出了头发日常保养流程需要的一些产品，包括苹果醋、两种用在洗发水之前的护发产品，洗发水，护发素，头发蛋白酶，发油，免洗护发素，最后使用的护发素、定型喷雾和纯净水。另外，读者们还得准备一把登曼牌（Denmam）梳子、一把宽齿梳子、卷发器、发夹、烫发纸丝巾、喷雾瓶、头罩加热器或是塑料头盔、头罩烘干器、陶瓷直发器以及手持式吹风机。我大致计算了一下，如果严格执行这些规定，每周平均要投入八个小时。与直发相比，非洲式的卷发通常生长得相对缓慢，而且更脆弱、更容易受损。也正因为这些原因，非洲式卷发特别适合打造那些充分展示其蓬松饱满质感的发型，也能通过使用假发产品来增加长度和高度。

如果说"自然之发"运动，是以针对假发行业传统的商业和审美上的陈规提出政治挑战的姿态初试啼声的话，今天其自身面对的挑战就是如何避免单纯地重复那些表面上披着新的伪装，而实际上仍未逃脱与大众潮流相关的过度消费主义。几十年来，业内主要的国际企业完全忽视了黑人妇女对头发的需求；如今他们终于意识到了黑人妇女在头发及其护理品上巨大的购买力。显然这是一个非常值得开发的潜在市场。"对销售人员来说，有一个非常好的消息，"全球领先的市场咨询企业"英敏特"的一位多元文化分析师说，"那就是黑人顾客对广告效应高度敏感。"她指出，热卖的黑人头发产品很多都来自从厨房中找到的灵感，这些产品名称能让人与某种食物产生联想，例如芥末、黄油、蛋黄酱、布丁或是蛋奶酥。这也让她试着给出建议，既然黑人顾客"很容易被那些摸上去、闻起来或是吃着感觉很好的东西所吸引"，那么希望从这个非常有利可图的市场中分一杯羹的企业，在为产品进行市场宣传时，绝对应该把重点放在天然成分以及对类似情绪的唤起上。

在英国，像博姿（Boots）、阿斯达（Asda）和 Superdrug 这样的连锁护肤品牌，如今也有专门为黑人顾客研发的一些护肤和护发产品，不过与那些多年来一直专注于满足黑人顾客需求的精品店中提供的产品相比，前者可供选择的东西几乎可以忽略不计。东伦敦达尔斯顿地区的"非洲世界"（Afro World）专卖店里，号称有多达 6800 种商品可供选择，其中包括令人眼花缭乱的便宜假发，以及能够做接发和增加编辫数量的头发产品。这些护肤和护发产品产自印度、中国、摩洛哥、塞内加尔、加纳和美国。对那些认同自然真发的消费者，这里有各种修复护发素、日常润发乳、毛囊修复品、发梢加固产品、洗发前用的排毒喷雾、生发油、太阳穴和项颈部按摩膏，有防断发和加强韧性功能的乳液，以及令人眼花缭乱的头皮护理品。而对假发和接发产品爱好者来说，这里的用真发以及合成材料制成的各种各样的头发产品，品种之丰富，足以让每个看到的人留下极为深刻的印象。大部分产品进口自中国和美国。店里还有贴心的"买十送一"会员卡，以及圣诞特别抽奖，奖品甚至包括为得奖者提供"返乡之旅"的机票。从这个奖项中我们一眼就能发现，店里的绝大多数顾客都具有移民背景——正如本店的老板，一位和蔼的坦桑尼亚男子，原籍印度的古吉拉特邦。

店堂里，几位上了年纪的非洲和加勒比妇女一边忙着和店员讨价还价，一边围着"60 英镑三种"的特别促销品精打细算。一位女士打算选一种不那么扎眼的款式，因为她要回加纳参加母亲的葬礼，不想让家乡的人们说三道四。"这里的假发要比加纳的好太多了。"另一位女士插了一句，她已经选好了两顶短发造型的假发——她说，如果不是每天都戴的话，至少能使用三四个月。这是一个周二的下午，店里非常忙碌。我听说店里每天的销量是四五十顶假发，而在月末顾客们领到发薪的支票时，这个销量更是会出现小高潮。

在"非洲世界"，拥护"自然之发"的观念与行动完全不是拒绝化学直发剂、假发或是各种接发产品,而是为女士们在头发上的需求提供更多更广的选择范围。在很多黑人妇女看来,"自然的头发"是她们在发型上偶尔进行的尝试,而不是需要长期坚持的意识形态或审美上的追求。专供黑人阅读的美发杂志也对类似的做法大加鼓励,与其把真发和假发做非此即彼的对立,不如让后者成为前者的有益补充与替代品;这样一来,一两个月换个全新的发型也不是什么困难的事情了。要想生存下去,没有一本杂志会放弃来自假发产品公司"金主"的广告收入。

从"非洲世界"的店门沿路再往前走,就是著名的美发沙龙"好好发"(Good Good Hair)。这家名店凭借精湛的技术和无穷的创意,让"黑发"在今日的伦敦成为流行文化的一部分。其中一位发型师出身于拉斯塔法里派教徒家庭。[①] 她自出生起就没有剪过头发,这么多年来这些头发已经长到了令人震惊的长度,而且分量很重。美杜莎般缠绕的发辫盘在她的头上,还饰一些小珠子和发卡等装饰品。她正忙着给一位专程穿过整个伦敦只为享受她打理头发的顾客清洗过肩的发辫。另外一张工作椅上,一位来自南非的理发师正用一种非常强劲的黏合剂,将一顶卷曲的黑色合成假发固定在一位中年加勒比女士的头上。这位女士就住在本地。在她对面是个来自埃塞俄比亚的年轻女孩,戴着非洲式假发的西非发型师正摆弄着从中国进口的长长的真发接发品,试着在她头上编成玉米垄那样的两排。桌子旁,一位擅长编辫的来自非洲法语国家的发型师不停地尝试她在街上、互联网上和杂志上看到的各种非洲发型。这家沙龙吸引着世界各地服务于黑人妇女发型的各种创意和新技术,不断地开创新的可能性。从这里,我们可以提前一窥围绕着"黑发"的各种全新理念与其复杂性。

---

[①] 这个教派尊前埃塞俄比亚皇帝海尔·塞拉西为宗教领袖,鼓吹好斗的黑人民族主义,认为黑人终将返回非洲。——译注

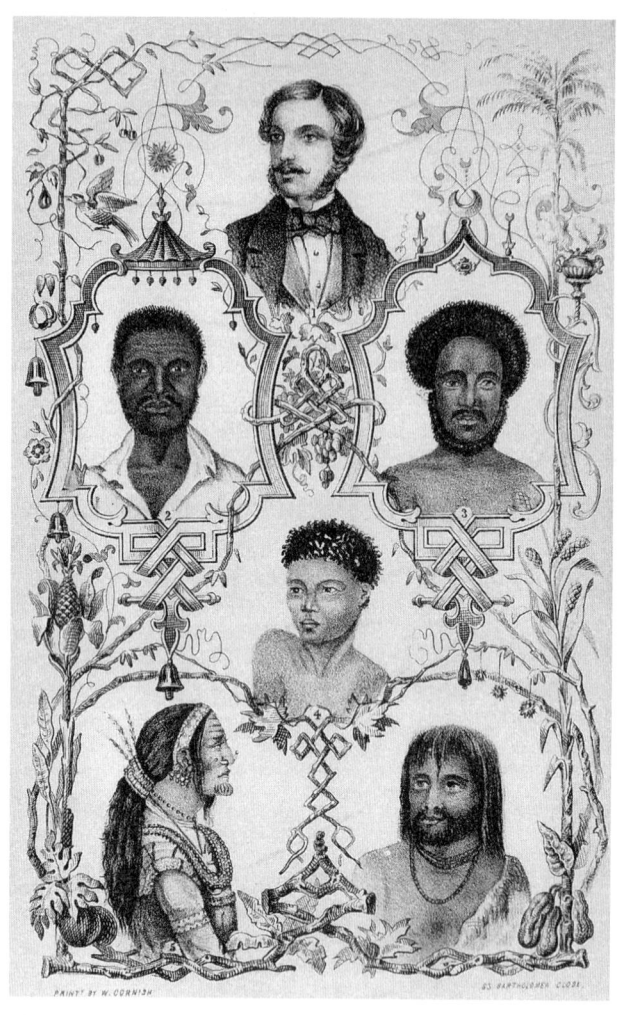

"各人种男性分组图,不同的发型",亚历山大·罗兰《人类毛发》一书的插图,反映了19世纪对种族和遗传学的认识

## 第八章

## 种　族

Race

印度的，欧洲的，巴西的，秘鲁的，马来西亚的，缅甸的，俄罗斯的，越南的，柬埔寨的，菲律宾的，印度尼西亚的，蒙古的，乌兹别克斯坦的——假发原材料的分类越来越细，种类也越来越多。人类学和人种学意义上的分类，在全球头发市场上无处不在，让这个行业里的相关人员逃也逃不掉，可谁又能说得清它们的具体含义到底是什么？如果试图到各个头发原材料企业的网站去寻找答案，只能遭到一堆乍一看天花乱坠实则语焉不详的解释的轰炸。我们被告知：来自印度的头发适应性很强，柔软而带有自然的光泽；来自巴西的头发弹性一流，质地密实而强韧；来自缅甸的头发健康而自然——介于印度和中国的货源之间；来自马来西亚的头发柔软而有光泽，让人忍不住想抚摸；来自蒙古的头发既密又厚，同时也不失柔软；来自柬埔寨的头发发质一流，不但光泽度甚佳，而且能同时胜任打发卷和拉直；菲律宾人的头发虽然有些粗厚，但是闪耀着自然的光彩；来自印度尼西亚的头发大多为卷发质，弹性佳，外观自然；俄罗斯人的头发质量极好，有近乎丝绸的质地；而拥有同样品质的乌兹别克斯坦人的头发则更加经济实惠。还有来自秘鲁的头发，虽然与印度和巴西的头发相比略显粗糙，但恰好能和非洲裔美国人拉直后的发质完美匹配，也可兼容更加温和的高加索发质。正因为如此，他们说，来自秘鲁的头发才是"终极的多功能头发"！

看完这些依然满头雾水的人，也许会转而向雨后春笋般的在线字典、头发分类表、博客以及在线学习课程求助，以期能更加顺利地漫游在这片由人类毛发分类组成的丛林中。还有一种方法虽然听上去略显奇怪但近来十分流行——头发评论，也叫发评。

头发评论与书评有点相似。对这一领域广为了解、颇具经验的专家们，熟练地使用着各种术语，提供比较专业的意见。一般来说，发评多采用线上小视频的形式，有一套可辨认的标准化流程：开始先介绍一下要评论的头发产品——什么品牌、原主人的种族、质地如何、颜色怎样、价格高低，以及其他种种细节。首先，评论员会展示通过网络购买的头发在买家收货时未拆包装的样子，然后我们能看到它们被小心翼翼地从包装盒中取出，然后接受"发评人"的评判——手感如何、有什么气味，以及被压和梳理时会不会散开脱落。很多时候，我们能在视频中看到一束假发被清洗或是佩戴的画面，然后就被告知可以继续观看下一个视频，在其中我们还能知道再经过几天、几周或是几个月，这些假发产品在清洗、打卷、拉直、染色，甚至雨淋等外力作用之下的表现如何。这些带有一定私密性的评论都来自使用者切身的体验，非常直接——大多数使用者都是黑人妇女，她们在卧室和浴室得到了第一手的资料。当红的头发博客写手都会有意识地打造自己独特的风格，也能吸引到成千上万的粉丝。从评论区的网友留言可以发现，很多人都由衷地感到从这些发评中受益匪浅，尽管他们也清楚大部分写手评论的假发产品都是企业免费赠送的样品，而且有时候免不了写一些收费的"软文"。

观看杰摩玛的视频《我用过最好和最烂的假发》后，她评论过的品牌和产品之多，让我感到既迷惑又有趣：米歇尔的巴西式，玛丽卡的玻利维亚长直发，马来西亚"神奇华丽"长直发，菲律宾蓬松卷发，路易斯·皮埃尔的印度自然直发，"玩偶发饰"的蒙古卷发，"皇家光彩夺目"的缅甸植发，"可爱发"的巴西卷发，"光彩照人的伦敦"出品的巴西直发，等等等等。在表扬几种产品的同时，大部分其他假发产品都被精心选择的语言骂得很惨："脱落严重，仿佛狗毛"；"严重打结，一塌糊涂"；"闻起来是爆米花和臭袜子的混合物"。杰摩玛告诉我们，她自己真正"迫不及待"想要尝试，或者梦寐以求想拥有的，是"意大利式牦牛绒假发"——经过处理后的意大利假发，类似非洲人的头发，再通过化学手段拉直后，就像轻微打卷的牦牛的绒毛，这也是"牦牛绒"这个名字的来历。

这份可供选择的种族清单看似广泛，但也并非详尽无遗。有时候，它让人越看越糊涂。例如，既然世界上最大的头发产品制造企业都在中国，而且从中国人口中还能收购大量原材料，那为什么没有"中国头发"这个分类呢？为什么市场上有这么多巴西头发？实际上，比起出售自己的头发，巴西女性其实更偏爱佩戴各种假发产品。秘鲁女性是否真的像市场数据显示的那样，卖掉了这么多头发？为什么欧洲头发这么值钱，而来自非洲的头发只能用作接发产品的基底纤维，被其他种族的头发接在上面？在假发市场令人眼花缭乱的种族标签下，人们到底在售卖什么？而这些"标签"与19世纪的科学家们试图根据头发等身体特征将全世界的人口划归到不同种族类别中的做法又有什么联系？

1864年，布鲁纳·本恩博士发表在《人类学评论》杂志上的文章《论人类毛发作为种族特征》("On Human Hair as a Race-Character")

第八章　种　族

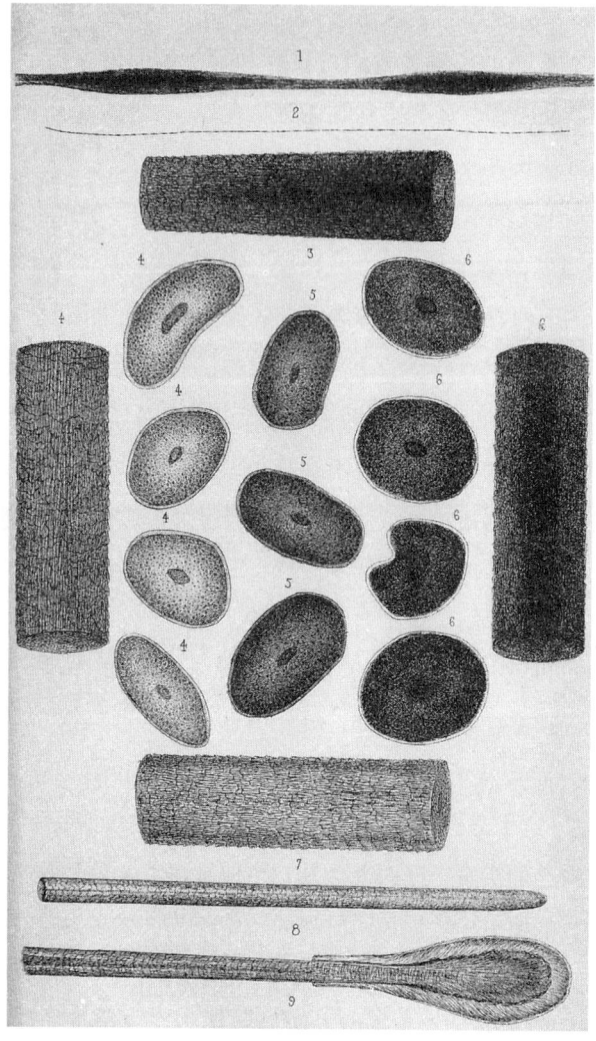

显微镜下的人类头发结构，1853 年。4 号样本是白化病患者头发的横截面；5 号是棕褐色头发的横截面；6 号是黑色头发的横截面，该编号样本中的第三个是"黑人卷曲易脆的头发"；9 号是放大 3250 倍的头发

中写道:"粗看之下,来自不同种族的人类的头发,在长度、丰度、颜色及光滑度、卷曲度,以及是否易脆、打卷等各个方面都有非常明显的不同。"这是一个科学家下定决心,一定要将世界人口归为特定的种族群体的时代。人们对头发寄予厚望,认定它是决定种族差异的重要媒介,并且在讨论确定合适的术语和分类模式方面投入了大量时间——头发的颜色、质地、重量,弯曲的角度要不要考虑?是只看头发的外部特征,还是更注重在显微镜下可观察到的形态各异的断发横截面?气候、饮食和混血因素能在多大程度上"干扰"结果?

1879年,保罗·托宾纳德博士在巴黎人类学学会的讲话中指出,早期的头发分类可追溯到希腊历史学家希罗多德,他当时已指出士兵们头发的区别——有的很光滑,有的毛茸茸。后来人们又认定,鉴于黑人头发最醒目的外观特点便是"像羊毛卷"一般,而且"白人"与"黑人"在对比的两极,那么白人的头发就是最顺滑的!很快"顺滑"又和"直发"联系了起来,欧洲人的头发就是"最直"的;黄种人的头发强韧而粗粝,像马尾中的粗毛;而黑人的头发肯定是毛茸茸的。托宾纳德认为这种分类很不准确,因为即便是欧洲人的头发也可能有

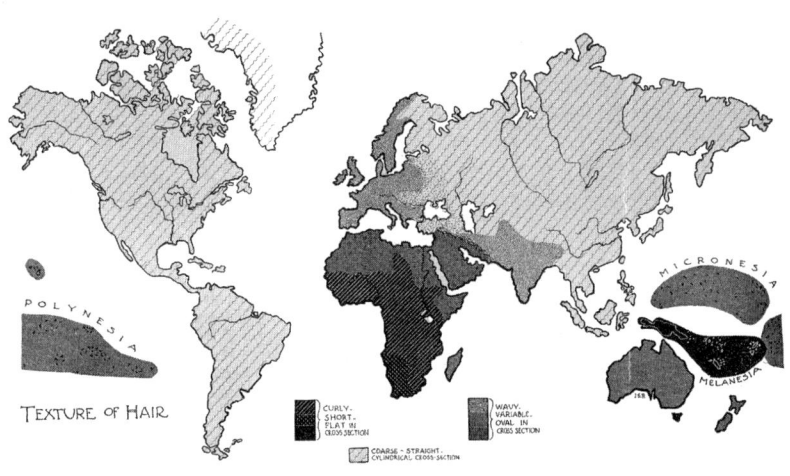

威廉·里普利绘制的毛发质地图谱,1898年

第八章 种 族　　155

各种不同的质地，其中一些头发介于"毛茸茸"和"卷发"之间。但他认为，不能用"羊毛卷"来形容欧洲人的头发；科学家们该做的，是给这些头发找到一些更合适的名字。

听众中有人提出，只用"羊毛卷"也不足以描述头发，因为"羊毛卷的质感也是从'非常坚韧'到'极其卷曲'的千差万别"，托宾纳德同意这种说法，但坚持认为这一个词就够用了。这场争论随后又持续了好几十年。托宾纳德博士在他的著作《人类自然史》中将不同种族的头发与英国南方丘陵产的羊毛进行了比较，最终确认"黑人"的头上是"头发"，而不是羊毛。不过1849年，某位P.A.布朗先生对他的观点提出了异议，认为既然黑人的头发可以制毡，那就说明它其实就是一种羊毛。双方观点的交锋之热烈、之广泛，竟让大文豪查尔斯·狄更斯也加入了战团。作为《家政杂谈》（Household Words）杂志的编辑，他编发了一篇题为《为什么要刮胡子？》的文章。该文作者相信，高温与灼热的阳光，让黑人的毛发"紧紧地团在一起"。此外，对黑人来说，这样的头发还具有非常实用的功能：让头发下的大脑保持适宜的温度。尽管坚持认为无论什么人种都有头发，但这篇文章依然勇敢地挑战了整个论证的中心："到底所有的毛发本质上来说都是羊毛，还是所有的羊毛从本质上来说都是毛发？"

如果不是因为它们在支持种族等级理论方面发挥的作用，这种观点本来不值一驳。在漫长的岁月里，种族等级理论一直被用来为奴隶制、殖民主义、种族隔离和优生学等一系列以"一部分人压迫另一部分人"为实质的恶劣行径背书。例如，德国博物学家恩斯特·海克尔（Ernst Haeckel）认为，既然"羊毛般的毛发"在动物和"某些"人类身上都能找到踪迹，那么长羊毛头发的人显然是在进化阶梯上更接近动物的位置。亚历山大·罗兰广为流传的畅销书《人类毛发》（The Human Hair），用插图的形式展示了不同种族人的头发。欧洲人在最顶端；斐济人、土著印第安人和塔斯马尼亚土人则在最底端——图片

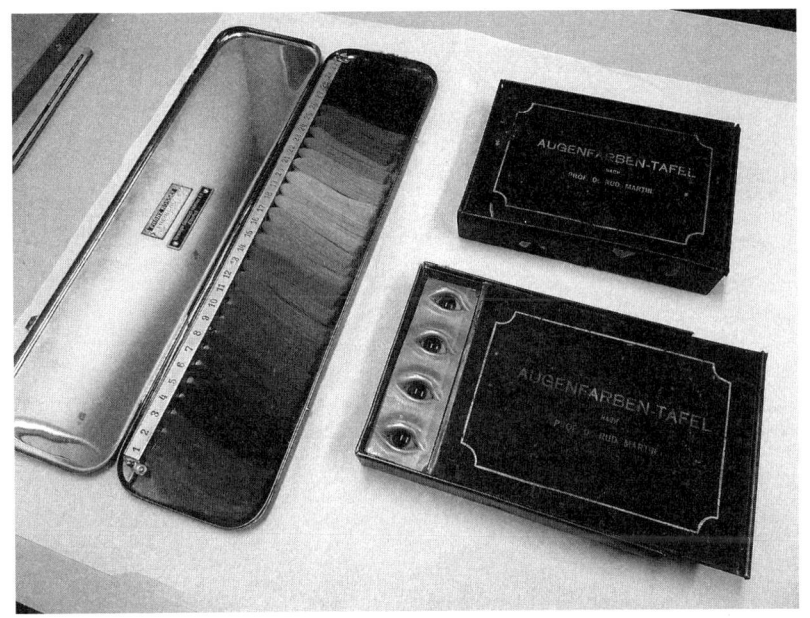

20世纪早期的毛发测量器和眼睛测量器,根据人的体貌特征来进行人种测定和分类

的排序方式也表明,在当时的白人社会中,对"种族等级"观点的认可是理所当然的。

假使当时的英国科学家稍微了解一下中国人对种族差异的看法,就会知道在中国人眼里,面部和头部毛发"非常茂盛"的欧洲人才是野蛮人的同义词。中国的传统观念里,毛发过多的人被视为性格古怪、挑剔、粗鲁,甚至令人生畏。尽管如此,19世纪晚期中国人的种族观念与西方的种族理论还是有重合的部分——两者都将直发民族置于"鄙视链"的顶端,至于中国人的头发,双方观点不谋而合,当然和西方人一样处于第一梯队啦。

靠近伦敦尤斯顿车站的沃尔夫森之家是一座毫不起眼的混凝土建筑,我来这里拜访高尔顿藏品馆的档案保管员。馆中藏品都是维多利亚时代的科学家弗朗西斯·高尔顿爵士的遗赠,在他1911年去世后捐赠给了伦敦大学学院。高尔顿以其建立的人体测量实验室而闻名,这家实验室配备多种能精确测量人体特征的机器；他还是伦敦大学学院建立优生学实验室的关键人物。1963 年，当研究热点由优生学转向遗传学时，弗朗西斯·高尔顿国家优生学实验室适时更名为高尔顿实验室。1996 年，它成为生物系的一部分。

桌子上摆着一个奇怪的东西，它的德语名字叫作测发仪（haarfarbentafel），是一把设计得非常精巧的金属尺，有 30 种不同颜色的头发样本固定在一侧，从深到浅，逐一编号。这种工具通过不同的颜色来对头发进行详细分类。旁边是一个带有滑盖的四方形黑色金属盒——德国医生鲁道夫·马丁设计的测目仪（augenfarbentafel），最初用于帮助生产假眼。当我用手向后滑动盖子，16 个玻璃眼从凸起的金属卡位上一下露了出来，直盯着我看。我顿时有种接受审问的感觉。

和测发仪、测目仪一起搭档使用的还有测肤仪（hautfarbentafel）。它们共同构成了一种系统性的尝试，希望为种族差异的测量提供证据充分的尺度，以回应"科学"这种观念一直强调的客观性。

装着测发仪的盒子优雅美观，仿佛"新艺术"时期的雪茄烟盒。我把它从细长的盒子里取出，放在我自己的头发旁边。根据色标，我的头发位于 5—6 之间，让我稍感失望。且慢，我为什么要失望呢？是不是因为我不但接受了这个仪器的暗示，一定要有个清晰准确的分类，而且也在心底下意识地希望能在排位中尽量靠前？还是因为我非常了解那些曾因为被这些仪器误判而给被测者造成的风险？

德国科学家尤金·费舍尔于 1907 年设计的这套仪器，其功用不仅包括确定种族差异，还曾被用来衡量种族纯度的高低。在德属西南非洲殖民地（现纳米比亚），他用这种仪器研究了当地混血居民的遗传模式。根据研究结果他得出结论："最高种族与最低种族的混合是一种退化行为，是威胁高等种族健康的污染物。"回到德国后，他在弗赖堡成立种族卫生协会，并且在德国西部莱茵兰地区德裔和非洲混血儿"净化"运动中扮演了重要的角色。他的研究就是德国优生学计划的雏形。这种观念在德意志第三帝国时期迅速生根发芽，给犹太人、吉卜赛人和其他不符合"德意志种族纯洁标准"的人们带来了非常严重的后果。

伦敦大学学院的测发仪是由早期合成头发纤维制成的样本。后来的模型使用了真正的人类头发，测量结果更为精准。20世纪三四十年代的一些纳粹宣传片中，都有这些仪器被使用的画面。一部电影中，一个德国家庭去看医生，医生首先使用卡尺对他们进行面部测量，然后使用便携式测目仪和测肤仪来确定种族特征。在另一部电影中，我们看到如何在亲子鉴定中使用这些工具。电影结束时，一个金发小男孩高高兴兴地通过了血缘关系测试，但对于有犹太血统的家庭来说，结果很可能而且经常是致命的。实际上，它确实曾名列一系列以科学之名给人带来死亡的仪器之列。

第一眼看见摆在桌子上的这个测发仪时，我还真被它吓了一跳。这和我在美发行业里看到的各种各样的发板也太像了吧！实际上，对发型师和假发制造商来说，使用根据颜色分类的标准化真人发色板是行业惯例和人所共知的常识。其中最常用的是巴黎雷内（René of Paris）真人发色板。从布莱顿到青岛，每一个假发制造商的办公室里都挂着它；我自己家里书房的墙上，也挂着这样一个装有不同头发样品的金属环，有长长的直发、蓬松的发卷、深色的发卷，还有小羊毛卷。只有借助标准化的真人发色板来确定所需假发的颜色、质地和卷曲度，再通过肤色板来确认头部模型的肤色，异地订单才成为可能。

对比阅读那些企图将头发进行分类的早期科学尝试与当代头发广告，我没法不注意到某些平行的主题：坚持给头发强加上缺乏内在一致性的种族或民族标签，或者说，一定要把"不按理出牌"的人类纤维纳入某种既定的分类标准里。"头发是没办法标准化的。"汤姆在中国告诉我，你可以把两束看起来一样的头发放在同一种染料里，染同样的时间，但效果一定不一样。"记住，这是人。你不能指望它像机器一样运行。它不是机器人。同样型号的假发产品你可以订购两次，但它们不可能完全一样。"伦敦发型设计师雅尼克这样告诉他的顾客，他们总和他抱怨假发这东西缺乏标准化。同样，19世纪晚期的科学家也发现头发总是不能严格遵守他们制定好的标准。有时他们将科学发现中不能自圆其说的部分归咎于气候、饮食和污染；其他时候，就怪在人口迁移和种族之间的通婚头上——这都是搞乱"完美"分类的原因。有人指出，头发的颜色和质地随着年龄的变化而变化，而同一个人的头发直径差距甚至可达45%。这些异常值不但没有让他们放弃寻求种族纯洁的努力，在许多情况下还产生了相反的效果：必须做进一步研究！必须细化已经存在的种族差异分辨标准！这和我们今天在假发业中看到的越来越多的种族分类有什么区别吗？

那么我们应该如何看待在当代全球假发市场中普遍存在的种族标签呢？也许它与曾经的种族理论之间的相似并不是单纯的模仿。如果说从前那种"一定要给头发贴上属于某个种族的标签"的行为，更多是受科学上字斟句酌的困扰，今天这些令人眼花缭乱的名字，其实都是市场发明出来的。

"这是未经加工的印度头发，"一位巴基斯坦头发商贩在伦敦告诉我，他从包裹中拉出了一条56厘米长的波浪形黑发，"我的一个朋友在刘易舍姆有一家商店。他的生意经很简单——摘掉标签，只展示头发。一个女孩进来询问有没有秘鲁头发，他给她看这个。有人在两小时后来问有没有蒙古人种的头发，他还是给她看这个！从所谓的巴西头发开始，然后就有了秘鲁头发、蒙古头发。这都是市场营销手段。看，可供选择的越来越多了吧！"

在布鲁塞尔的一家假发店，女士们在周五晚上为自己选择假发。卖家介绍商品时三句话不离顾客们心仪的发型。一个女人问："秘鲁头发究竟是什么意思？""秘鲁头发？"他说这是用来自秘鲁的原材料制成的假发。可当我向他询问头发的来源时，他说他不知道。他只是个卖假发的。

在中国，我和一位刚从法国回来的年轻女士谈起了不同的头发类型，她是一家中国假发公司的员工。"与西方市场打交道时，我们不能说自己的接发产品是用中国头发制造的。"她告诉我，"因为外国人认为在中国制造的东西都是劣质品。他们认为这就是中国制造的意思。这当然不是真的。许多最昂贵的设计师手袋都是在中国制造的。这些产品仅仅在法国或意大利进行最后加工，这样品牌就能把它们标记成法国或者意大利制造了。"

一直与头发打交道的专家艾利克斯·摩尔为我们提供了"头发分类"概念出炉的第一手资料。她曾坦诚地写出了身为非洲裔美国女性在这个行当里的经历。20世纪90年代，她在洛杉矶的路边卖印度头发，后来竞争对手越来越多。等她从中国进口头发转手出售时，就说它们来自马来西亚，以撇清和中国的关系。然而，找她拿货的同行就在一条街的另一头卖头发，还说这些头发来自"印度尼西亚"和"巴西"。摩尔女士揭穿了巴西和秘鲁头发的神话，暗示在巴西经营的商人其实销售的是从其他地方进口的头发。她一针见血地指出，市场上绝大多数头发来自印度和中国，还有少量来自其他亚洲国家和俄罗斯。

不过，虽然头发行业中的种族标签很大程度上是人工的发明，并且世界人口无论现在还是一直以来总是比头发类别的区分更加复杂，我们也不能盲目相信"所有的头发都一样"。所有称职的头发交易商或生产商都要学习如何区分不同质地的头发，即使他们也知道，来自一个区域或种族的头发不可能都是统一的类型或质量。19世纪60年代的一位评论员甚至声称经销商能通过气味来检测头发的来源。"鼻子一动，他就能准确地分辨出英格兰人、威尔士人、爱尔兰人和苏格兰人的头发。"他说，就像区分爱尔兰和苏格兰威士忌的不同泥炭气味一样！

纽约，我坐在拉里·萨巴托尼家的厨房餐桌旁，这是一位退休的头发商人，现在已经七十多岁了，他和妻子一起住在布朗克斯的东北角。"我家已经有整整四代人从事和头发有关的生意了，"他告诉我，"我的父亲、祖父，我的两个叔叔，我和我的儿子。"他的祖父在意大利开始收购头发，并在20世纪初移民到美国。一个叔叔专门为非洲裔美国人市场供货，另一个专门生产玩偶的纤维制头发，而拉里自己专出售假发，并为整个行业提供染色、混合和匹配头发样本服务。13岁时他就加入了家族企业，并从祖父那里学到了有关这个行业的一切知识。"起初我并不想干这个，"他告诉我，"但我越来越热爱这项事业。我很喜欢这个生意，我喜欢头发。"拉里边说边叹了口气，仿佛陷入了对往事的回忆与沉思。他在1992年退休，当时觉得自己再也无法与中国和日本的同行竞争了。"要不是政府搞垮了它，我可能还在这个行当里打拼。"他认为，美国政府缺乏对小企业的必要支持。

话说到一半，拉里看着我，简单明了地问："你想看看头发吗？"我回答："当然。"他马上站起身来，慢慢走下几级台阶，把我带到一间巨大的屋子里，那是他的车库兼工作间。77岁高龄的他动作远谈不上敏捷，不过一走进这间车库，奇怪的事情发生了。二十年的时光一下子从他身上消失了。车库堆满了蓝色的塑料板条箱，拉里在里面翻了一会儿，就找出了好几个非常精美的不同样式假发样品。

"瞧这个！"他对我说，递给我一束浓密的白发，弹性十足，光泽也很好。"这是用牦牛的头部和颈部的毛做的。我们过去常常从那些到中国西藏朝圣的人手里买。再和这个比比——牦牛腹部的毛。你能感受到区别吗？"

"它更柔软，更有弹性？"我说。

"太对了！"他回答说，"实打实的好东西，品质顶级——弹性十足，但是不像马鬃那样毛躁。特别适合需要白色假发的人。不会像人发制品那样快速氧化。"

我想起几天前在克莱尔那里看到的犹太男子佩戴的假胡须。她也称赞过牦牛腹毛的品质。接下来他将手伸进另一个箱子——"现在这是印度货——非常柔软。你能感受到吗？几乎和欧洲货一样柔软。相比之下——中国头发！"他一手拿着一束金色的中国头发，另一手拿着一束未经漂白的俄罗斯头发。"中国人的头发更浓密、更粗糙，这意味着它可以经受住漂白工序。"缺乏经验让我无从分辨两者之间的区别。接下来，他又递给我一把"艾皮里发"（Épilée）。"你绝对猜不到这是什么，"他微笑着说，"这是从头发正在变白的女性提供的深色发束中特别挑选出的白色毛发。它有一种特殊的质感。这是一项很耗时的工作，把它们挑出来，不过我一般都交给别人去做。"这种特殊发质的名字来自"退毛"——更确切地说是拔毛。我在印度的一些作坊里看到过干这个活儿的女工，确实既费神又费时——把待挑选的头发放在黑色木板上，然后一根根地找出其中那些白色的。

"我把最好的留到最后给你看。"拉里热情地说。他打开了好几个箱子，一定要找到最珍贵的收藏。"现在来感受一下这个吧！我们过去把它叫作'意大利蓝丝线'。因为顶级的意大利头发总是用蓝色的丝线束住一头。"这束深棕色的"意大利蓝丝线"散发出丝绸般的魅力。一动之下，仿佛流淌的液体。看上去，就算有人希望把它编织成某种发辫，这束光滑的头发也不会打结。我不禁想起自己认识的几位佩戴半假发的犹太女子，不知她们看到这样的头发，该有多么喜爱。拉里告诉我："这些头发都是从年轻女孩的头上剪下来的。只有年轻女孩的头发才能这样柔软细腻。美丽的头发。"

我注意到在窗户附近的工作台上摆着梳子和整理头发的工具，看起来好像一直有人在使用。我问拉里隔多久会到自己的工作间一次，以为他只是偶尔来怀旧一下。"哦，我每天都来！"他反驳道，"跟头发打交道是我放松心情的方式。"

当我的手指穿过这些人类和动物的毛发，我感觉自己很能理解他的激情。与乍听起来的意思相反，它不是对头发恋物癖般的迷恋，而是一位六十多年来与自己最熟悉、最喜爱的原料——各种各样的纤维相依相伴的手艺人的激情。不过，我也忍不住想到那些不知现在生活在哪里的可怜的意大利女孩。是不是妈妈强迫她们卖掉头发，补贴一下家庭收入？她们现在几岁了？几十年来，这些头发在拉里的车库里到底躺了多久？未来会发生什么？我问他为什么留着头发不卖。它们一定值一大笔钱吧？"哦，我不会卖掉它们的，"他充满戒心地说，"我会留给我的儿子。当我离开时，他可以决定如何处理它们。"拉里不想和这些头发分开，不是出于贪婪的占有欲，而是担心被自己珍视的东西得不到他人同样的重视。那些箱子里保存的，是他几十年工作和生活的沉淀。离开时他把几束头发作为礼物送给了我，这让我十分感动。几天后打包行李时，我不禁盘算起该如何对海关官员解释这些东西："牦牛鬃毛、牦牛腹毛、漂白的中国头发、俄罗斯处女发、意大利蓝丝线、艾皮里发……哦，是的，还有安哥拉山羊毛！"

离开青岛的前一晚，雷蒙德·谢也教我分辨了不同的头发类型。我们当时正坐在一家餐馆里。"印度头发有一点铁锈般的质感。当手指向下移动，会感受到角质层的摩擦。欧洲人的头发像钢一样光滑。角质层小而且非常紧密。它非常强韧，反光性能好，能显示出许多不同的色调。中国人的头发和它们都不一样。"他拿起一根筷子垂直握住，将手指从筷子顶部一直滑到底部，"中国人的头发就像这样！"

在头发这一行里摸爬滚打几十年的人通过触摸来了解头发，他们也用头发的触觉来解释一切。美发师的培训手册更爱用科学语言来描述头发类型的结构变化。一些人仍然相信白种人、非洲人和亚洲人的头发有明显区别，认为不同人种头发的横截面在形状、角质层的排列和密度上具有差异。据说欧洲人的头发平均有4—7个角质层，非洲人7—11个，亚洲人超过11个。根据欧莱雅美发产品的研究，与头皮几乎平行生长的非洲人的头发容易扭曲，生长速度最慢，比任何其他类型都更容易折断。中国人的头发更耐漂白、染色和其他化学处理，部分原因在于其厚厚的角质层和圆形轴结构，但其重量意味着相比其他人种的发质，它不易打卷。

"这很有趣。"伦敦一个为某家主流假发产品企业工作的批发商这样说，而这家公司的产品主要针对低端市场。"我们不会说头发来自中国，因为中国人的头发听起来不怎么高级。它没有得到应有的声誉。其实我们有一系列中国产品非常受欢迎。头发浓密而蓬松，客户很喜欢它们。我们确实说这些产品使用的头发来自印度，因为印度头发听起来不错。但人们对印度头发的抱怨更多。所以事实上，顾客以为自己想要印度头发，结果更喜欢中国头发！"

这样的说法表明，即使与种族差异和地理范围并不完全一致，即使今天假发行业里的标签大部分没有真凭实据，头发类型的结构差异并非完全虚构，毫无意义。那么，像万花筒般越来越复杂的头发分类到底给我们带来了什么呢？不是真实性，而是选择的多样化。

"这些不是新产品，只是有了个新名字！"这位伦敦造型师接着说，"时尚就是这么回事儿。有些客户特别喜欢跟随名人的一举一动。有些人自己就是潮流领导者。他们喜欢变化，也喜欢用头发冒险。现在有了'脸书'和这么多社交媒体，这些人恨不得每周都换个新造型。对于他们来说，就像换一身新衣服，只不过这次是换了套新头发。他们并不在乎这些假发是用合成纤维做的，何况真人发质的假发他们也买不起！但我们必须满足这种需求！我们也有那种需要美容服务的顾客。为了让自己的头发看上去自然得体，不惜一切代价。一旦找到适合自己的经典造型，这样的人不会轻易改变。不过他们愿意花大价钱购买最好的产品，而最好的产品都是用真人头发制作的。"

十八九岁的女孩对接发产品的需求特别明显，也非常急切。黑人女孩喜新厌旧，各种造型换得飞快；白人女孩更喜欢传统的款式，或者只是想让自己的头发看起来更多、更长。许多年轻女性公开表示，她们已经对接发产品"上瘾"了。她们说，一旦养成习惯，要是哪一

第八章　种族

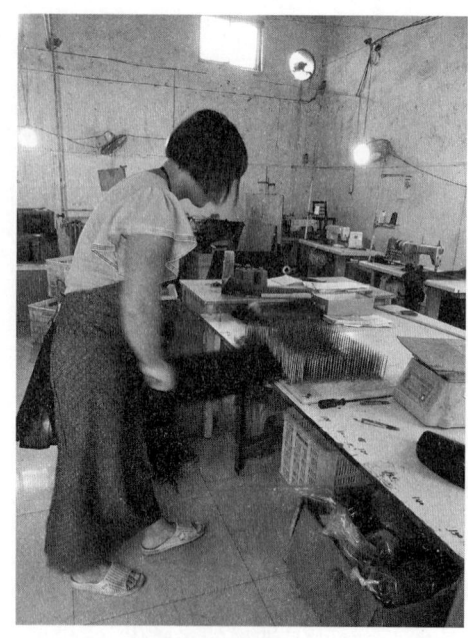

在市郊的车间里
处理头发，许昌

天没戴，就好像光着身子出门或是被人脱掉衣服那样难堪。一位二十多岁的年轻金发女子从16岁起就一直戴着假发。她告诉我："对我来说这是头等大事。为了省钱买假发产品，我宁愿下班后不和朋友们去酒吧。"她自己的头发本来是波浪长发，但她不但做了拉直，还用每个3英镑的价格购买了180个质地极佳的"俄罗斯发束"，再把这些发束掺进去。造型师用小夹子把这些发束和她的头发连在一起，效果能保持两到三个月。与其他固定方法不同，只要护理得当并有专业造型师打理，这些产品至少能再使用一次——这是一项漫长而昂贵的业务。

在中国中部河南省工业城市许昌，我终于知道了适用于不同种族的接发产品到底是怎样生产的。在这里，我看到来自中国、印度和缅甸的大量黑色直发，以及一些动物毛发和合成纤维摇身一变，成为颜色各异、质地不同，满足世界各地不同市场需求的假发产品。这是一个对综合技术要求很高的生产过程——有些可以机械化，但大部分是手工劳动。

"你算是来对地方了！"到达许昌后，很多人都这么对我说。这句话背后的意思是，虽然这座城市在头发商人安静的世界之外鲜为人知，但它实际上是全世界最大的头发产品生产企业的集中基地；而那些小型的手工作坊更是形成了巨大的网络，遍布城市周围。大企业规模惊人，组织有序，规范严格；小企业虽嘈杂却充满活力。大企业雇用了数千名工人，并为他们提供食宿；小企业的劳动者可能只领计件工资。有些企业专门推出了针对特定市场的产品，比如为动漫真人秀（Cosplay）爱好者提供专门的纤维制假发，或者给美容美发学校设计的塑胶头部模特；有的企业产品可以满足全球时尚市场各种各样的需求。难怪这个地方被当地人叫作头发城。

在 H&Y 的总部，我被带到一间非常宽敞的展厅，这里给我留下了极为深刻的印象。根据所针对的特定市场，不同肤色的人体模型被安排到不同的展示区。在这里，世界被划分为美国、非洲、欧洲和亚洲——这个顺序也代表了该公司的产品在其范围内的市场表现和盈利水平。作为许昌的第二大头发制品公司，这家企业雇用了约 4000 名工人，已经有了自己的品牌，以及主攻的区域市场。"女士之星"品牌以黑色和棕色人体模特为蓝本。产品出口到各大洲，但在非洲特别成功，已经打入 50 多个国家的市场。该公司最近又开发了一个名为"巧克力"的新品牌，同样专门针对非洲市场。"Miss J"系列假发和接发系列从外形上看相对保守，并以浅肤色人体模特为蓝本，主要用来满足亚洲市场的口味。在展示厅的橱窗里，塑料模特们坐成一圈，看起来特别像从电影《复制娇妻》(*The Stepford Wives*) 里走出来的人物。中间摆着一个高大的白人女性模特，她穿的裙子和身后的翅膀，都是用真人的头发制成的。

该公司生产 1000 多种不同类型的头发产品，包括女用假发、接发产品和男式假发。公司主要从印度、孟加拉国、缅甸和中国农村购买原材料，并将成品出口到美国、非洲、欧洲、日本、韩国和东南亚的一些地区。

巨大的工厂本身就像一个独立的世界，每个房间里的工人在监工的注视下，从事不同的工作。工人每天必须完成一定的工作量，监工会详细计算和记录每个人的产量。他们一言不发，默默地工作。休息放松时间有音乐提示。漂白和染色车间就像一个大厨房，亚洲人的头发变成各种不同的颜色，既有最暗的深棕色，也有最浅的金色。我想起了第一次在青岛进入一个染色车间时的情形，闻到那股特殊的气味之前，我一直把一个大塑料容器里的金色头发误认为是一锅面条。烟雾刺鼻，让人头晕。它能穿透鼻孔，在喉咙里徘徊。中国头发生产商协会一直把寻找毒性没那么强烈的头发处理法列为重中之重。

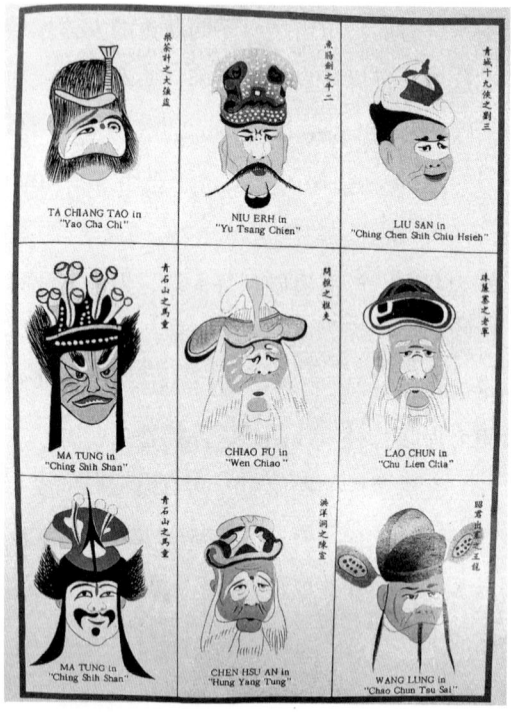

中国京剧中不同的人物脸谱，有着各种形状独特的胡子

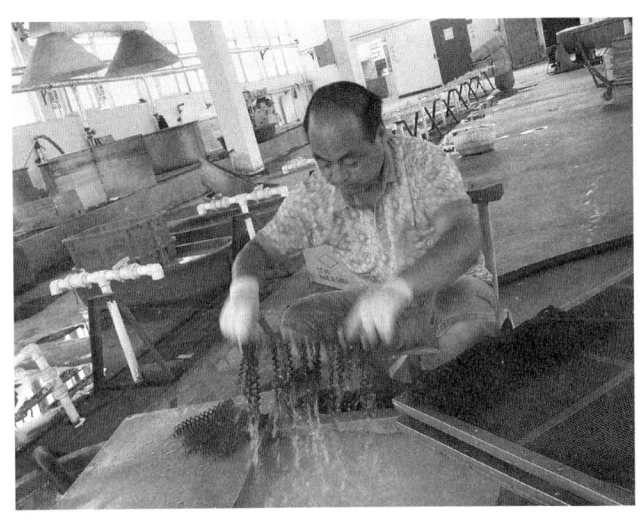

用化学溶剂拉直发卷，许昌，中国河南，2014 年

在另一个房间中，一束束头发被压到布网中间，然后再用某种脚踏机器缠到一根根金属杆上。这样一来，布网上的纹理经过烘烤，就能留在制作假发的头发上，形成流行的"牦牛"褶皱效果。这种材料专供为黑人女性制作接发产品和发辫使用，因为它与黑人蓬松的发质非常类似而备受欢迎。

在一家主要为非洲人和非洲侨民市场提供产品的工厂里，有人给我介绍了不同的卷发技术。非洲销售代表杰克负责带我参观，他刚从拉各斯回来，在那边待了三年。他说当地妇女每两周就要买一顶新假发。该公司于 2002 年开始为非洲市场提供产品，并于 2009 年在非洲建立了自己的品牌，主攻尼日利亚和加纳市场。不过，这家企业的老板在头发这一行里可是老手中的老手，其祖父母专门为京剧演员生产发髻和胡须。把牦牛毛和马毛与人发按一定的比例混合在一起，就能获得满意的效果。现在，他们又把多年来积攒的有关各种毛发纤维的广博知识转投入了假发和接发产品行业。

杰克给我介绍不同类型的发卷："深波"、"水波"、长而蓬松的

"杰里卷"（Jheri）等。工厂车间里，女工们坐在桌旁，把黑色和棕色纤维分别绕在三根宽窄不一的木棍上，以获得不同的发卷效果。水波和深波都是按照同一个方向缠绕；"杰里卷"要把材料按不同方向缠在好几根棍子上，然后把绕好的木棍绑成一大捆，再放进烘烤箱定型。公司的人说，每天大约可以处理700组原材料。该公司使用人发、动物纤维和卡尼卡伦纤维。虽然人类和动物毛发原材料一般缠在金属棒上再放入蒸汽烤箱，但合成纤维则是缠在木棍上然后再放进有定时装置的电烤箱。将头发缠绕在细长形状物体——木棍、金属棒、黏土棍或是骨头——之后再烘烤的原理，可以追溯到几千年前。每一个烘烤后的发卷都被工人们用手仔细地拆开，造型完美。每天下班后，工作桌上看起来都像堆满了用过的筷子。

一大堆像老式电话线一样缠绕在一起的卡尼卡伦纤维，堆在一间房子的地板上。这种纤维被拉动后再松开，就会弹回原状。纸板箱的两侧悬挂着很多晃来晃去的小毛圈，好像随时准备逃跑。在隔壁的房间里，工人坐在矮凳上，将一团团发卷浸泡在化学拉直剂里，仔细计算时间，将其拉直到不同的形态。据我所知，这是一项需要高度集中注意力的技术活儿。

在包装室，成品用金色胶带固定，贴上标签，整齐地码放好。有些标签上写着"100%卡尼卡伦纤维制"，有的则是"100%真人发质"。许多产品包装上都贴着带有性感女郎和西方女孩名字的图片。当我向杰克询问标签上写的到底是不是真的时，他告诉我，订购产品的公司确切地知道包装中的纤维是什么，并根据自己的预算选择原料。有些包里的产品含有混合了马和牦牛毛的合成纤维，质感提升，但光泽度相对稍差。有间屋里的墙壁上挂满了要运往美国的假发成品的盒子。最后一个房间里有600个密封箱，准备用卡车运到青岛，再出口到尼日利亚和加纳——两个半月的旅程将带它们穿越中国南海和印度洋，直到最终抵达西非沿海的贸易港口。

南方城市广州，非洲各地的买家云集，批发便宜的假发，再转手卖回本国挣差价。部分假发产品使用的原材料是山羊毛而不是人发这件事儿，其实是中国卖家和非洲商贩心照不宣的秘密。

加纳以北 1000 英里的达喀尔，著名的"山大家"市场里，到处都是拿着一盒盒不远万里来自中国的假发产品四处兜售的小商贩。看到一个小贩打开盒子，我认出了在许昌参观过的一家工厂的品牌。可我向商人询问头发的产地时，他说是美国。我告诉他我去过中国的假发工厂，还指着他店里堆积如山的包装箱上另一侧的"中国制造"字样。他皱着眉坚持说："这不是中国货。高品质的头发，来自美国！"

我带着一包从另一家商店买的头发离开达喀尔。我不认识这个牌子，不过包装上有南非的电话号码和品牌网址。包装的正面写着"经典巴西原材料，100% 人发，英国销量第一"；背面的话更有意思，好像在嘲笑正面："人发？"包装的底部有一张图，展示了人发在显微镜下的样子；旁边还用磕磕绊绊的英语给出似是而非的"科学解释"："导热性高，不损伤角质层……角质层是头发的活力之源，像真人的一样。"它甚至还用一个表格比较了"真人头发""合成纤维"和"具有人类品质"头发的不同特性。不过，有关这包"头发"完全是用合成纤维制造的事儿，它可一句也没提。在这家店里，我问塞内加尔商人，这到底是不是"真发"，没想到他立即承认："不是，是合成纤维的！"我把同样的问题抛给柜台后面的男人，他说："绝对的'真发'品质，半合成纤维！"这些回答再次让我坚信，这些贴在头发产品上的神秘标签，绝对是一场横跨各个大洲、心照不宣的"共谋"，而且这些令人迷惑的标签之下的包装袋里到底装的什么，卖家的心里应该是清清楚楚的。

许昌的制造商对市场也了如指掌。一些较大的公司有资本开发自有品牌，大部分企业还是为外国假发公司生产贴牌产品。如果

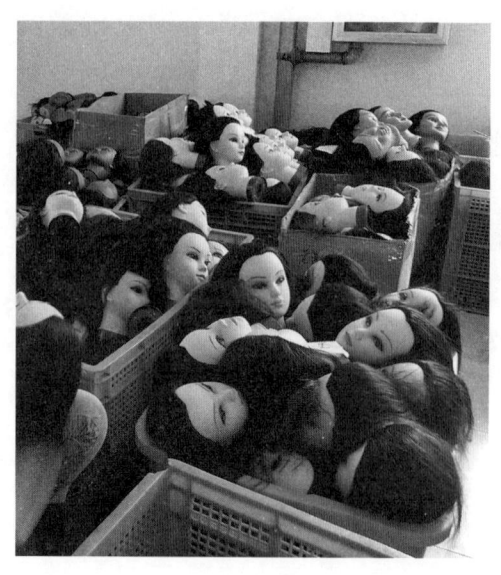

供发型师练习技术的塑胶模特头，许昌，中国

甲方需要的产品报价很低，他们就采用合成纤维或动物毛发。中等价位的人发产品，优先使用各种碎发和库存的以落发为主的原材料。在中国工厂，它被称为"标准头发"。虽然因为在生产前要先被去除角质层以减少打结而寿命不如"雷米发"，但作为人发原材料，它的价格要便宜很多。顶级产品必须用"雷米发"制作，这种最珍贵的原材料长度一致，所有的头发鳞片都朝向同一个方向。生产者的目的是以合适的成本获取最高利润。如果高质量的"巴西深波"造型假发必须用从缅甸进口的雷米发作为原材料，那就一定用它别犹豫。同样，如果中国人的头发最能抵受带有一定破坏性的漂白剂和染发剂，那么这种头发就会被漂染三天变成金色，摇身一变"来自欧洲"，最后再"回到"欧洲。在伦敦我得知，某家公司销售的"欧洲系列"假发产品都是用印度头发制成的。有时来自印度和中国的头发被混在一起，分别取其发质与韧性的优点。参观许昌的工厂就像窥视剧院的后台；在这两个地方，技巧不是为了欺骗，而是创造某些特殊效果的秘诀所在。

在这一年中最热的一天里，我们参观了一家专门生产供美容美发学校使用的头部模特的工厂，产品主要出口至德国、意大利和美国。一包包不同颜色合成皮肤的人体模型从塑料包装里探头探脑；地板上堆满白肤黑发的橡胶人头，看上去就像纽约任何一家画廊里常见的装置艺术品——这一切都充满说不出的超现实色彩。我看到一个女人坐在凳子上用力清洗着人体模特头的头发，而她周围包装箱里的每一个模特，都是这副生无可恋的表情。

被虚构出不同种族身份的三副面孔在长凳上排成一排，冲我微笑：一个是亚洲人，一个是白人，一个是黑人。每个模特肤色差别明显，发型各异。但与其说它们能真实反映不同种族妇女的外貌特征，不如说代表了中国制造商心目中的"她们"。亚洲女子的脸"粉面含春"，但是看上去很不自然；黑人妇女的肤色仿佛加多了牛奶的咖啡，棕中透着灰；而那位白人女子仿佛在人工紫外线灯下烤出的橙色，隐隐中有一丝病态。这三个摆在一起的塑料模特，不正是把人类分成不同种族这一现代寓言荒诞性的真实体现吗？

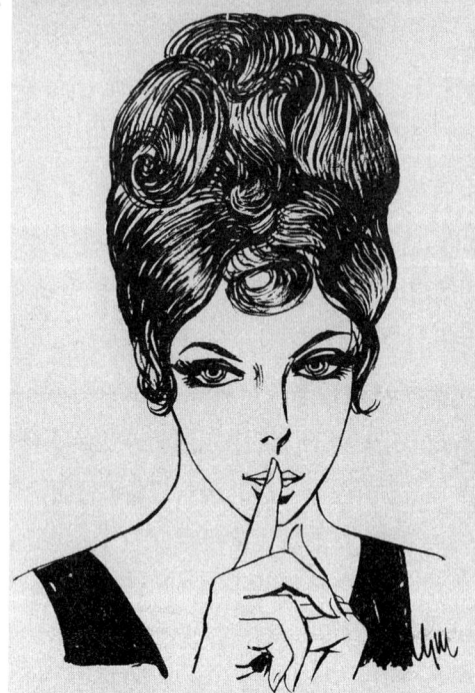

看出来我戴了假发吗?

## 第九章

# 假发狂热

Wig Rush

1968年是动荡的一年,从越南战争和马丁·路德·金之死,到欧洲民权运动和大规模学生抗议活动的蔓延——一切似乎都在冥冥之中有着某种关联。在世界某个角落发生的事情引发了其他地方的激进反应,头发也不例外。在同一年,热门音乐剧《头发》首演,剧中的长发男女蔑视传统规范以及审美标准,随后在全球青少年中引发长发热潮;同时,假发技术也有了革命性的发展。来自日本的卡尼卡伦(Kanekalon)纤维横空出世。大洋彼岸的纽约街头,合成纤维制假发和人发假发零售商之间的战斗开始发酵,逐渐升级。

纽约东区一家知名美容院的老板默里·凯伊公开指责大受欢迎的合成纤维假发,他认为这种假发有可能损害人类头发产品市场。为了证明这一观点,他在公开场合烧了一顶假发,以表明其引发火灾的风险。《纽约时报》写道："这一'放火'行为，又引来人造假发制造商'主教工业'（Bishop Industries）和人造纤维'代尼尔'（Dynel）的制造商联合碳化物公司（Union Carbide）的'反'抗议。后者认为合成头发比真发更安全。"纽约联邦贸易委员会显然不为所动，认为没有任何着火现象是在测试条件下进行的，并且所有假发目前都不受《联邦易燃织物法案》的约束。一些人发假发带有声称"不易燃烧"的标签，并不意味着没有带标签的产品就不安全。"纽约消防局预防部和纽约州火灾保险局都未接到过任何假发着火的报警。美国其他地区也没有发生过头发引发火灾的情况。"文章这样认为。

这些涉及假发制造商、美容专家、零售商和大企业主的示威活动虽然是针对不同类型头发的易燃性而展开的，实际上涉及的是人类头发这一行业全球结构变化的更大范围，并反映出了其内在的张力。无论是在纽约、伦敦、柏林还是巴黎，在本国之外采购其他人的头发以及制作成品假发和发卷产品，一直是一个缓慢而复杂的业务。这条长长的供应链上，既有一个个提供原料的长发女子、收购头发的小商贩，也有头发出口商和进口商，以及大量从事对头发进行分类、着色和混合，并完全用手工编织的廉价劳动力——最后这道工序被称为"排发"（ventilating）。但到了20世纪60年代末，一切似乎都在发生变化。不仅假发生产迅速转移到廉价劳动力丰富的中国香港，而且该地也引入了可以制作假发的机械。然而，出于意识形态原因，长期以来一直是本行业主要原材料的中国头发被一纸禁令拦在了美国之外。1966年，八个欧洲和亚洲国家签署了一项协议，称他们不会向美国出口任何中国、朝鲜和越南获得的头发原材料及其头发产品。撇开爱国主义不谈，纽约假发制造商面临的情况非常严峻，美国、英国和日本公司发明的新型合成纤维制作的假发让他们的日子越来越不好过。

这些看起来仿佛来自外星的全新纤维产品——代尼尔（Dynel）、蒂克纶（Teklan）和卡尼卡伦（Kanekalon），是否敲响了人发制品的丧钟？需要回答这一问题的不仅仅是纽约人。

在位于印度钦奈市中心的一座先进的高层建筑中一间令人愉快的空调办公室里，我和全印度人发出口联合会创始董事本杰明·切里安先生交谈许久。他也是"拉杰头发"（Raj Hair Intl.）的总经理。我们讨论了20世纪六七十年代全球人发行业的起起落落。在这不到二十年时间里，头发收购和生产中心发生了巨大变化，在为一部分人提供新的商机的同时，也给这个行业里的其他人带来了商业灾难。由于美国对来自社会主义国家头发的禁令，20世纪60年代中期印度的头发交易出现了极速繁荣。"当时钦奈的头发商人多达三四百人，"本杰明告诉我，"头发的价格每天都在上涨。对欧洲和美国的出口量令人震惊。"

"一名假发制造商发现印度富有原材料"，1966年（即对中国头发原材料采取禁令的那一年）10月，《纽约时报》的头条新闻这样写道。这篇文章介绍了印度国家贸易公司与迈阿密的"时尚发丝"公司（Fashion Tress）达成的价值数百万美元的协议。另一家美国公司——香港狮子山贸易公司，正在钦奈（当时的马德拉斯）建立一家新的假发工厂，并计划每年出口价值1200万美元的假发和假睫毛产品。钦奈的国家贸易公司当时每年从提鲁帕蒂和帕拉尼的两个主要寺庙购买45吨头发，但现在计划通过把南印度寺庙纳入收购范围而将这一数字增加到150吨。印度女子的头发这一新发现，让美国的假发制造商欣喜若狂，其长度、质量、质地以及"产量"都令人非常满意，更重要的是能与欧美顾客的发质相容。"时尚发丝"的老板非常高兴地说："印度是世界上优质假发原材料的储藏库……印度正在成为世界假发业务的关键所在……看看，我们甚至在马德拉斯找到了一根长达57英寸（约145厘米）的头发，我们打算在明年2月的纽约希尔顿国际美容展上展出。"

但这种热情转瞬即逝。

"我们印度人没有掌握真正高明的假发制造技术，"本杰明·切里安告诉我,"头发的成本一路走高,以至于人们开始寻找替代品。日本人发明卡尼卡伦之后,人造纤维迅速占领市场,人类头发一败涂地。之前价值200美元的东西现在只卖20美元。印度的每个人都以最低价格卖掉了自己的股票,整个行业停滞了七八年。"但到了20世纪70年代末,潮流又发生了变化。"人们逐渐意识到,合成物总归是合成物。那时候大家都穿尼龙和涤纶材质的衬衫。这些材料制成的衣服会散发令人不悦的气味。大家慢慢明白了,天然的头发才是真正的头发。它永远不会被替代。对人类头发的需求再次回暖了。"

正是在这个时候,本已在花岗岩出口领域非常成功的本杰明·切里安决定进入假发行业。他首先把来自理发师垃圾桶中的碎发运往韩国和日本。头发原材料可以在那里进行加工,用于制作男士西装的衬布和提取氨基酸。后来他把业务扩大到直接从女性手中收购长发,最后专注于印度教寺庙的高品质雷米发,直至今日这仍然是他公司的特色。在印度政府的支持下,他作为头发交易商代表团的成员前往中国香港、日本和韩国等地,向这些地方的假发生产商推广印度头发原材料。十年后,他带领第二个代表团参加世界巡展,与后来成为印度最大头发商人的K.K.古普塔先生一起旅行。在意大利的巴勒莫,他们遇到了许多西西里发型专家。"意大利人和犹太人是大蓬头专家,我们想从他们那里多学点东西。西西里人知道如何将头发漂白成较浅的色调同时不会对发质造成太大的伤害。每个家庭都有自己的家庭秘方。"

如果说合成材料在20世纪60年代末和70年代早期的普及几乎使印度的头发贸易陷入停滞状态,那么在亚洲其他地区则产生了相反的效果。"头发贸易总是会朝着劳动力便宜的地方前进。"本杰明·切里安指出。随着美国工人工资不断上涨,美国企业家开始为中国香港、中国台湾和韩国的工厂提供资金。这些工厂生产出的产品让他们在本国看到的任何其他产品相形见绌。这些新工厂拥有大量廉价的劳动力储备,非常适合大规模生产假发。在假发生产这一行业,即使有些工序是通过机器完成的，仍需要数小时的手工劳动。20世纪60年代中期美国政府对来自中国的头发说"不"之后，美国的人发原材料改从印度和印度尼西亚进口；但到1969年，美国和日本的合成纤维也大量投入使用，降低了生产成本，也减少了从本土之外采购人发原材料的种种不便之处。合成假发的利润空间很大，这不仅是因为它们所包含的材料的价值，更因为它带来了销售量的巨大增长。据预测，到1970年底，世界上90%的假发产品都是用合成材料制成的。

假发产品制造厂在东南亚萌发的速度令人震惊。1963年至1970年间，香港的产业规模从仅仅雇用300个工人的8家工厂，发展到工厂422家，从业者近四万人。Trendco公司已经退休的创始人基思·福肖回忆道："亚洲的工厂雇用了成千上万的女工，给她们提供了就业机会。这也是这个行业令人满意的地方。那时人们真的很穷。她们非常需要一份工作，假发贸易给了她们机会，无论是中国的香港、台湾还是新加坡、韩国和后来的中国大陆。我永远不会忘记有些工厂里那些令人难以置信的景象。厂房太大了。有些工厂里有四五千工人，目之所及，所有人都在忙着做假发。"

但是，只有韩国才掀起了一场假发的风暴——不仅是因为其工厂规模大，生产效率高，而且还因为它在国外建立起了出口和分销网络。到1972年，假发已成为韩国第三大重要出口产品，许多韩国移民和商人通过销售假发移民到了美国，并在众多美国城市的中心找到了落脚点。他们大多在城里较为贫困的社区定居。这些韩国移民很快摸透了非洲裔美国人和拉丁裔妇女的口味——热衷于以折扣价购买整顶假发和各种假发产品。可以毫不夸张地说，韩国移民在美国的繁荣兴旺在很大程度上是通过"头发"建立起来的。

在Femme公司位于温布尔顿别具一格的公司总部，我遇到了韩国裔美国女子朴米娜。她是"森太阳"（Sensationnel）的董事之一。这是一个非常知名的美国头发产品品牌，主要针对美国和欧洲的黑发市场。尽管彬彬有礼且富有魅力，朴女士对我的态度一开始带有一点点防备。这可能是因为近年来在美国黑发产品市场中，韩裔人士及其产品因其绝对的主导地位而受到了不少指责。这种防备也与其他东西有关——对头发发自内心的热爱。这是他们一家人的命脉所在；而且她的态度仿佛在说，绝对不允许自己如此珍视之物受到哪怕一点点的诋毁。

"我在韩国的工厂里长大，周围都是头发，"她告诉我，"后来我来到了纽约的仓库。我熟悉与假发行业有关的点点滴滴，我对头发非常着迷。这是我的情感所系。"在进入假发行业之前，她的家人主要从事猪鬃产品制造。她的父亲曾被迫在日本军队服役，成为战俘的日子更是不堪回首。后来，朴女士的父亲在韩国开起了生产假发产品的工厂。当家人决定移民美国时，米娜只有三岁。假发工厂在韩国遍地开花，竞争极为激烈；工人的工资猛增，使得生产成本也随之水涨船高。"风气渐渐变了，"米娜回忆说，"我的家庭面临选择。我们必须在东方和西方之间给出答案。"选择东方意味着在其他地方（比如可能是中国）建厂，选择西方意味着进入主要在美国的批发贸易。他们选择了西方。"在那个年代，纽约的假发业是握在犹太人手里的，但他们已经有点干烦了。我们从犹太人手里买下了工厂，最开始他们是我们的主要客户群。他们的孩子不想再干头发这一行了。"米娜和她的姐妹们与犹太人的后代正好相反——在她们成长的岁月里，见证了父亲从无到有，在假发行业里打拼成功的经历，也帮助他打理自家的工厂。今天，靠着血脉里对头发的热爱，她们都留在了这一行当里——两个在美国，一个在西非，米娜在伦敦；米娜的女儿也愿意追随妈妈的脚步。

许多犹太头发交易商不仅在20世纪60至70年代退出了头发贸易，而且因为一波接一波的"种族骚乱"带来的紧张局势，他们也在逐渐迁出原来居住的较为便宜的社区，拉低了房地产价格。以上种种，都为韩国移民打开了通往新世界的方便之门——他们定居下来,建立美容美发产品销售网络,以远远低于其他高端社区百货商场的价格出售化妆品、发制品和假发。这些移民零售商可以直接从韩国工厂购买物美价廉的假发产品,还能给工厂主们提供有关美国最新潮流和风尚的信息,以便工厂及时调整生产方向。与此同时,韩国政府也出台了多项产业支持措施——禁止出口原材料,以保证韩国工厂有充足的本国头发原材料;在美国建立韩国外汇银行;鼓励借贷,向成功的批发商提供贷款和奖励。美国长期以来一直是世界上最大的假发进口国,并将其进口产品再次出口到 60 多个国家和地区。1970 年,它进口的假发产品中有一半来自中国香港。到 1978 年,其中 90% 来自韩国。

美国假发贸易一直依赖移民社区。意大利假发商人的主要盈利点,是他们总能取得最受同胞女性追捧的真发原材料,然后通过高超的分选和染色技巧来打造精品。纽约假发制造商拉尔夫·莫利卡为我描绘了他小时候"收集头发"的场面:"意大利人天生是收集头发的专家。第一次见识这场面时,我还是西西里岛上的一个孩子。巴勒莫的商人最擅长这个。他们坐着马车来到我们的城镇,然后在广场上停下来高声吆喝:'来了来了!快来买卖货物了!'他的车装满了各种商品。每栋房子里都会匆匆跑出一个抓着小包裹的老太太。那小包里肯定装着头发。其中一些是梳头时从梳子上一根根攒起来的,有些是她们从自己的头上或侄子侄女头上剪下来的。她们用这些头发与商贩交换针线、棉花和刀叉,或者其他小玩意儿。那些女士并不知道头发的价值。小贩就靠着她们赚钱。我站在一边默默地观察这一切。我当时五六岁,在心里默默地'审判'他,因为他看起来是那么不怀好意,有点儿卑鄙。我心里高叫着:'你对头发做了什么?你要这些头发干什么?'直到我把他盯到发毛,然后他过来威胁要打我,我只能马上跑掉了。不过当时的小贩们就是这样收集头发的;他们再把头发带到巴勒莫,在那里将其重新整理,用于制造假发,然后出口到世界各地。"

意大利人移民到纽约时，他们照样能依靠类似的办法轻松获取头发。像拉里·萨巴托尼的祖父一样，有些人在移民纽约并成为进口商之前就开始在意大利剪发和收集原材料。当犹太移民离开德国和东欧来到美国时，他们也带来了贸易联系和假发制作技巧。韩国进入该行业的独特之处在于，他们与消费品的大规模生产转移到亚洲国家以及新的人造纤维系列的问世几乎同步。这使韩国企业家有机会大规模控制人发制假发和合成假发的生产，并进入美国假发市场的出口、进口和批发分销领域。而美国的假发行业是高度分化的。虽然犹太人和意大利人继续主导奢侈时装市场和小型的与宗教相关的高端定制人发假发零售，但韩国人抓住了时尚大潮，他们的产品受到非洲裔美国女性特别热情的欢迎——从那时到现在，稳定的低价假发产品是她们的"刚需"。

但是，这种被某些评论家称为"假发热"的现象并不局限于少数群体，更没有仅限于美国。有赖于前所未有的廉价的合成纤维，假发和假发产品成了大众时尚的一部分。从20世纪60年代末到70年代初期，它们几乎横扫美国和欧洲。制造商迅速推出众多新产品，也给它们起了极具吸引力的名字——有供女士们挑选的全顶假发、半幅假发、半假发、顶髻、束发带式假发、弹力假发、非洲假发、超短假发、卷发筒、圆顶礼帽式假发、簇状和泡沫型发顶；同时，供男性选择的产品也越来越多，例如男用假发、头顶假发和弹力假发。还有企业甚至推出了不分性别的假发。大多数假发最初是使用所谓的"亚洲头发"制作的，这种分类法无疑让一部分来自中国的原材料混入了印度和印度尼西亚的进口品之中。一些便宜的假发是用牦牛毛制成的。制作假发的过程包括对亚洲头发进行拉伸、消毒、漂白和染色，从而减少其粗糙度，使其外观和质感与欧洲人的头发更加相容。

回顾60年代和70年代早期的这一辉煌景象，人们可能会觉得假发狂热是从当时的创造性风格中自然萌发的——但事实并非如此。实

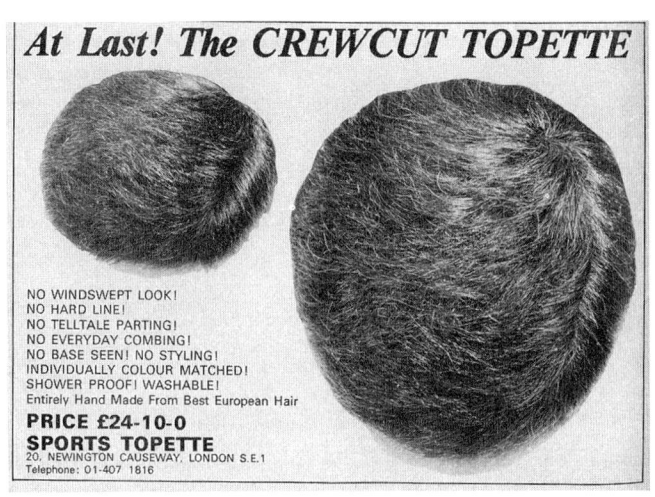

男式假发的顶部，1970 年

际上，这是西方企业家、商人、广告商和美发专业人士共同努力的结果，他们联合起来，共同将假发推上了时尚的顶端。

"让人们把佩戴假发视为一种乐趣和时尚，起初是一场非常艰难的斗争，"基思·福肖回忆道，"大多数人认为假发只是给秃头的人或少数笃信宗教的犹太妇女准备的，但我确信能干出点名堂。我们已经用人造假发束为妇女们垫起了蜂巢式盘发，为什么假发不能流行呢？"基思想出了各种市场推广的点子，从香港进口成品假发，并在英格兰东南部的妇女家中组织假发派对。"特百惠（Tupperware）产品派对在当时风靡一时，所以我想，为什么不举行假发派对呢？我在布莱顿本地报纸《守卫报》上打广告，招募愿意组织活动的女主持人，再让她们邀请自己的女性朋友来品尝葡萄酒、奶酪，还有假发！我会到组织派对的人家，放些宣传片，讲讲跟假发有关的历史知识和小笑话，然后让大家一边喝酒一边试戴产品。许多妇女第一次挣到了自己的钱，也不像原来那样完全依赖丈夫的家用。她们有自己的钱可供支配了。这很有趣，但也很辛苦！"

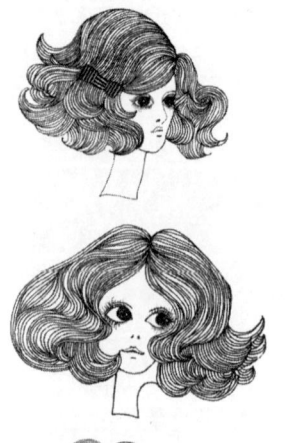

**"拉拽"式假发**

这款整体式假发可以有各种不同的佩戴方式，也因此取得了惊人的巨大成功。每一顶"拉拽"式假发的基础部分都是用有弹力的丝线手工制作的，根据佩戴者不同的头型进行调整后，与原有头发完美结合在一起，无论观感还是佩戴都非常自然。

重量：5.5 盎司，长度：8 英寸，订购编号 102

**"时髦"假发**

柔滑的长发卷让"时髦女孩"造型极为抢眼。无论使用者的风格偏传统还是新潮，这款假发都能满足你的需求。纯手工缝制的发线能轻松打造出刘海的效果。

重量：6 盎司，长度：14 英寸，订购编号 203

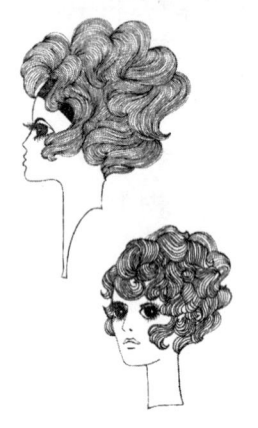

**"发带"假发**

"发带"假发不但保留了"摇晃"式假发的全部优点，还在额头发线部位加上了一条用天鹅绒制成、宽 0.5 英寸的弹性发带，让佩戴更加轻松舒适，像帽子一样贴合在头上。

重量：5 盎司，长度：4—6 英寸，订购编号 305

**"摇晃"假发**

这种价格便宜到令人难以置信的短发卷，为美发行业带来了新的曙光；无论你年龄几何，都能享受造型的无尽乐趣。与 Trend 公司的其他假发产品一样，有多达 16 种颜色可供选择。

重量：5 盎司，长度：4—6 英寸，订购编号 302

"伟大的恋情"，假发的潮流变迁

当时的报纸展示了基思的形象，这位身材高大、精瘦的年轻男子佩戴着金色袖扣，周围环绕着发型蓬松的性感年轻女子。很难说她们是在凝视着他还是假发，也许两者皆有。70 岁的基思仍然散发着活力和魅力，不难想象在他热情高效的"教学"后，年轻女性一定无法抗拒假发带来的乐趣，而美发师们也被他说服，尽力帮助他在沙龙中推广假发产品。继霍夫的第一家店铺取得成功之后，他在克罗伊的假发店能为顾客们提供 42 种不同风格、多达 90 种颜色的假发产品，价格从合成纤维产品的两镑到顶级人发制假发的 60 畿尼（约合 63 英镑）不等。后者的目标顾客是"挑剔的成熟女性"，而前者最受年轻的派对女孩欢迎，她们什么新鲜事儿都想尝试一下。

基思那时奉《美发师杂志》（*The Hairdressers' Journal*）为《圣经》，虽然不再每周出刊，但这本 1882 年创刊以来便稳定运行的杂志从来不缺促销头发产品的点子。"每个女人应该有不止一顶假发，"一篇特写这样说，"如果她已经有了一个顶髻，那么该卖给她第二个了，然后给她看看同时佩戴两个的效果。如果她有一顶完整的假发，就向她推销各种发卷。拿黑色的假发诱惑金发女郎；用对比色的长卷发让棕色头发的女孩当上舞会皇后。"那是一个强行推销的年代。有人提到"从（顾客的）口袋里掏钱"，"诱惑"客户，"从青少年市场中分一杯羹"，或是"占领"新娘的头发。每个人都是目标客户，无论十几岁的少女、职场女性、孕妇、母亲，上自灰发老妇，下到八九岁的女童，年轻的商界人士和秃顶男人也没被放过。

没有任何人被排除在外。一位发明家甚至申请了一项专利，该专利是"人发制造的用于男性和女性尸体上的头发产品"。他声称，它"外观自然，使用方便，成本低廉，购买便捷，能针对尸体的特定年龄和性别专门打造"。

当时的从业者在行业媒体上大力鼓吹推广假发，因为这能给他们带来巨额利润。钞票像雨点般从天空洒落的影像在当时极为流行，这也是假发行业的写照。业界不仅可以从假发的销售中获利，其敷料、服务和相关产品也是取之不尽的金矿。一本 1969 年的《美发师杂志》假发特刊告诉我们，假发能"刺激风尚的变化"，"使顾客更爱烫发"，也能"让犹豫不决的客户尝试新鲜的发色"，"立即提振士气"，并掩盖发型师犯下的其他错误。"假发的流行会让更多的女性爱上（发型师的）服务和假发！"与此同时，关于如何处理假发产品和识别优质头发，男性头发专家也提出了专业建议和"科学"讨论。1968 年，大部分假发产品都宣称用人类的头发制成，但当时的种种争议已经引

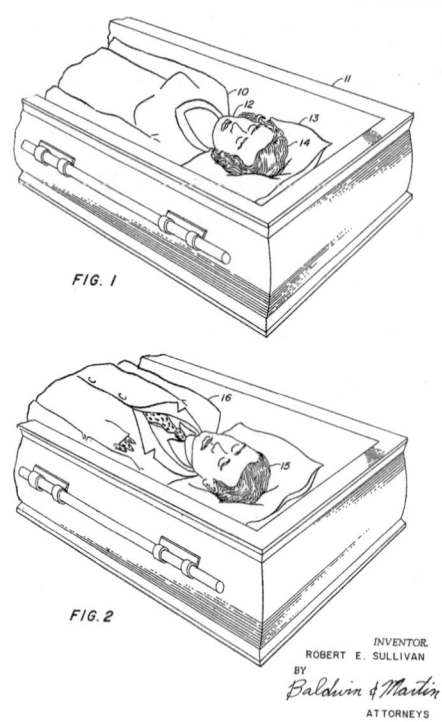

尸体专用头发产品展示，1967年罗伯特·E.苏利文申请发明专利

起了公众对产品标签准确性的关注，因为已经有顾客开始怀疑合成纤维和动物毛发经常被掺入人发材料。根据当时的广告，用亚洲女性头发制作的假发其价格是欧洲原材料制成品的一半。

到1969年，《美发师杂志》开始刊登讨论和比较各种合成纤维与人发优缺点的文章。突然间，合成品不再被视为劣质的替代物，转而成为假发行业强有力的竞争者。合成产品本身还具有一定的教育意义，能使理发师及时了解到人造纤维的最新技术进步。产品广告中越来越多提到特定类型的纤维名称，因为新的商标法规定零售商要对产品上标签的真实性负责。"随时随地，风格转变！"1970年的一则"快乐女孩"广告给假发起了很多火爆刺激的名字，如交际女孩

（Play Girl）、吉卜赛女孩（Gipsy Girl）、模特女孩（Model Girl）和社交女孩（Society Girl）。这些都是百分之百的卡尼卡伦纤维制成。另一个"快乐女孩"广告提供人类头发和合成材料假发的不同选择，产品的名称就大摇大摆地写在广告上。

合成假发的魅力在于便宜和易于洗涤，即使经历了滚筒洗衣机的洗礼也能很快恢复元气——如果广告可信的话。就像洗衣机本身，它们是现代生活的一种象征。对于生产企业而言，这种产品的吸引力更是显而易见：它不仅能简化采购和分类人发的复杂过程，制造商也不再需要根据头发的长度与原材料商讨价还价。生产商只需简单地将合成纤维切割成所需的尺寸，而且成本十分低廉。进口商们的操作秘诀更为简单——尽最大可能进货，越多越好，纯粹靠销量获利。

伦敦的米路晏路曾经是大量犹太移民的家园，如今这里早已被孟加拉人占据。我在这里的"头发发展中心"遇到了假发制造商斯

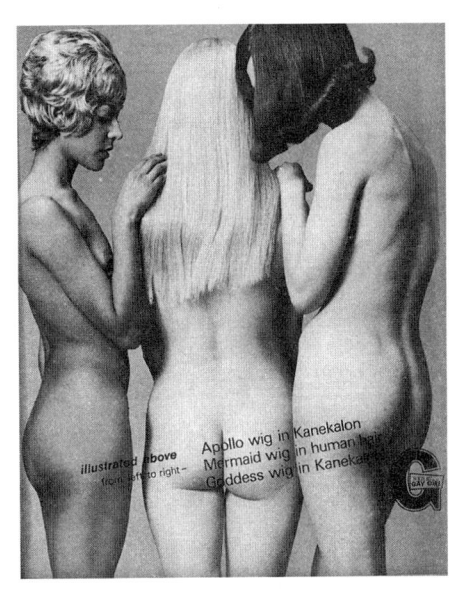

"快乐女孩从后……向前冲"。1970年的一则广告，那是自由性爱和廉价假发大行其道的年代

第九章 假发狂热

坦·列维先生。从很多方面来看，他都像是旧犹太人东区的典型代表和活生生的遗迹。1946 年，因为家人再也无力提供继续接受教育的支持，他离开文法学校，开始做学徒美发师。他渴望获得新的机会，后来靠自己努力买下了一位名叫阿道夫·科恩的 90 岁犹太假发制造商的假发制造设备，后者当时正关门结业。起初列维对假发制作一无所知，但他在 20 世纪 30 年代一本旧手册的帮助下自学了这门手艺，并很快生产出了自己的产品，以"巴黎的斯坦利"为品牌出售。一顶假发的制作周期是三到四周。当合成纤维开始出现时，他很快就嗅到了变化的气息，立即预订了飞往香港的航班。

"那些假发非常便宜。你永远不会猜到我做了什么，我一口气买了十万个。然后我在全国性报纸上登广告，提供免费假发。我只收取 1 英镑的邮费和包装费用，这意味着每顶假发我能挣 15 便士，不过就算这样也很值。我的目的是一战成名，打开知名度。我估计，如果人们喜欢这些假发，就会回过头来再找我买。"斯坦还进口了大量的合成材料制假发辫子。"我有很多来自尼日利亚和加纳的客户。他们简直是迫不及待地下了辫子的大订单，这些便宜的辫子当时在他们自己的国家是买不到的。"

直到韩国头发制造商开始将工厂转移到中国之前，列维先生每年都会飞往韩国。他是英国最重要的头发进口商和原材料供应商，并继续向丹麦、瑞典、加拿大、爱尔兰、美国和澳大利亚出口头发，同时还为脱发者提供假发片产品和服务。

更多的人在假发这个行当里进进出出，有的能短暂地占据潮头。其中一位叫作乔治·梅耶。他的家人在第二次世界大战前逃离德国，在伦敦建立了德尔班科梅耶有限公司（Delbanco Meyer & Co.），该公司进口猪鬃、马毛，以及黄鼠狼、松鼠和西伯利亚貂的各种软毛。这些原材料在伦敦公司的工厂分拣，然后卖给世界各地的刷子制造商。1968 年，乔治·梅耶发现一些西班牙女孩在展览会上卖假发。他想:"如果她们能做到,那我也可以。"他登上了飞往香港的航班,先订购了一小部分人发假发,后来又订购了大量合成纤维假发。"我们的短卷发假发叫作金奇(Ginchy)假发。最流行的时候,我们每月的销售量居然有十万件。这大概是在 1972 年左右。我记得接到商业伙伴的电话。他说:'这太不可思议了。如果你沿着牛津街一直走,能看见几乎有一半的女性都戴着它!'"从 1968 年到 1973 年,《美发师杂志》中金奇假发的广告随处可见,其中许多都是双页对开,夸张的标题称它走在时尚前端。更令人惊讶的是价格实在太便宜了——也许这正是低成本和巨额库存的写照吧!

电影明星和流行歌星的华丽发型进一步推动了假发狂热。诺尔曼·巴格奈尔在肯辛顿大街时髦的哈珀·哈珀市场(Hyper Hyper Market)拥有一家名为 Hot Hair 的精品店。他回忆起流行歌星雪儿(Cher)来到店里订购了 14 种不同颜色假发的情景。更让他高兴的是,BBC 著名主持人特里·沃根在一次节目中问起雪儿的头发。雪儿摘下了自己的假发,特意说明它来自"Hot Hair"。这让巴格奈尔的店在时尚地图中拥有了一席之地。斯坦·列维是巴格奈尔的主要供货商之一。另一位主要供应商名叫伊恩·西摩尔。西摩尔先生是连锁店"养发人"(Hair Raisers)的老板。他的经营策略是专门在大型百货公司开设特许专卖店,在商场的一层,假发专柜总是能吸引最多关注。

在女用假发"力邀"所有年龄段的女性"跟上潮流"并努力成为潮流引领者的同时,男士假发则为男性带来了成功、男子气概以及恢复活力的承诺,当然它也引发了男士们对头顶头发越来越稀疏的潜在焦虑。如果报纸宣传可信,男性假发不仅会吸引那些头发确实稀少的男性,也会吸引那些被他人认为头发过多的男性。一般来说,长发造型不利于男性求职,这让那些既不愿失去自己的头发也想要获得职位的男士掀起了一场"地下假发运动"。在一篇题为《假发——无论长短——给士兵带来安慰》的文章中说："在全美国的各个军事基地，都有海军陆战队队员、中年军官和普通士兵偷偷溜出去购买长发假发，以便他们可以在休假时面对女朋友和好朋友们。而在一股新出现的反潮流里，预备役队员得把过长的平民发型藏在紧贴头皮的假发下面，才能在有军事训练的周末面对严格的长官。"

对全国各地的假发卖家和高级军官的访谈显示，美国士兵一直都有购买和佩戴用人发制成的假发、胡须的行为，陆军和海军对这种做法也表示理解。给长发士兵提供发网的西德和瑞典的解决方案似乎更为可取。据报道，瑞典军队在发网上投入了一万美元，而德国军队的投入是前者的十倍。当时的联邦德国国防部长赫尔穆特·施密特下令，允许军人遵照自己的意愿，保留自己的头发；因为贸然剪发可能会给士兵造成"巨大的心理伤害"。这种做法，与第二次世界大战期间强迫大量囚犯剃须的德国军队相比，显然是有天壤之别了。这一命令于 1972 年 5 月撤销，当时席卷欧美的长发时尚已经开始减弱了。

在使用假发片来遮盖自己本来的头发这件事上，美国士兵并不孤独。据报道，很多英国的年轻男性在商界找到第一份工作后，也不想放弃自己的长发，他们同样选择了这种方法。1972 年，《美发师杂志》上刊登了一组一直以毛茸茸长发形象示人的著名流行乐队"比吉斯"（Bee Gees）的照片。为了给新加坡之行做准备，两位歌手戴上短发造型的假发，把他们自己的长卷发藏在了下面。当时的新加坡政府认为，电影《越战毛发》（*Hair*）里毒品泛滥的派对、青年男女随意的性爱，代表了嬉皮士堕落价值观以及严重不当的行为，而长发造型更是其外在表现之一。因此他们禁止男性留长发，并通过罚款和强制剪发来严格执行这一禁令。新加坡公共场所的墙上贴着照片，直观地解释了何为"长发"；而机场中随时待命的理发师，更是对这一规则理解和执行的策略性有力保障。

> **长发男子理发时排在最后**
>
> "长发"包括

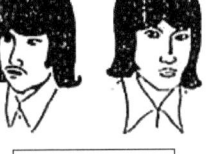
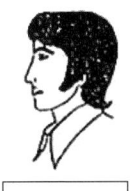
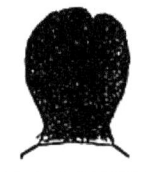

头发盖住前额直到眉毛 或 头发遮住耳朵 或 头发长度在普通衬衫领子以下

对长发男性的惩罚措施。新加坡，20世纪70年代

戴时髦假发热潮的消退几乎和它到来时一样快。没有人知道为什么，但也许这种无处不在从反面加速了其自身的垮台。在那个时代，本地的现购自运商店都可以很方便地买到假发，汽车修理厂提供假发清洁产品和服务，而当站在潮流顶端的高街时尚拿出了源源不断的便宜货时，假发很快失去了它的魅力。"假发大受欢迎，就连老奶奶也每人一顶，"基思·福肖认为，"对于时尚来说，这并不是一件好事！"长直发造型趁势崛起。许多年轻人把假发扔到了一边，尽管黑人女性、正统的犹太教妇女和脱发者的市场依然存在。许多冲过时尚潮流的企业家迅速退出了这个行业。乔治·梅耶回到家族传统的猪鬃；基思·福肖于1978年出售了他的五个假发精品店，并将注意力转向了不断增长的高端定制人发假发市场，这是唯一显示出增长迹象的领域。毕竟，脱发永远比最新的女性时尚更持久。

随着70年代早期合成纤维横扫原材料市场，印度的交易商对人发交易完全失去希望，并且以极低的价格抛售了手中的库存。然而，浏览1970年之后的《美发师杂志》我们不难发现，对人类头发的需求从未消失。其中一则广告更是因为其准确的预言色彩而引起了我的关注。这则"窈窕淑女时尚假发"（Fair Lady Fashion Wigs）的广告，题为"100%的真人头发才算数！"。它接着说："无论过去、现在，还是将来，人类的头发，真正的头发，才是你值得投资的生意！特别是不远的将来！别因为其他产品所谓'质量更好'就放弃真人的头发——你一定得记住这件事！"看起来，这个广告仿佛预测了90年代初期以来全球市场上由接发产品重新点燃的对假发的狂热追捧，而这一需求再次确定了印度作为主要产品供应商的地位。

从许多方面来看，与其说现在的接发产品热潮是60至70年代的假发热的延伸，不如说它与19世纪晚期发卷等假发产品的流行更为相似。从本质上来说，它更强调用各种补充手段，让一个人的真发更长或者更厚实，而不是用其他人工产品把它们藏起来。"补充手段"主要有两种，一是把大量细细的发束想方设法"掺入"女士们的真发中——小夹子夹，含有角蛋白的黏合剂固定，或是细小的发圈；二是把发卷和接发片黏结或是编进真发里。很多黑人女性更喜爱后一种编发的方式。以人发为原材料制作的接发产品更受欢迎，不仅因为它的视觉效果和触感更自然，而且它可以像人的头发一样被染色、漂白、烫卷或是做其他造型。虽然一些较昂贵的新型高级合成纤维也具有耐热性，但大多数人工产品的造型效果不佳。此外，后者的光泽往往看起来就有一股人工的味道，容易打结，且使用寿命比人发产品要短得多。精心挑选并由专业美发师打理的假发产品，普通人很难看出是假发，能让佩戴它们的女士们的头发看起来更长，也更密实；更让人心动的是，接发能让短发"秒变"长发，无须忍受头发漫长难忍的生长过程——或者说，把这个痛苦的过程"外包"到别人的头上。

有人认为，电影明星和名人引领了佩戴假发的风潮，不过这个故事还有其他版本。事实上，我遇到的许多白人企业家将接发产品的起源归于黑人女性。"她们才是使用假发产品的先行者，"基思认为，"非洲和加勒比地区的女性在我们进入这个行当之前已经做了二十五年了。"在大西洋的另一边,拉里·萨巴托尼坐在纽约布朗克斯区家里的厨房餐桌旁,告诉了我类似的事情:"她们一直在编啊编。黑人妇女先来找我购买一些原料带回家,然后让家人把这些头发按照自己想要的样子编到头发里,基本上都是像玉米垄那样一排排的造型。这是她们的传统,她们才是接发产品真正的发明者。"另一位美国企业家告诉我,他曾向哈莱姆区一位名叫格蕾丝的非洲裔美国女性学习头发编织技巧;而一位英国批发商现在还记得,走进伦敦市中心的斯普林特美发沙龙,看到黑人美发师温斯顿·伊萨克斯"用头发做出的惊人造型",心中充满敬畏与惊叹。

具有讽刺意味的是,虽然许多白人企业家将接发产品视为一项"黑色的"发明,但真正使用这类产品的众多黑人女性却不得不忍受来自支持"真发"人士的指责。在传统白人审美的审视下,只有飘逸的长发才是美的;黑人的发质和发型都无法与之相提并论。无论起源如何,使用接发产品这一时尚之举,已经通过黑人女性引领——名人效应——商业投资的相互作用,达到了广泛传播。这一次,中国将成为制造商的主场。

总部位于纽约的"乔治假发"的董事总经理巴鲁克·克莱恩解释说,鉴于韩国企业生产成本急剧上升,因此韩国和日本制造商逐渐将工厂转移到中国和印度尼西亚。"中国人很聪明。他们免费给你土地,帮助你建造工厂,每个月都能从你那里收到钱。他们允许进口全新的机器,但禁止将其运出。有很多韩国人花了不少钱在青岛设厂,但后来无力承担运营成本。他们不得不放弃了生意,损失了一大笔钱。有些人没有结清女工的工资就走了,引起了中韩两国人不少愤怒和怨恨。"

巴鲁克·克莱恩是将假发生产转移到中国的人之一。"我在韩国的工厂雇用了70个年轻女工,不仅工资很高,还有很多钱花在她们的食宿和医疗费用上。这太疯狂了!所以我把一切都搬到了中国。我第一次从韩国乘船前往中国,根本没意识到还需要签证。他们差点把我关进监狱!"

毫无疑问,与乔治·梅耶第一次踏上这个国家的土地时相比,商业环境要友好多了。在六七十年代,他是少数被允许进入中国的外国商人之一。在寻找猪鬃出口市场时,政治似乎愿意做出让步。"1967 年,我从香港去广州,被告知要乘早晨的某趟火车到边境。下车时,高亢的歌声让人不敢相信自己的眼睛。无论男女老幼,列队走过,手中挥舞着红宝书。墙上的巨幅海报写着:反美、反英、反俄、反阿尔巴尼亚以外的一切。"

在 20 世纪 80 年代,中国的国际商贸环境和条件有所改善,但仍有不少文化上的差异需要弥合。"我从中国学到了很多东西。"基思回忆说,"他们的工厂很棒,但是中国人的做事方法和我们不一样。这些工人过去都是农民,对计件工作一无所知。女工之间的劳动速度天差地别。有的人每天能做四顶假发,有的人只能做一顶半。我想给干得多的女工多付钱,但有人告诉我,'不行',因为每个人都是平等的!我还记得自己试着用他们也许能听懂的洋泾浜英语解释'激励'的意思。对方只是茫然地看着我:激励?什么意思?"

今天,有中国特色的市场经济体系已经建立,中国已成为人类发制品行业的全球中心。在印度收集的原材料中,超过 70% 的头发最终在中国的工厂里被制作成假发、接发产品和其他各种头发制品,大量的头发也从巴基斯坦和缅甸进口。与此同时,中国是人类头发和合成头发产品的最大出口国。2013 年世界贸易出口数据显示,中国出口了价值超过 16 亿美元的"假发、假胡须和假睫毛"类别的商品,以及价值超过 1.83 亿美元的"合成材料假发"。这占世界人发产品份额的 88%,合成材料头发产品的 40%。同时,印度尼西亚和菲律宾也是这两类产品的重要产地。

美国是迄今为止最大的人发产品进口国,尽管欧洲和非洲也是重要的市场。此外，非洲国家在进口合成头发产品数量方面超过美国。西非国家也在进口越来越多的人发或"假发发卷"。"假发的未来在非洲！"指着办公室墙上的非洲金色浮雕地图，本杰明·切里安这样告诉我。中国的企业家们也同意这一观点。日本和印度尼西亚也是全球市场的重要参与者，他们生产和出口合成纤维类头发产品，而印度的高端雷米头发则主要出口到美国和欧洲。

虽然中国依然在统领全球假发行业，但随着不同地区对假发需求的蓬勃发展以及市场切入点的细分，各类批发和销售渠道逐渐细化的趋势也越来越明显。全球犹太教徒假发市场的需求继续由欧洲、美国和以色列的犹太商人网络主导；韩国商人在美国黑人假发市场的地位不可撼动；英国黑人假发是巴基斯坦移民的天下——假发的流通与移民与他们身后的故事紧紧联系在一起。

人类头发的全球贸易需要来自世界各地的人们的合作，但其中的种族、民族或政治冲突绝不少见。2004 年犹太教拉比禁止在假发中使用来自印度的原材料，以及 1966 年美国政府对"社会主义国家头发"的禁令表明，政治因素和对"社群身份"的敏感，在假发贸易这个行当里留下了重要的一笔。当然，太阳底下没有新鲜事。早在中法战争时期的 1884 年，中国人就禁止了对法国的头发出口。

今天，虽然单纯的政治禁令依然存在，但引发紧张形势的更多是经济竞争而非战争或政治冲突。印度人因为本国"梳子上的废物"被中国人大量收购而愤愤不平；因为对先进技术的掌握，这些中国企业才能从中获取高额的利润。另一方面，中国企业也对韩裔美国人在产品设计以及销售渠道说一不二的地位极为不满。中国生产的大量假发制品是为满足韩裔美国销售商或欧洲品牌的需求。只有规模最大的中国生产商才有能力打造自己的品牌和销售网络。

另一方面，韩裔美国公司对中国目前全球头发原材料采购和假发产品生产方面的主导地位心有余悸，也担心后者成为美国黑人假发市场的竞争对手。阿伦·拉宁的纪录片《黑发：被韩国人接管的市场》在2005年上映，四年之后，又有黑人影星克里斯·洛克主演的更为幽默但讽刺意味不减的喜剧《好发型》。美国人对韩裔移民在假发、人发产品和美容产品领域的垄断地位持续抗议，声浪一波高过一波。本身就是黑人假发生产商的活跃社会人士艾利克斯·摩尔认为，非洲裔美国人真的应该从"舒适区"中跳出来了。绝不能单纯地满足于当一个黑人假发的消费者，给韩国人、印度人和中国人"源源不断地送去金钱"，而是应该奋起直追，在这个价值数十亿美元的市场中占有自己的一席之地。她梦想有一天，在上帝的帮助下，每个黑人家庭和美国的每一家黑人发型沙龙都能有自己的专业假发造型机，用它来打理黑人自己的发型。对她来说，这不仅意味着经济地位的提升，更关乎宗教信仰的力量和种族自豪感。然而，正如她自己所指出的那样，要想做到这一点，非洲裔美国人不仅要向韩国移民学习假发制作技术，从中国企业购买机器，还要从印度取得"正义的头发"作为原材料。2014年，她组织了一次印度的头发之旅，带领一队非洲裔美国人从亚特兰大远赴印度钦奈，参观印度寺庙和一家假发分类工厂，希望能获得稳定的优质雷米发货源。但是，她的努力提出了一个隐含的问题——自我实现和种族自豪感能否建立在别人的头发上？

从根本上说，无论这些从业者自身是哪个族裔，都必须在一个这样的行业中合作：其根本所在依赖——并且一直依赖——将头发从世界某个地方的头上转移到另一个地方的头上。他们必须学会处理紧张局势，或者更简单地说，干脆不去理它。"有一句古老的中国谚语，"一位韩裔美国批发商告诉我，"子在川上曰，逝者如斯夫。这么多年来，我在这一行里学到了很多东西。"她补充道。令我感到讽刺的是，让她感慨最深的居然是这句中国哲人的思考。

中国能否保住在人类头发贸易上的全球垄断地位仍然值得思考。正如工资上涨先是推动美国和欧洲的生产成本上涨，接着又使生产成本在香港地区和韩国上升，如今操心招工难的是中国企业。一些中国企业家通过在印度尼西亚和西非建立工厂解决了这个问题；其他人将生产外包给本国农村的工厂，那里工资低一些，工作条件差些。有一点是肯定的：人类头发的收集、再处理和再分配，是一个全球现象。只要真人的头发被认为比合成替代品的性能更佳，这一切就不会结束。

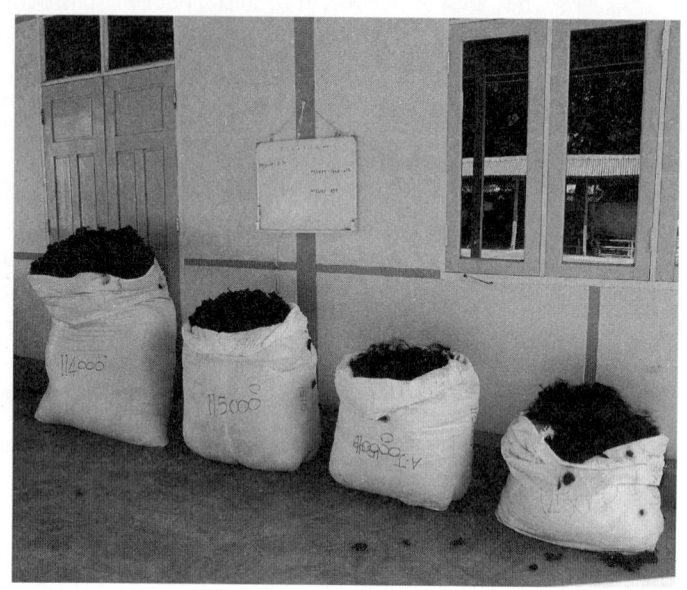

根据品质分类打包好的头发原材料，缅甸，曼德勒

## 第十章

# 落　发

Combings

　　一个人每天大概要掉 50 到 100 根头发。它们就这样离我们而去。人们更容易注意到那些显眼的毛发：粘在衣服上的，漂在汤里的。我们总在努力摆脱这些纤维状物质，它们粘在刷子上、梳子里，更糟糕的是堵住下水道的出水孔。我们发现这些已经死去的有机物特别令人厌恶，要是怀疑其中混入来自其他人的毛发，那感觉就更不痛快了。大多数人都非常乐意将这种人体废物扔进垃圾桶，永远也不想再见到它。过去我也是这么想的。

　　1874 年，《纽约时报》刊登了一篇危言耸听的文章，有关意大利农村露天排水系统的改建。令作者感到不安的，并不是肮脏恶心的露天下水道，而是担心如果意大利卫生委员会要实施其遮挡排水渠的政策，那将对英国发商、假发制造商和时髦的淑女造成灾难性后果——他们都依赖来自意大利排水沟的头发原材料。

这篇文章接着描述了意大利拾荒者的工作流程：逡巡在敞开的排水沟附近，钩住漂浮在沟里的头发，装在随身携带的特殊容器里，然后将其卖给收购头发的流动商贩。后者将废弃的头发运到热那亚和其他海边城镇，那里的童工把头发拆开后，依其长度不同进行分类，准备出口。"据说直到现在，每年都有大量被标为'落发'的头发，穿过阿尔卑斯山或绕过直布罗陀海峡的礁石，来到欧洲更北部的文明中心城市。鉴于后者已经建立了更为高级的排水系统，废弃头发的收集和再使用便面临不可逾越的障碍。"

意大利并不是唯一一个回收和再处理废弃头发的国家。在19世纪晚期的巴黎，据说大约有两万名拾荒者靠着从各种废物、纸张、玻璃、骨头、海绵、面包和头发中收集可再利用之物，来获取每天约40—65美分的微薄收入，并以此生存下去。这些废物来自巴黎的街道和垃圾箱。每种东西都有独特的作用：抹布可以造纸；碎玻璃可以磨碎或者制造砂纸；骨头可以用于制作指甲刷、牙刷和花式纽扣；面包可以磨成面包屑，碳化后可制作牙粉；女士的碎发整理后可以卖给假发商人，做成美丽的发卷。理发店收集男士的头发，它们能被用作生产提纯糖浆的过滤膜。《加利福尼亚大地报》的一篇读起来令人略感奇特的文章甚至列出了在巴黎街道上收集到的头发的详细分类：103克金发；250克略带红色；25克红色；100克黑色；500克棕色；200克灰色和25克白色。这篇文章表明，在到达假发制造商手里之前，头发要根据其长度甚至颜色进行非常详细的分类。

如果不是因为当代的假发和接发产品行业严重依赖的头发原材料来自比欧洲南部更南的地方——东亚，19世纪的淑女们支持从欧洲排水沟中拯救头发看起来也许就会显得更加古怪而有趣了。

在印度钦奈的街道上，我和一位坐在三轮车上的拾荒者聊了起来。他的车把手上装饰着鲜艳的塑料花，粉色、黄色和红色，应有尽有。车的后面拉着另一架木制拖车，里面的东西堆得老高——折叠的纸板、报纸、瓶子和空的狗粮包装袋。这一切为这名男子打造了一个稍显戏剧化的背景,在阳光照射下,他的皮肤呈炭黑色,有些油腻的头发胡乱垂在肩头。我们聊起印度的废品回收。他告诉我们,每公斤纸板能挣 5 卢比(约 5 便士),每个玻璃瓶 1 卢比,每公斤头发大概值 1000 卢比(约合 10 英镑)。头发可能被大部分人视为废品,但它是最值钱的废品——在经过一道道人手,通过漫长而艰辛的过程,最终成为假发和接发产品之后。他建议我和纳里库拉瓦人(Narikurava)聊聊。这些人从前生活在泰米尔纳德邦,过着居无定所的半游牧生活,靠狩猎狐狸和小鸟为生;现在他们占领了大街,向游客出售珠子和其他小玩意儿。这些人几乎没受过什么教育,在社会上也受到隔离和歧视;他们一直在努力争取进入政府的"设籍部落"名单,这样才有机会享受印度政府的保护政策福利。他给我指明了纳里库拉瓦人常出现的地方。

随着他骑着三轮车越走越远,我对这个男人产生了一种奇怪的亲切感。从某种角度上说,我们都是局外人,在城市的隐蔽角落游走,在街道上搜寻别人丢弃的废物,到处寻找那些许多人宁愿视而不见的人和事。

我们找到了几个纳里库拉瓦人——蹲在路边的母亲和她的两个女儿。我们问她们有没有收集过头发。破烂的衣服、疲惫的面孔和皮肤感染诉说着她们的贫穷——赤裸裸的一无所有。"现在已经找不到头发了,"这位母亲轻蔑地说,"市政公司设立废物回收箱之前,我们能靠收集头发过上不错的日子!可现在只有市政公司的人才能从箱子里把头发'偷出来'赚钱,一点儿也没给我们留下!"这些带着凄苦和无奈的话语提醒人们,即使是看似百无一害、最受欢迎的促进发展的举措,也可能给最贫穷的穷人带来意想不到的严重后果。

女人的短发乱蓬蓬的;我很想知道从前是不是有人哄她卖掉了自己的头发,但她告诉我,六个月前在儿子生病时,她在神庙里通过剃度把头发献给了神。她让我去问尤里小贩（jauri）。这些人一直收购妇女的辫子，还给有需要的妇女提供用其他材料制作的假发髻。据说他们经常在附近的火车站闲逛，但当我带着翻译帕德玛赶到那里时，正午灼热阳光下的车站月台上空无一人。

我们又热又累，只能回到人力车旁，不知道下一步该去那里。毕竟，这是一门很不正规的生意，靠它为生的人散落在烟雾缭绕的嘈杂街道上，也只有在这些街道游荡，我们才有可能遇到那些把生计与散碎发丝联系在一起的人。我们让司机在附近乱晃，左顾右盼，寻找每一个可能的尤里小贩。我们的耐心终于得到了回报。帕德玛发现了一对坐在印度楝树下的中年夫妇，并告诉司机停下来。下车后没多久，这对夫妇就递过来一块垫布，欢迎我们共享茂密的枝叶带来的怡人阴凉。

桑德玛尔和丈夫随身携带三个袋子。一个装满蔬菜的塑料袋，一个装着草药树根，第三个装着头发。她把手伸进袋子里，拽出长长的合成纤维制成的黑色发辫。她说这产自孟买，卖100—150卢比。接下来她又拿出一条人发短辫，估价大概800卢比。最后，她从袋子里拿出一大团乱蓬蓬的毛球，由100多个松散地纠缠在一起的更小的毛球组成。这是她早上的劳动成果，是她从附近一个女人那里买来的。她估计，如果是一个人的头发，这一大团来自发梳的落发至少得攒六个月。这个发球大概有100克重，花了她100卢比，也没顾得上估量下价值。"我们先看看它值不值，"她解释说，"要是不值，这笔买卖就亏啦！"我问她估价的依据是什么，她用两手抓住一个小发团，把它拽了出来，然后轻轻地拉直一根头发，查看长度。头发大约有25—30厘米那么长，品质很好。她会把它卖给西北部郊区阿瓦迪的头发商人，卖到100卢布的两倍不成问题。她说每月收购的碎发大约有1.5公斤。

桑德玛尔夫妻的家族世代都是做头发生意的小商人，虽然在他们的种姓里，传统职业是出售手镯。我们谈起了这一行业的变化。在过去，他们大部分工作都是为头发稀疏的人制作辫子和发髻。今天，他们的主要工作则是购买女性梳头时收集的落发。干这一行得走街串巷不停地吆喝："头发！头发！我们买卖头发！"一旦女性意识到可以通过出售自己的落发获得收入，肯定会想方设法把这些掉下来的头发留住。我的翻译帕德玛从来没有听说过这种生意，但她说会告诉她头发特别长的妹妹。在过去，头发小贩有时从寺庙理发师那里购买头发，但现在只有大公司才能负担得起了。不过，他们会通过向当地的印度传统舞蹈学校提供发辫租赁服务来补充收入，两天里租用5条辫子的价格是300—400卢比。他们告诉我，干这一行的收入可以维持生存，但没有多余的钱能用来投资。

当我们在树下聊天时，不停有惊讶的路人停下来加入——一个人力车夫、一个小贩和一个回收废品的工人。后者穿着蓝色制服，上面印有"钦奈市政公司"标志。想到我刚才和那位纳里库拉瓦妇女的谈话，我问他是不是从废品中收集头发。他承认要是看到头发，就会把它们挑出来卖给尤里小贩挣点外快。

这就是废品的经济。一缕一缕的头发积攒起来，会带来无数可能性，甚至成为街头生存斗争的追逐目标。印度、孟加拉国、巴基斯坦和大多数东南亚国家的男女老少，通过收集、拆解和销售这些毛茸茸的废品活了下去。

我在给一位在老挝工作的法国人类学家朋友的电子邮件中提到了这一点。她在回信里描述了记忆中的景象：在她工作的偏远山村里，常有看起来很寒酸的中国小贩忽然出现，背着大麻袋，吆喝"头发，头发，头发！"。听到叫声，村里的孩子们就会跑进自己的家中，拿出一团团从梳子上收集到的落发，交换那些新奇的小玩意儿——塑料手镯、发夹或男孩的弹弓。除了"头发"这个词，中国的小贩不会说老挝语，双方的沟通着实有限；村民们甚至会因为破旧的穿着和外表而对他心生怜悯。如果天色已晚，他们会为他提供食宿。她曾经问过村民知不知道小贩收集头发做什么，村民们给她讲了中国人就着酱油吃头发的诡异故事。我回信告诉她这个故事并不像听起来那么不可思议。人类头发的部分提取物确实曾经被用于提升酱油的品质，这不仅仅在中国发生过，当然现在早已被禁止。

有关这个大多数人雾里看花的行业的更多细节，来自一位在孟加拉国桑德尔本斯偏远岛屿上的村庄工作的人类学家。在那里，收购头发的是一个穆斯林男子，他驾着小船，从一个岛到另一个岛，收集废塑料、纸张、钢铁、玻璃和头发。在这个遍植红树林的地方，生活贫苦的人们都会把头发小心翼翼地放在塑料袋里；毕竟任何挣钱的机会，哪怕仅有一点，他们也不会放过。

一天下午，在曼德勒郊区的一个头发商人的大院里，坐在罗望子树下，我有机会和两个背着大袋子的小商贩聊了聊。在缅甸，大多数收集落发的小贩都是成对在街头工作的妇女。随身携带的小塑料筐和"收购松头发！收购松头发！"的吆喝声就是她们的标志，很好辨认。像许多当地妇女一样，这两个小贩脸上涂着黄香楝粉，戴着像头盔一样用竹子编成的帽子，以抵御耀眼的阳光。她们告诉我说，曼德勒郊外有头发收购网络，她俩会定期过去，当地的"代理人"把这段时间内从村民手里买到的头发再交给她们。头发收集通过以物易物和现金支付的方式进行。在缅甸、老挝和印度农村的偏远村庄，发夹、手镯、烹饪用的锅和肥皂就能换来很多发球，而在像曼德勒或钦奈这样的大城市，人们更愿意要现金。我在曼德勒的翻译有一头光滑的黑发，长到坐下时会压到自己的头发。她把自己的落发攒起来，时不时地卖给小贩，尽管朋友们总为此指责她。"她们说：'头发是你的一部分。如果它掉在地上，你的生命可能会被它拖走啦！'"

谁也无法准确计算出在街头巡荡着寻找落发的人到底有多少？不

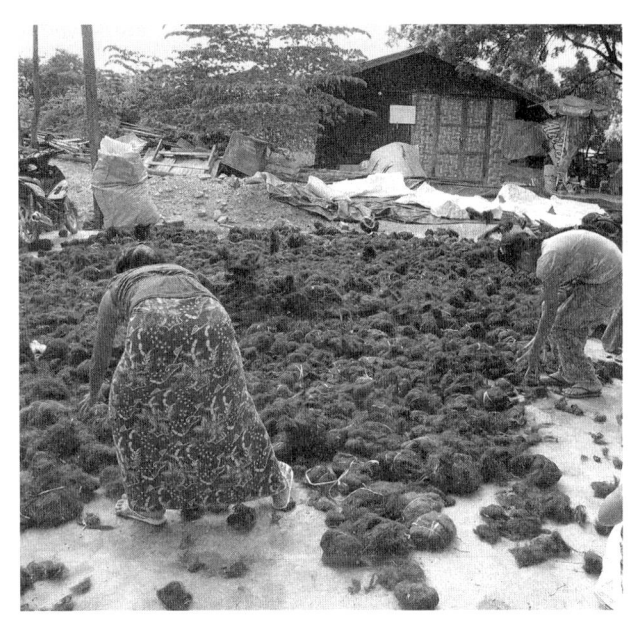

头发在空地上晾干，曼德勒，缅甸

过非常明显的是，在食物短缺和干旱等灾害年份，这个数字会膨胀。在缅甸仰光，一个头发商人表示，缅甸涉足头发收集的人数大概有50万，不过很难搞清楚他的估计依据何在。他在仰光周边地区有自己的收发网络，为他提供稳定的发源。要凑到20公斤头发，大概需要花两个星期。一个装满落发的巨大袋子堆在他工作室的角落里，里面至少有两三百个女人落下的头发。它将被送往乡下拆包再分类，然后出口到中国，变成各种假发和接发产品，最后可能会被世界上任何一个地方的人佩戴在头顶上。

在今天看来，收集落发的行为可能有点奇怪，然而在维多利亚时代，装满落发的器皿，曾经也是装饰梳妆台一道风景。当时的社会风气鼓励女士们用这些落发自己制作接发片和发髻。有些器皿是高雅的瓷罐，不过勤劳的家庭主妇要是能自己动手制作所需器皿就更好了。"如果一位女士不想让自己家的下水道被堵住，或是让头发掉得到处都是，无论是在不起眼的抽屉还是护墙板缝隙，那就准备一个杂

第十章 落 发

物篮吧,最好放在镜子旁边。"杂志上的一篇题为《收集落发的新奇点子:如何制作落发容器》的文章说道。文章接着提出,盖上墙纸边角料的巧克力盒子和带钩针花边盖子的面粉盒都是很合适的选择,可以与家具风格完美协调。虽然城市妇女会留下落发自己使用,但奥地利、捷克斯洛伐克、瑞典、意大利和德国的农妇们依然会把落发收集起来装进袋子里,每两年卖掉一次,补贴家用。在中国农村,农妇会把掉下的头发塞进房屋墙壁的凹处。当用人发制作发网的风潮在北美和欧洲达到顶峰时,对落发的需求也随之水涨船高。在清王朝灭亡后的男性剪辫子风潮之前,一根根来自妇女手中发梳的长发是人发行业稳定而持续的货源。

收集和销售这些落发是中国理发师的主要工作之一。在缅甸,人们一般会把落发放在空心的竹子里。据说这样做的主要原因是为了防止杂散的毛发被家里养的鸡踩乱,或是不小心缠在家畜饲料里;但当地人也认为,头发是自我非常私密的一部分,最好妥善保存,不要落在不熟悉底细的陌生人手中,免得被用于什么邪恶的用途。

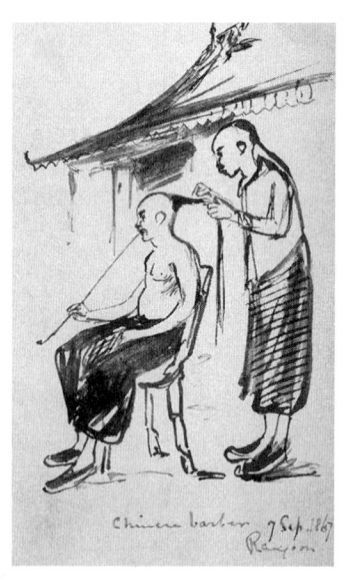

一幅描绘中国剃头匠的水墨画,1867年,缅甸仰光

"由落发制成"是维多利亚时代和爱德华时代的美发店窗户中经常出现的标牌,鼓励女性出售自己的落发,或是自带自用。与此同时,那些对头发刺绣和珠宝制作等精细艺术很感兴趣的人,也学会了该如何收集自己的头发。在1852年的《头发工人指南》中,"假发手艺人"威廉·马丁写道:"每天早上从梳子和刷子上收集毛发,将其一端系住,所收集到的材料足够目标用量。很快我们就能搜集到一大束毛发,不过一定要非常小心,以免缠绕在一起。"

今天在亚洲各地收集到的落发从未享受过这种待遇,这些人体纤维一团团地进入市场,大量劳动力都花在了把它们拆开这项工作上。在中国的互联网交易网站阿里巴巴上,这种形式的头发原材料被打上"人发发球"的标签,配图是煤块大小、黑乎乎毛茸茸的一团。印度公司会说明其能提供的库存总量,有些产品企业这种发球的供货量可达每月10吨。印度最大的头发出口商古普塔公司声称其年营业额为10亿—50亿卢比(1000万—5000万英镑)。大部分头发会被运往中国,其中的绝大多数又将最终进入工业城市许昌,这是假发产品制造行业的胜地。头发原材料从印度通往中国的道路是曲折的,在听到从专门收集头发的商人转行至贸易商的拉曼拜先生有些遗憾的故事时,我才意识到了这一点。他想把在印度收集到的头发原材料直接卖给中国许昌的生产商。

我第一次看到他时,拉曼拜先生看起来既失望又沮丧,完全不在状态。杜先生是一家非常成功的网上假发公司的老板,拉曼拜先生就瘫倒在杜先生公司展示厅里精心摆放的展示桌旁的大椅子上。桌子上摆着的东西看起来有点不雅,是他从印度带来的一个发球样品,旁边还有一簇粗粗的用绳子捆着的印度长发。发球样品显示的是这种直接来自妇女们手中发梳的落发的本真状态,真实品质,未经整理和分类。拉曼拜先生的旅程始自海德拉巴,途经加尔各答。他希望与中国买家达成协议,每月的供货量可以达到一吨。但事情的进展并不顺利。他遇到了一系列障碍。为了预防可能的污染，中国政府 2002 年颁布的一项法规规定，禁止进口原始状态的未分类废头发，该法规自 2010 年执行得更严格了。

拉曼拜先生遇到的第二个障碍是语言。他和杜先生都不会说英语，所以只能依靠一位叫作戴维的中间人。戴维负责为杜先生在国际市场采购头发原材料。他能用简单的英语对话，并不时前往加尔各答，检查印度头发在送往中国之前的质量。但即使戴维也对眼前的情况一筹莫展。"如果他连英语也不会说，"他对我说，"我们怎么能跟他订合同呢？沟通对企业很重要！这是他第二次来中国。上次他来的时候带了两个大箱子和一个双肩背包，都塞满了头发。少说也得有 40 公斤吧！那时我就告诉他了，我们不能买他的头发。在中国这是违法的。我告诉他，他需要先在印度或是其他什么劳动力便宜的地方把这些头发整理分类。这次他又带着这些头发来了！可能他根本没听

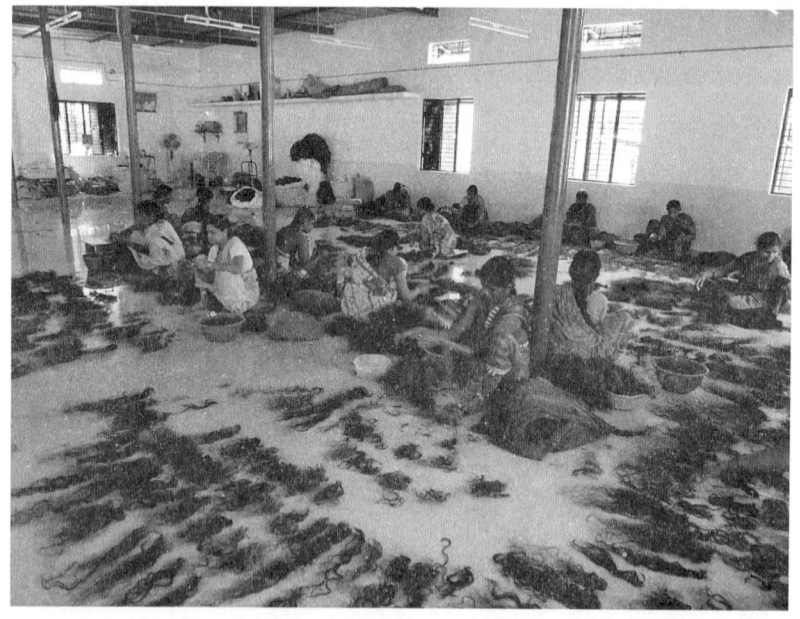

每一束落发都要靠手工整理分类，印度卡纳塔克邦，科帕尔

懂我说的话！"

在接下来的几天里，我多次碰到拉曼拜先生。无论他把自己带来的样品带到哪个工厂，只能得到同样的结果。他不时用手机给戴维打电话。戴维后来回忆说，两人的沟通带有某些超现实的色彩："不管我说什么，反正他也听不懂，不过他都会说'OK'。我说'OK'，他也说'OK'。'OK'，'OK'，不停地说来说去。因为这是他会说的唯一一个英语单词！"

拉曼拜先生第一次到中国时，是一个人来的。这次他陪同一位居住在美国费城的印度裔男子一同前来。这个人很有钱，热衷参与印度某个教派的宗教活动，自称是慈善家。戴维仍对此表示怀疑。"那个美国人虽然懂英语，但他不懂跟头发有关的事情。"他告诉我，"美国人一走，又只剩下了这个一点不懂英语的印度人！如果订单有问题，我们连给他发电子邮件或者打电话都不行，所以即使他给我们提供已经分类整理的头发，也不能跟他下订单。"

几天后，我听说拉曼拜先生已经带着他的头发样品飞回加尔各答了。与此同时，他的美国朋友也回了费城，但在离开之前，他给我讲了拉曼拜的故事。

拉曼拜出生于一个既贫穷又没有受过什么教育的低种姓家庭。他在贫困中长大，但靠着自己的努力成了一名收购头发的商人，骑着自行车，从一个村庄到另一个村庄，走街串巷收集妇女们的掉发，然后卖给当地的大商人，以获取微薄的利润。但他是一位很有魅力的谈判者，通过各种方式，比如说，给那些承诺把头发都卖给他的妇女提供专门的小礼物等等，一点点地扩大收购头发的地盘。随着业务量的提高，他开始雇用其他小贩给自己跑腿收购，建立起颇具规模的收购网络，是当地头发生意里举足轻重的大老板。今天，他自称旗下至少有1000个收购头发的小贩给他提供货源；反过来他又以借钱等方式给他们提供帮助，换来了他们的绝对忠诚。实际上，在短短二十五年的时

第十章 落 发

间里，他已经从一个不起眼的挨家挨户收头发的小商贩，成长为了非常富有的头发商人。但拉曼拜没有受过什么教育，更缺乏迈进更高层次商业世界所必需的基本社交技能。结果，他只能把收到的头发卖给更大的印度商人，这些人有时对他不屑一顾。正是出于这个原因，他才想到甩开印度的头发大佬，直接和中国人做生意。

"他为什么不在印度做原材料的分类整理？"我问。这样至少可以解决他面对的一部分问题？但拉曼拜还是跳不出一个头发商贩的简单生意经。他只会通过出售库存产品来获利。他不熟悉雇用劳动者的复杂性，不知道如何投资基础设施，更不懂如何建立一个原材料分类整理工厂。他只想简单地干自己最熟悉的事情，但中国人并没有分享他的逻辑。

那么，谁正在购买阿里巴巴网站上那些广告里来自印度的大量碎发呢？不是中国，而是缅甸——这个国土细长的国家位于两个大国印度和中国之间，战略位置非常重要，其劳动力成本在世界上也是最低的。正是在这里，一团团的人类毛发被加工整理成精美顺滑的发束——这是一个能吸纳成千上万名劳动力的生产过程——然后再出口到中国。"两边的大国把我们夹在中间不停挤压，难怪我们会这么瘦！"一位缅甸头发商人在仰光告诉我。

飞往缅甸的前一天晚上，我给一位居住在印度德里的发球出口商发邮件，咨询到缅甸旅游的建议。他告诉我，我应该去距离仰光几小时车程的曼德勒的标贝（Pyawbwe）。"那里家家户户都做跟头发有关的生意。"

星期一早上凌晨 5 点，我坐在宾馆里，等待翻译苏莫纳和他开出租车的兄弟。今天是我们去往曼德勒地区的第一天。在黑暗中听到乌鸦扇动翅膀的声音时，我承认自己感到焦虑。我清楚地知道标贝地区不允许未携带特别许可的外国人进入，我更不愿踏上那条被当地人称为"涅槃之路"的高速公路，那里曾经多次发生过致死的交通事故。

十五分钟后,我收到了来自苏莫纳的短信。他抱歉地告诉我要迟到了,他们在路上的检查站遭到了警察的拦截和搜查,因为在几周前,在一辆废弃的卡车上发现了大量被藏匿的海洛因。不知何故,这个解释并不能让我放心。这个季节并不常见的大雾也不期而至,把高速路裹成一团,让通往"涅槃之路"的道路仿佛被一条白色的毯子紧紧包裹,彻底消失。上路了,我们就像在云里开车。但是八个小时后,我们已经开下主干道,在通往标贝的乡间小路上一路飞驰。季风云层高高飘在头顶上方不远处。我们经过稻田、辣椒田和棕榈树林。接近标贝时,我们看到大片的红色辣椒就像巨大的红色地毯铺在家家户户门外,仿佛等待着尊贵的来宾。

当天的行程共花了九个小时,但我们最终到达了标贝,找到了此行的目的地,一位吴汉吞(U Han Tun)先生的家。他是当地收购头发原料的商贩,一位仰光的同行把他的地址给了我们。在去他家的路上,我已感觉到头发无处不在——带有熟悉条纹、装满头发鼓鼓囊囊的白色麻袋;一名男子坐在遮阳篷下,正在检查手头打开的袋子里的头发;卡车车厢里麻袋堆得满满的;建在木桩上的房子外面,也堆着装头发的袋子。在门廊里,我看到整理头发的工人坐在像小山一般的落发原材料前工作的背影。我本想仔细观察,但是当我们到达主人的家里时,天空毫无预兆地下起了倾盆大雨;我知道等到我离开的时候,这些原材料应该都已被整理收拾走了。

吴汉吞先生已经在头发回收这一行里干了二十多年,最初是受到岳母的鼓励。岳母现在已经快一百岁了!家里人陪她来到我待的屋子,我这位访客让她好奇心大起——居然是外国人,还是个白人!她坐在椅子上注视着我,边笑边说,气度不凡。"她就是那个点醒我的人:别再卖菜了!去做跟头发有关的生意!"汉吞先生告诉我。事实上,几十年前,当她第一次听到曼德勒人用头发赚钱的传闻时,这一家人就尝试过打入这个行当。但当时通过掸邦的道路条件太差,头发根本运不到与中国接壤的木姐口岸。不过道路环境随后逐渐改善。吴汉吞先生开始给七八个有自行车的男人一些资金，请他们去各地收集头发。"那时候收头发很容易。妇女们把梳头时掉下来的头发放在空心的竹节里，用不了多少钱就能买到好多。如今每个标贝人都在干这一行，所以我必须到更远的地方寻找新的货源。我在离这里很远的地方有三个代理商，他们从那些地方定期给我送货。有时候我也会从一位标贝本地商人那里批量购买头发，这个商人和印度方面关系不错，大批量进口他们的货源。"

我问汉吞先生受人尊敬的岳母，她愿不愿意和自己的落发分开。"不，"她告诉我，"我不知道它最终会漂流到什么地方，被人们拿去做什么，所以我不会放手的。"

雨点在瓦楞铁屋顶上砸出巨大的声响，要想让别人听到自己说了什么，每个人都得大声嚷嚷。与此同时，房子的车道已经变成了一条河流。汉吞先生估计整个标贝地区至少有一万家在做跟头发有关的生意。只有100家还算有实力。其余的也就是家庭小作坊的水平。"这里的每个村庄，家家户户，每个人都在拆包头发，分类整理。"他告诉我，"每个人都期待着自己做生意。"标贝地区头发产业的现状不仅造成当地劳动力短缺，也让他不得不把生意的范围越扩越大。今天，除了标贝的工厂，他还在更远的村庄里有四家作坊。一团团收上来时便纠缠在一起的头发原料被装在袋子里，用摩托车送到那些作坊。工人每天工作八小时，由经理监督，每周领薪一次。汉吞先生总共雇用了150名工人，每月向中国出口900—1000公斤的头发。头发被送到中国边境的木姐口岸。来自中国的代理商小心翼翼地接货，尽量避免被中国方面征税。如今的汉吞先生早已不是当年那个拮据的菜贩，头发生意让全家人过上了以本地标准来看相当不错的生活。气派的木屋是成功的明证，尽管当地生意比他做得大的人也不在少数。

第二天，我们开车进入吴万里先生和吴刘伍先生合资开办的企业，他俩都是本地数一数二的头发原材料交易商。企业主人在曼德勒，所以我们与两位管理人员交谈，令我感到惊讶的是，这两位年轻女性都是拥有大学学位的外地人。在万里先生看来，其中一位不但具有中缅两国背景，并且能熟练掌握汉语和缅甸语——在商场上这太重要了。负责监督这家工厂产品质量的是一个中国人，他受雇于一家大型中国假发制造企业，被公司派驻到这里。几年前，该公司聘请了一位来自中国的专家，他在标贝待了九个月，训练本地工人，让他们学到了处理原材料的最佳工作方式，以使原材料达到出口标准。

当我们坐着与经理聊天时，工人们把大包大包发球原料从储藏室里扛了出来，四个麻袋在院子里排成一列。每个袋子上都标着头发的等级，还标明了每缅厅（当地重量单位，约合 1.62 公斤）头发的价格。袋子里的原材料就那样摆着，买家可以眼看手摸，感受其质量。"这是一个靠'摸'的行业。"一位印度商人曾经这么对我说。他说得很准确。我们坐在远处，看到买家在院子里进进出出，挑选心仪的商品。戴着摩托车头盔的男子在不同的样品间走来走去，用手指摩挲头发，评估不同的品质，最后装满一袋 20 公斤的头发，固定在车上后飞驰而去。另一位顾客一下子订购了四袋每袋 40 公斤的最优质产品。他重新称重，然后用一把剪刀在每个袋子上都戳了个洞，袋子里的发球掉在地上又弹了起来。他检查质量后将它们塞了回去，把洞缝上，然后装车离开。我们看到不同年龄的乡村妇女，有些人戴着尖头竹帽，将手插入麻袋中以感受其质地，再拉出几根头发丝检查长度。要想让她们相信头发的质量与袋子上的等级相匹配，以上的操作都少不了。这些妇女都在吴汉吞先生提到的小作坊里干活。她们只买了一包（1.62 公斤）头发，用塑料袋带回家。头发被拆开理顺之后，还会变成蓬松的发团，重新被卖回大的批发商手里，然后被分类并出口国外。这些妇女能获得的报酬由她们从头发原料中分离出的头发长度来决定，因此精挑细选是必需的。"要处理这样一包头发，一个劳动力至少得花上 80 个小时。一家人全职开工的话,大概两天能干完。"

越来越多的家庭都想通过努力,在家里开个小作坊;我问聊天的女孩,她对这个事情怎么看,会不会把他们看成潜在的竞争对手。她说:"如果你想知道我的个人意见,我认为这是件好事。从小到大,我看到了很多非常穷苦的人。在这个行当里,只要花上大概 2000 缅甸元(合 1.2 英镑)就能买到一些头发,通过自己的劳动,把它卖出之后就能挣到钱,也许还能慢慢有自己的生意。它让人们有机会改善自己的生活。"

我惊讶地看到,成千上万,甚至上百万来自缅甸各地或者其他国家的妇女梳子上的头发离开这个园子,散落在附近的村庄,等待被梳理分类。在吴刘伍先生的工厂里,我看到了这一过程的另一面。坐在

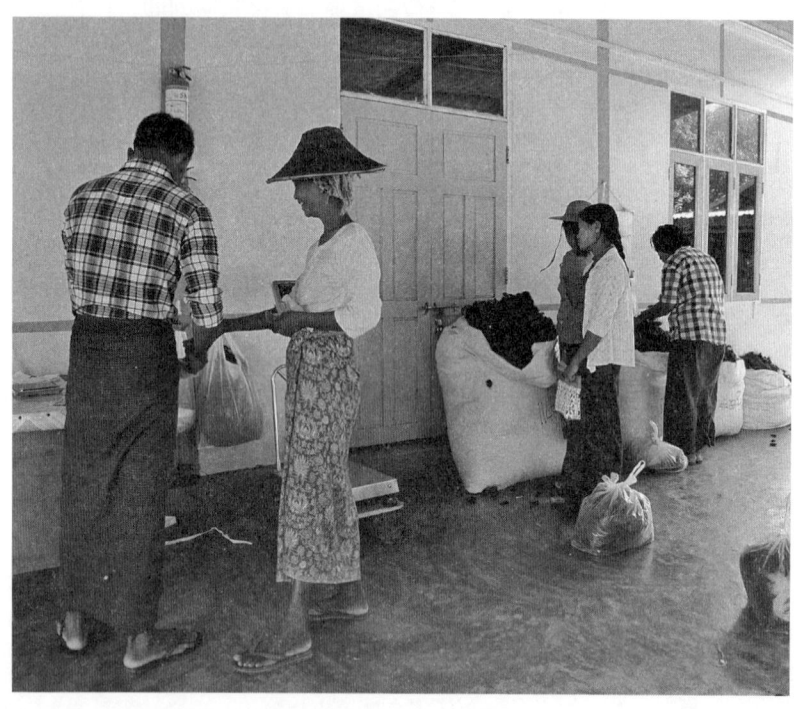

购买头发原材料后带回家加工分类的村民,标贝,缅甸

塑料椅子上的村民正在耐心地等待厂里的人检查他们交回来的头发。在地板上负责质量控制的女工给头发称重，检查头发的长度，核对塑料袋上标签的细节，让村民们到办公桌旁领报酬。大多数村民不但送来干好的活儿，还要用袋子装满新的原材料领回家继续干。我们和一个一直戴着摩托头盔的男人聊了聊，看上去就像他想靠头盔来把自己和环境隔开。和本地的很多人一样，他的家人按照传统以种植辣椒为生；现在这个传统又加上了头发。我问他这两个行业有什么不同。他回答说："我家一直是种辣椒的。我们早已习惯了，而且没受过什么苦；不过种辣椒季节性很强。头发是一种经济作物——一种不那么可靠的生意，不过它一年四季都有活儿干。"

经济作物。这个词我在标贝听过一次又一次。头发完全融入了当地农村的经济，人们也将其视为当地农产品的新形式。唯一的区别是，它的生长周期很长，但是全年都有收成，且分类的工作全年可做。

将废毛球转化为出口产品包括四道主要工序，需要不同的专业技术，薪资水平也有很大差别。其中第一个也是最简单的是拆开，主要工作场合是在农村家庭和村里的手工作坊，每天的工资约为1800缅元（1.05英镑）。我问能否见见干这个活儿的当地村民。吴刘伍先生的企业的本地负责人森·黎·亚达娜主动提出骑小轮摩托车给我们带路。开着车跟在她后面，很快就开进了成熟的辣椒、棉花和芝麻田里纵横交错的泥路中。走得越远，路就越不好走。直到穿过一座小桥，车子终于彻底陷入昨晚大雨后留下的厚厚泥浆中，再也动不了了。我们在一座佛寺门口下车寻求帮助。在四周一片寂静的旷野中，只有这个寺院门口意外地闪烁着灯光。我们能听到年轻的僧侣在高声诵读经文。

亚达娜一点也不害怕。她说过会帮助我们，也说到做到。她用手机打电话给村里，让那边派摩托车来接我们。半小时后，我们的护送人员到了——三个穿着格子呢裤子和衬衫的男青年，脸上带着困惑的

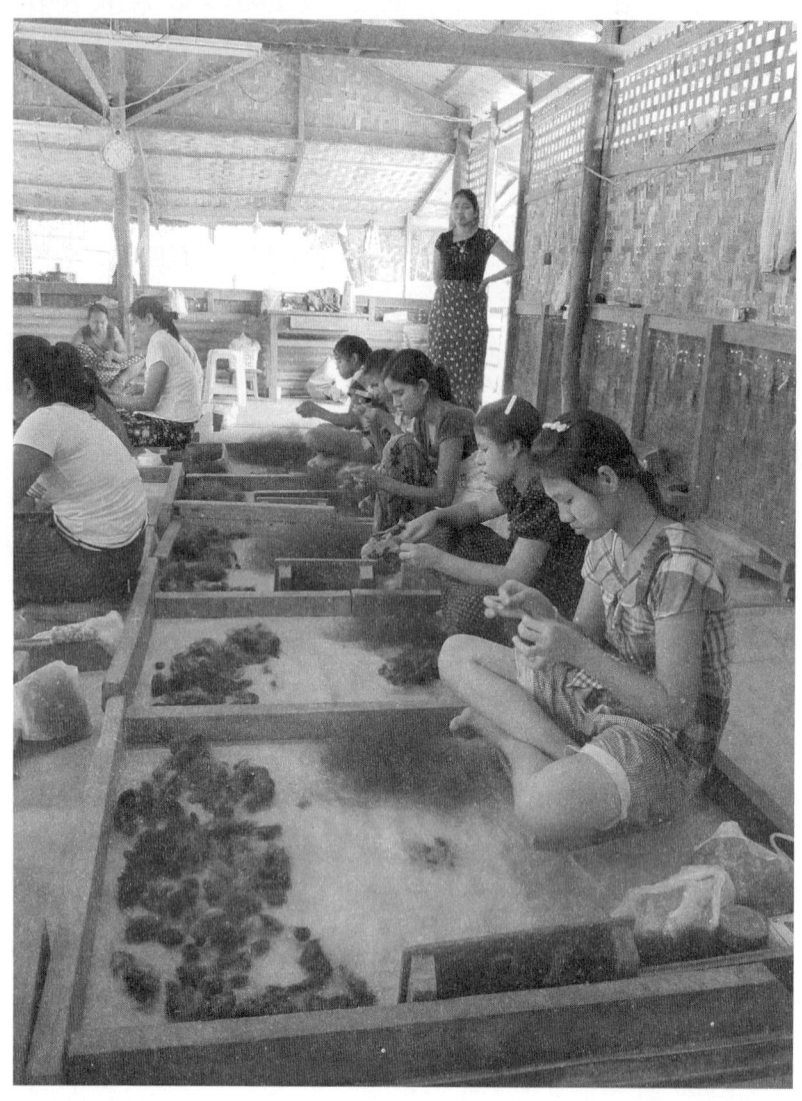

在曼德勒的一家手工作坊里，女工们用针拆开一团团头发。每个工人每天大概能完成150克头发，缅甸，2015年

表情。我们每人爬上一辆摩托车，在驾驶员火力全开在泥水里风驰电掣般穿行时，紧紧地抓着他们不放。终于抵达目的地——一座由散落在树林中的120多座房子组成的小村庄。这些木结构房屋的墙壁是由竹纤维编织而成的。

  我被邀请到送我们来的青年家里做客。他的祖母趴在门口的地板上，用一根很粗的缝衣针穿透缠在一起的发卷。在她旁边，还有一大堆看起来更可怕的头发。她年纪很大，身材瘦弱，蹲着的样子让她看起来像一件能被折叠的扁平家具。"我83岁了！"她告诉我，"虽然我已经看不太清楚，可是还有耐心。要是针被卡住，我就拔出来从另一边再来！"显然这位老人为自己的能力感到非常骄傲，全家人也很尊敬她。她隔一会儿就要停下来歇歇，抽一支胖胖的方头雪茄烟，把烟灰弹进自制的椰子烟灰缸中。我也想问问她对头发这一行怎么看。"什么时候都能干，"她说，"哪怕外头暴雨倾盆。这就是一个大优点。"家里的男人从事农业，种植洋葱、大米、辣椒、棉花和香菜。女性帮助除草，但她们的主业是头发。后来，我给他们看了中国假发工厂的照片，以及伦敦和纽约街头戴着假发和其他接发产品的时髦人士。他们盯着那些令人着迷的画面。"嗯……我有时想知道别人会拿这些头发干什么，现在我知道了。"老太太若有所思地说。我问她之前认为它是干什么用的，她果断地回答："钱！"每个人都笑了。"过去我们常常把头发埋在地里，或者把它塞进竹子里。但现在每个人都知道这是经济作物了，"她接着说，"有些人过去常常把自己的落发借给那些头发太薄，需要在特殊场合用各种方法让头发看起来多一点的女人。现在，如果有人真的病到要死，我们会毫不犹豫地在他们死之前剪掉他们的头发。"房间里的其他人解释说，缅甸人绝不会剪掉死者的头发，因为他们认为这样是对死者的不尊重；但在死之前，女人们会很高兴自己能为家庭收入再做最后的一点贡献。

  当我在村里闲逛时，看到村民们用当地竹子编织的墙壁来造房

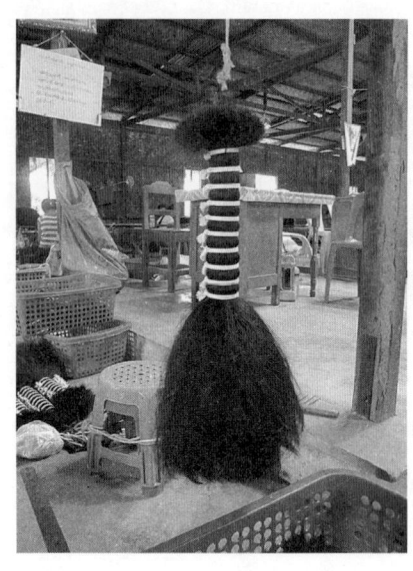

整理完成后准备出口到中国的发束；抵达中国之后，先要被祛除角质，然后用于制作假发和其他接发制品，标贝，缅甸

子，用椰子制成碗和勺子，用泥土模压成水盆，我感觉头发在这里真的是被当成另一种需要加工的原料——另一种天然纤维而已。我看到一个女人坐在自家外面的垫子上整理一包头发，和处理一包谷粒没什么两样。另一个女人坐在家里垫高的地板上，用一把伸出窗户的铁叉把头发拨来拨去，看上去也像在处理棉花或黄麻纤维。乡村人家里，仅能完成假发原材料加工的前两道工序——拆开和梳理。后面的两个过程通常需要一些技术，报酬也稍微高一点，一般来说要在小作坊里才能完成。

回到标贝，我们才看到了完整的流程。第三道工序被称为"抽出"，非常烦琐。不但要把头发一根根拽出来，还要扎成长度完全相等的发束。这种头发在市场上被归类为"双档非雷米发"。第四道工序是用绳子重新梳理和捆绑发束。在吴万里先生的厂房里，从天花板上垂下一束束很粗的发束，工人们用嘴巴叼着白色棉线，给每一束都捆上了好几根，这样就不会弄乱了。现在它们看起来像是赛马会参赛马匹被精心修饰过的尾巴。在曼德勒，我看到很多装得满满当当的金属箱子，里面全是从标贝运来，刚刚处理完的发束。在出口至中国之前，它们还要被检查和测量。每束头发的长度从 9 英寸至 36 英寸不等（约合 23—92 厘米）。看着这些几乎完美无瑕的头发，谁又能想象它们的救赎之路起点是肮脏的头发团呢？

　　缅甸不是唯一从事头发原材料分类工作的国家。有些头发的拆开和分类工作在印度和孟加拉国进行。在印度卡纳塔克邦科帕尔的头发分拣工厂中，女工们仅用手指就能熟练地拆开发球，甚至不需要钩针的帮忙。她们甚至还能流畅地一根根处理拆开后的头发，而不是使用中国人向缅甸工人传授的稍微复杂的"抽出"。印度的女大学生放学后来到工厂，取走一束分量精准的头发，仔细查看后抽出其中的白发，以使每束头发的颜色保持一致。她们能靠这些零工挣点零花钱。标贝、科帕尔和孙德班斯都是这样的地方：贫困人口多，劳动力便宜。即使中国政府没有禁止进口这些头发原材料，在工资水平迅速上升的情况下，也很难在中国找到愿意处理这些头发的工人。

　　回收妇女的落发尽管让有些人发了财，但它根本不是一个有利可图或有吸引力的行业。它利用了发展中国家现存的社会网络、廉价劳动力和技能。拆开头发并整理的过程不断重复，非常单调，长期从事这项工作，对工人的背部、视力和肺部都可能造成伤害。但对于那些生活在贫困之中的人来说，它提供了一种脆弱的生命保障。对于其他人来说，这份零工可以获得额外收入，补充农业或手工业中不稳定的生活来源，正如制作真发发网在一个世纪前在中国山东和波希米亚地区所扮演的角色。默默收集掉落头发的勤劳妇女、流动小贩、商人、中间商、生产商和手艺人——所有这些男女老少，被冥冥之中一股神秘的力量连接在一起，让已经"死去"的头发重现生机，在世界的另一头，某个人的头上，再获新生。

第十章　落　发

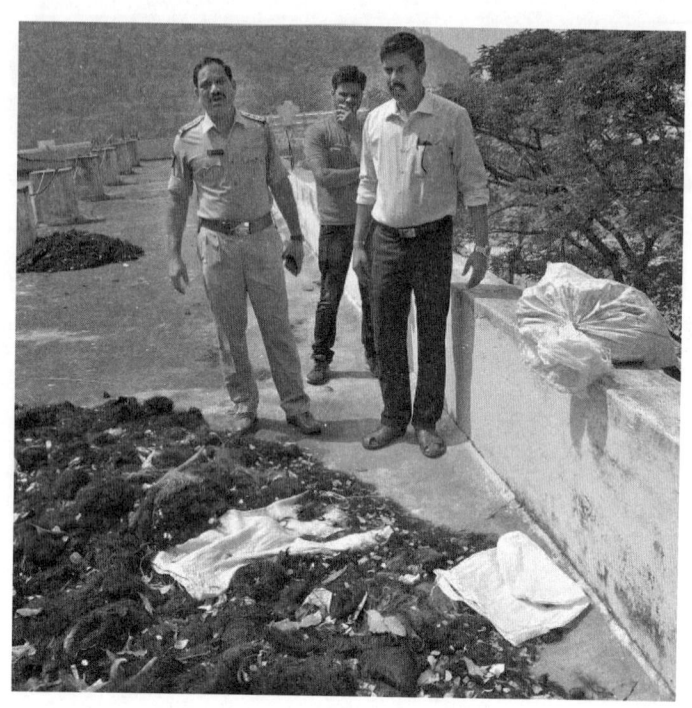

2016年2月,警察在安得拉邦恰拉姆神庙调查头发偷盗案。据称,小偷们绕绳下降到一个储藏室,锯开架子,带着价值7000英镑的10包顶级头发逃跑了

# 第十一章

# 罪　恶

Crime

　　自从把爱娃和安·P的头发寄往温州的美发学校，时间已经过去两周多了，我越来越焦虑不安——对方还没收到。邮局说应该不会超过十天。我开始后悔没有多花点钱；可当时在面对12英镑还是60英镑的邮费时，我可是毫不犹豫地选了前者。从邮局回来后，我就给温州的发绣研究所发了一封电子邮件，告诉他们已经把两个朋友的头发寄了过去——一条2014年剪下的金色辫子，还有两条1949年剪下的棕色辫子；包裹是根据他们的建议标记为"纺织品"的，应该在大约十天内收到。他们立即回复，向我询问物流号码，以便跟踪包裹的进度。我苦思冥想，总算记起了某个邮件号码，但很快后悔为什么没有重视包裹的安全问题。

　　现在包裹还没寄到，我感到既内疚又愚蠢——内疚，因为辜负了朋友们对我的信任，她们把曾经属于自己身体的最亲密的一部分交给了我；愚蠢，因为我自己本应该清楚地提前想到，人类的头发在"环游世界"时是多么容易"误入歧途"。我想象着，爱娃那丝绸般的发辫被拆开后，一根根地被编进人工材料制成的假发，然后被当作"俄罗斯处女金发"高价出售——最后，它会被戴在谁的头上呢？是莫斯科或是迈阿密的社交名媛，还是富有而虔信的犹太教女性？而安·P那条自1949年被剪下后一直保存完好、生气勃勃的辫子，也许已经在中国某个地方的工厂被拆开后重新包装成按克收费的"精品"接发产品。到底谁会拦截这些珍贵的人体纤维呢？他怎么知道包裹上的"纺织品"字样是代表"头发"的暗语？难道有人专门盯着装了头发的包裹？

我试着安慰自己：人类的头发一直被装在信封、麻袋、塑料袋、纸盒、金属箱子、背包、手提箱和各种各样的容器里环游世界，在自行车、摩托车或拖拉机上开始旅行，然后登上汽车、火车或卡车开始长途跋涉，最后乘船或飞机穿越大洋。如果英格兰有人在互联网上订购一包头发，这包头发一定会先"钻进"某个邮箱；有时直接从中国飞来，但往往还要通过欧洲、美国或巴西某地的中间商。大多数情况下，这包头发能够抵达其最终目的地，但并非总是如此。

1969年，在《纽约时报》上有篇文章的标题是《空运货物中的假发盗窃案数量在去年翻了一番》，指的是美国海运保险商协会进行的一项国际调查，发现"假发、假发制品和其原材料"是1967至1968年间航运货物失窃案件总量中增长最快的一种。这个时间线并不是偶然的巧合——在合成材料用于制作假发的革命性变化之前，人发价格几乎可称得上是高不可攀。头发价值上升时，由头发引起的犯罪事件和风险也会相应增加。

毫无疑问，为了避免这种潜在的风险，有些买家会把买到的商品随身携带，而不是送交无法亲自监管的运输。在印度、中国和缅甸，我听说过很多用贷款买头发的人——大多数是黑人妇女，她们从加纳、伦敦南部、安哥拉、美国的亚特兰大和法国留尼旺群岛等地来到原材料产地，采购雷米发之后再带回本国出售。像我一样，他们随时准备着跟随头发四处游荡；不过我与他们的相似之处并不总是那么一致。在我来到钦奈前两天，一名非洲妇女被发现死于旅馆房间内。在她的尸体旁，警方惊讶地发现一个装满人发的大手提箱。他们猜测她的死亡与家族内部的纠纷有关。同样的情况也发生在仰光机场，工作人员发现了一个无人认领的行李箱中装满用白布包裹的头发，而这种白布通常在当地举行葬礼时才会使用，因此有人猜测这些头发是从尸体上剪下来的。这一发现令机场工作人员深感震惊与不安。据《班加罗尔镜报》报道，当地警察对人类头发贸易的存在似乎毫不知情，以至于当一名南非男子向警方报告租来的公寓露台上有40公斤头发失窃时，居然被当成了"胡言乱语的小丑"。后来，一个人力车夫招供，他曾多次把头发送到这个南非商人的公寓；这个车夫也承认，就是他把这些头发偷了出来，又卖给了城里的另一个头发商人。

警方和机场工作人员货真价实的"惊讶之情"提醒我们，对绝大多数公众来说，人发的交易依然是个秘密的世界。在遇到我之前，我在印度南部和缅甸雇用的本地翻译兼向导对这种交易闻所未闻，即使他们都生活在当地此类交易非常繁荣的地方。更令我感到震惊的是，大量装有人类头发的麻袋在外表毫无标记的情况下"招摇过市"；看起来，打包的人不愿意让这些头发承受"标记包装物内容"而带来的不必要的关注和风险。这种审慎并不新鲜。1912年，当头发从西西里岛被运往美国时，它被"密封在带衬里的箱子里"，而这些箱子"在货船上时也被放置在重型货物之下"，以尽量降低被盗的可能性。

"外人根本不了解这个生意。"来自德里的一位印度商人这样对我说。我们坐在河南许昌一家饭店的私人包间里，围在一张大型旋转餐桌旁。十个人聚在一起——大部分是代表假发公司的中国商人。"所有的生意都是关起门来谈的。在印度，我全靠自己，才一点点搞明白

第十一章 罪恶

了和头发有关的这一行的一切——整整花了十五年！"他的努力得到了回报。这是他第一次来中国，但与失望而归的拉曼拜先生不同，他不但谈成了生意，并且成功跻身假发制造公司的原材料常规供应商之列。这位先生的英语很流利，谈起头发来头头是道，这些都让他获得了中国合作者的信任；虽然从他自己的角度来说，对面前那些高档食物倒是有点无法接受。这位先生不但是一名严格的素食主义者，而且滴酒不沾，他只能无奈地把不断被端上来的各种叫不出名字的肉和鱼默默推开，而且在中国同行用一套套的祝酒词对他敬酒时一次次举起手中那杯"谦卑"的白开水。听着这位印度商人的话，我想起了刚到青岛时汤姆告诉我的事情："头发这一行有点神秘。普通人差不多对它一无所知。如果不是有一个干这一行的老爸，我肯定也什么都不懂。这是一个完全封闭的世界。"

考虑到这种交易本身极为隐蔽的性质，失踪的头发通常都是同行下手也就不奇怪了。泰米尔纳德邦的印度媒体把盗窃头发的头号嫌疑犯锁定为帕拉尼神庙的僧人以及负责监督理发师的人。在头发被盗的历史案例中，被怀疑的也大都是局内人。1912年，《约克郡晚邮报》一篇文章的标题是《人发重案：东区头发盗窃犯是行家里手》。在夜色的掩护下，窃贼公然闯入白教堂路一个头发批发商的处所，偷走了重达89磅、价值110英镑的头发。文章作者指出，被盗的全都是"质量最好、价值最高的头发"，这充分说明窃贼非常懂行。同样，1882年那起被称为"人类头发大劫案"的备受瞩目的案件中，一些理发师被指控从一位名叫欧内斯特·洛兹的先生那里以明显低于市场价的价格购买被盗的头发，明知故犯。

调查发现，在受雇于这位伯明翰头发巨贾之前，洛兹曾在德国的柏林和英国的曼彻斯特给羊毛商人打工。洛兹偷窃了伯明翰雇主的库存货物，其中大部分是高品质的瑞典头发，大约十年前从纽约的经销商处购买而来，然后根据长度进行分类和包装后便一直存放了起来。

洛兹销赃的低价表明，被告理发师心里非常清楚这些头发的来源不清不楚。洛兹当时已经承认向伯明翰的多个理发师出售了部分偷来的头发，并因此罪名在狱中服刑六个月。这样看起来，他的所作所为仿佛在协助警方进行调查。

有关此案的一个有趣之处在于，法律专业人士在为这些头发定价时遇到了一定的困难。"达到相当长度的瑞典金发"，意味着这些货物价值不菲；但有人指出，其中好像掺杂了一些德国货，所以价值和价格都要打点折扣。这一案件提出的某些问题，直到今天还在困扰着头发行业的业内人士——如何获得纯粹的、毫不掺假的原材料？到底要不要信任供应商？

"从收头发的小贩、经销商或掮客手里收到头发是没有意义的。"乌克兰裔犹太商人拉恩·弗里德曼在深圳和我一起喝咖啡时这样说，"首先，价格太高；其次，质量不行……这些人肯定会把最好的货都给自己留着。所以你必须要到处跑，自己找，自己买，自己检查每一包头发！而且一定记住，要在白天的日光下检查！这些人会绞尽脑汁让头发更重，好找你多要钱——加水，上油！只有你想不到，没有他们用不到！和几代人子承父业跟头发打交道的中国人相比，我实在是个新手。每天都在学习新东西，幸好我学得很快。最重要的是，干我们这一行的人早就习惯了什么都要检查一下。他们什么也信不过。"拉恩对这一点一直铭记在心。他小心翼翼地避免向拉比提供头发来源的细节，以防他们将信息出售给竞争对手，或是干脆自己下场交易。看起来他也在提防着我，不愿意分享他的消息来源。

拉恩定期前往缅甸和柬埔寨，因为他认定那里的供应商比越南的更可靠。在越南，把各种不同质量的头发掺着卖是家常便饭。在俄罗斯和乌克兰，他参加过一些临时的剪发活动；办活动的人把宣传广告贴在路边的树上，仿佛互联网上的弹窗广告。这些活动通常都在一些隐蔽的沙龙或是临时的短租公寓里举行。在这种情况下，他能直接看到头发从原来的女主人头上被剪下，百分百保真。早在1876年，当法国的头发贸易受到头发来自医院和尸体等传言的困扰时，巴黎的理发师们就曾要求出卖头发的农村女孩穿着布列塔尼式连衣裙来到美发沙龙，而且要在头发被剪掉时放声大哭，以此来保证货真价实。一篇持怀疑态度的报道认为，这些场景都是事先安排的好戏，那些看起来从女孩头上剪下的头发实际上是人工先接上去的。这种观点也证明了顾客以及外人对这个行业久已存在的不信任。

"那些理发师骗起人来毫无顾忌，就像疯了一样。"拉恩接着说，他指的是在俄罗斯和乌克兰发生的事情。"他们对女人们说，头发质量不好，只能给她们一点点钱；转手就把剪下的头发高价卖掉了。"他警告我不要去这些地方。"对我来说这很容易，因为我了解自己的同胞，语言也不成问题；但对于外国人来说，乌克兰或俄罗斯是非常危险的，因为有时候——这真的不是开玩笑——你可能就回不来了！这行当里钱多，穷人更多。"

拉恩·弗里德曼口中残酷的俄罗斯和乌克兰的"头发百态"，在已经退休的纽约头发交易商拉里·萨巴托尼那里得到了证实。"我去过那边一次。我本想亲自看着他们把头发带来。不过火车上居然有拿着冲锋枪的人在保护那些头发！我只想赶紧回家，越快越好；因为他们开始互相射击了！我说，'天哪！该回家了！赶快回国吧！'我再也没有离开过这个国家。绝不！"

让我们再把目光转向英格兰，基思·福肖也有一个有关俄罗斯的故事要讲。他说，曾有一位俄罗斯女商贩向他兜售一些长长的欧洲头发。"我感到很可疑，就问她头发的来源。她毫无顾忌地告诉我，这是从死人头上剪下来的。我感到非常恶心，告诉她我绝对不要！我看到她接着就把那些头发卖给了另一个上年纪的客商。有人说他后来把这些卖给了杜莎夫人蜡像馆！"这个故事的真实性无从验证，但我不禁想到，即便杜莎夫人蜡像馆里的一些蜡像使用了来自死者的头发，倒也并非完全不合适。毕竟，一些早期的蜡像是按照法国大革命处死的皇室成员那些血淋淋的头颅仿制的——据说杜莎夫人亲自到断头台下找到了这些头颅，并且用它们制成了模具。使用这么一点点"死去的头发"，对她来说应该是恰到好处的小事一桩吧。

虽然确实有一些来自医院和停尸房的头发通过收集废弃头发的网络进入了全球流通市场，但大部分有关"死人头发"的故事都是些夸张和误导人的都市传说。事实上，这都是过去的事情了。1871年，一位伦敦头发商人耐心地向记者解释说，"死头发"一词指的是从女士的梳子上收集到的落发，而不是公众通常认为的从尸体上收集的头发。自然脱落的头发在其根部脱落的末端通常都有肉眼可见的白色毛囊，看到头皮碎片，记者曾推测这些头发是从妇女的头上直接拔下来的；头发商人的解释总算让他松了口气。相似的传言说，20世纪初从中国出口到英国的大量"辫子"来自"被处决的匪徒"，但从来没有得到证实；尽管牛津的皮特·里弗斯博物馆里，确实展出了一条黑色的长辫，对它的介绍是"处决后的中国人剪下的头发"。正如在欧洲收集到的"死头发"那样，绝大多数来自中国的同类实际上都是从私人手中收购的落发。

然而，即使是通过合法手段收购的货源，收集和运送头发跨越国界仍然是一项危机四伏的业务。各个大型公司均设有专职采购部门，并经常雇用个人作为企业的代表，派驻他们至采购原材料的地区。英国企业家大卫·戈尔德创立的知名假发产品公司"Great Lengths"，其主要工厂位于意大利罗马的郊外，但在印度南部设有常驻办公室，以保证来自寺庙的剃度头发货源的稳定供应，并确保"所有原材料可追溯，且均符合道德标准"。高档假发产品公司打造品牌形象的最有力手段之一，就是竭力强调对原材料供应链的全面掌控；尽管实际上头发收购这一环节的监管难度极高。与其他作物不同，头发一年四季都是靠那些在贫困地区走街串巷、四处游荡的小贩来收购的，这些小贩通常都是独自作战。一个个零散的商贩把收来的头发卖给当地的商人，后者再把它们转手至上游更大的买家。在进入加工厂之后，每一根头发的具体来源以及流转的过程早已不可考。此外，究竟什么才算"符合道德标准的头发"，不同人的理解也是天差地别。虽然一些公司因为"来自信徒的无偿奉献"而青睐来自寺庙的剃发，另外一些公司恰恰对其敬谢不敏，或因为它与印度教仪式剪不断理还乱的关系，或是这些企业不能认同捐献头发的人完全得不到任何报酬这一事实。对于他们来说，只有女性能因出售而获利的头发才是"道德的"。

与头发如何收集相比，中国的假发制造商更加关心货源的稳定性和质量。一些业内龙头企业在缅甸有代理商来监督头发的分拣过程。其他公司派代表到印度，在付款前检查货物的质量以及是否符合标准。在许昌，我遇到了好几位多次前往印度履行这一职责的人。从他们的描述来看，中国人在印度进食时候的谨慎，与印度人面对中国食物时的表现不相上下。

企业对进口货源质量关注的焦点之一，是人的头发中可能被掺入动物毛发及合成纤维，或是为了增重而人为地加入油、水或污垢灰尘。此外，有些供货商会用落发当成雷米发来鱼目混珠，或者把马毛和山羊毛混进高质量的牦牛毛里以次充好。还有头发的真实来源问题，被欺骗的卖家不在少数。"金发"加"在俄罗斯采购"并不意味着这一批头发真实颜色是金色，或者实打实地来自俄罗斯女性。这些头发极有可能本来是黑色，在亚洲某地漂白后转道南非进入欧洲，最后作为"欧洲头发"流入市场。在某些情况下，为了获得理想的质地，原材料商会把印度和中国的头发混合在一起。在中国人看来，这样做能够提高印度头发的耐久性和弹性，因为印度人的头发有时候过于精细，不够坚韧。而在印度人看来，这是用粗糙的中国头发来"稀释"优质的印度头发，是一种污染！佩戴假发和其他接发产品的人通常对这些细节一无所知。他们更关心产品的外观和感觉好不好、会不会很爱打结，还有能用多长时间。如果顾客不确定买到的假发产品是不是用人发制成的，就会根据头发专家和互联网上的美妆博主的建议，来个"燃烧测试"。YouTube 上有很多"发评人"拍摄的视频，教人们把头发点燃后再根据气味和燃烧情况来判断其材质究竟为何。

人类头发交易这个行业并非一直缺乏有效的监管。1970 年，美国联邦贸易委员会就曾发布专门的《假发及假发产品商标、广告和销售指导》，明确规定企业应披露头发产品的成分和来源。它还指出："无论制造国是哪国，不是使用欧洲头发制成的产品都不应该用'欧洲质地'这样的广告宣传语。"同样，"除非所使用的人发原材料从未被漂白、染色或烫制"，产品也不能宣传为"处女发"。接下来的表述读起来需要一点耐心："在介绍产品的成分、质量、耐用性、质地、重量、长度、尺寸、贴合性、颜色、造型、与其他产品的匹配度或能否重新造型、风格、使用时效、售后服务、质保、原材料来源和价格时，企业不能利用外包装、广告宣传或其他具有类似功用、潜在倾向及影响力的手段来误导或欺骗买家和潜在消费者。"

然而，这一指导条例已于 1995 年被废除——这一时点的选择非常有趣，因为假发及假发制品这一行业正是在 90 年代再次起飞的。

一些知名品牌确实在严格控制原材料货源及提供详尽准确的产品描述方面做得不错，但同样有很多企业违反了规则却没有受到惩罚。猪鬃行业的例子也能说明这个问题。冷战期间，美国政府禁止从中国进口猪鬃，有些美国商人就想出了把中国猪鬃混在德国猪鬃里的办法。中国的猪鬃比德国的长了几厘米，打捆后非常明显，也很容易抽出。给我讲述这个故事的乔治·梅耶说，那些从事不法交易的商人后来都被抓住并且缴纳了不菲的罚款。不过这也从侧面说明，为了绕开各种监管，商人们总能找到各种意想不到的手段。

在互联网上做生意，要想建立信任就更难了。像美国的亚马逊网站一样，中国的阿里巴巴为制造商和批发商提供了直接向远在网络那一头的客户销售头发的机会。对于没有国外关系、完全没有外语能力或者外语技能有限的交易者来说，这是进入新市场的重要机会。我在许昌遇到了两位这样干起了大买卖的商人。从消费者的角度来看，互联网提供了接近成本价的优惠，绕过了中间商；不过对虚假发货或"货不对板"的担忧，也让很多女性对在互联网上购买商品望而却步。但风险对买卖双方是均等的。爱丽丝是一位年轻的中国女商人，她在许昌建立了自己的互联网假发公司。她也向我诉说了面临的一些挑战："关键问题是，人的头发是非常昂贵的。客户在看到样品之前拿不定主意；可是如果我不确认顾客一定会付款的话，也不愿意发送样品。头发样品的成本大概是80块钱，和三块钱的丝巾不是一回事，我不可能就这么打包直接发过去，然后静待佳音。所以我会要求客户先付款，不满意的话可以寄回头发再退款，但有些人会拒绝。这样的话，我只好先把货品寄过去，但顾客必须支付邮资。如果连邮资也不付，那我就不会和他做生意了，冒不起这个险。建立信任真的很难。有的顾客买了一次之后就喜欢上了，这种生意比较好做，很容易成回头客。"

如何在头发贸易中达成更坚实的信任和透明度，是那些致力于提高行业专业水平和道德标准的业内人士非常关心的问题。"价格上涨时，很多人就会把其他材质混在人发里掺着卖；大家都说，'这就是人发啊！'不少人是分辨不出来的。"本杰明·切里安告诉我，"'人发出口商联合会'的当务之急和目标之一就是保证从业者诚实经营。一个人说自己卖的是印度雷米发，那么它就应该是百分百的雷米发，不掺任何杂质。如果有针对某个公司的投诉，我们就会将该公司列入黑名单，不能让一个公司坏了一个行业的名声。但是说来容易做来难。现在头发的价格太高了，每个人都恨不得在互联网上建个网站，开家自己的公司。"

印度出口商协会则表达了对头发原材料跨国走私的担忧。一篇文章称，每天由卡车运输，从印度走私进入缅甸境内的头发原材料有

3000—4000公斤。据报道称，同样的事情也发生在孟加拉国和缅甸的边境。在缅甸境内经过分拣和整理后，这些头发就能入境中国了。在许昌和青岛，我遇到了几个定期去中缅边境的木姐口岸收购头发的人。一位缅甸贸易商对我说："我想到木姐口岸看看这些头发是从哪来的，不过外人什么也看不出来。"

信任问题不但在原材料供应和批发方面笼罩整个行业，同样也困扰着生产环节。与分拣头发的工人的工资相比，头发的价格是如此之高，因此工人们在干活儿时动手动脚、小偷小摸的行为是免不了的。这样的事情到底发生了多少很难说，不过肯定是让工厂和工作作坊负责人最头疼的事情。有些国家的男性监督员告诉我，女工经常将头发卷入内衣中，因为无论如何监工也不能检查那里。女工们每天偷一点儿，积攒到一定数量，就拿到黑市上卖掉。为了阻止这种情况发生，头发分拣车间的每个房间都安装了监控。即便如此，工厂还是担心，在停电的时候，工人们会想方设法把头发塞进衣服里。有些雇主认为小量被盗是无法避免的成本自然损失，还有人则视其为生产力发展的主要障碍。

从很多方面看来，与头发有关的犯罪都与头发交易本身有相呼应之处——从女工们把几根头发偷偷塞进自己的内衣，到大规模的抢劫和诈骗，大大小小，应有尽有。最有名的案件发生在1910至1913年间，当时一位名叫菲利普·莫西卡的人通过国际贸易，在股票市场上制造了巨大的泡沫。实际上，他交易的头发纯属子虚乌有，压根儿就不存在。在合著的《得到预先警告的投资者》(The Forewarned Investor) 中，布雷特·梅兴和斯蒂文·舒格曼（Brett Messing and Steven Sugarman）讲述了莫西卡"毛茸茸"的金融骗局。作为曾经在雷曼兄弟公司工作过的投资银行家，他们是有资格讲讲这个故事的。

菲利普·莫西卡（Phillip Musica）出生于贫穷的纽约意大利移民家庭，在曼哈顿一个破败的社区长大。他的父亲是理发师。不过年轻的菲利普·莫西卡为家庭挣得的第一桶金，靠的是进口奶酪和其他食品——绕过中间商，直接与意大利出口商交易；同时贿赂纽约码头的海关官员，因此他支付的进口关税远低于其竞争对手。到1908年，家族企业"A. 莫西卡父子公司"（A. Musica & Sons）已经是纽约最成功的意大利食品零售公司了。然而这次成功非常短暂，东河码头上的腐败引来了政府官员的调查，莫西卡也因诈骗罪被判入狱一年。出狱之后，莫西卡马上改弦更张——作为意大利理发师的儿子，靠着这样的家庭背景，他决定专攻高品质意大利假发商品的进口和原材料供货。

这一次，莫西卡"成功"的秘诀是用各种花言巧语诱骗投资者，上当的人得越多越好；然后再拿便宜的理发店碎头发代替高价优质的雷米发。莫西卡还派他妈妈带着介绍信到意大利的那不勒斯，自称代表一家总部设在纽约的大型国际公司；这桩生意看起来就更吸引人了。为了获取意大利长发原材料，这位女士把运到意大利的头发的发货单作为抵押品，获得了来自各大银行的巨额贷款。然而这些板条箱里装着的，大部分都是从纽约理发店地板上收来的废头发，只有最上面盖着的薄薄一层，才是昂贵的雷米发。投资者对此一无所知。靠着在世界各大城市——伦敦、柏林、香港、圣彼得堡和横滨设分公司，莫西卡大获成功。梅兴和舒格曼在书中说，莫西卡"巧妙地让发货单，信用证，存款、取款和贷款证明'环游世界'，让自己的生意看起来红红火火"。1912年7月，他的"美国假发公司"据称持有价值200万美元的各类投资，以及价值60万美元的人发产品储备。该公司如此耀眼的业绩使其股票在纽约证券交易所的前身"纽约场外证券交易所"上市时，股价从每股2美元迅速蹿升至10美元。

当虚假发票、毁灭性的债务和无中生有的优质头发库存彻底曝光时，莫西卡的泡沫破灭了。他企图带上从第五大道的珠宝商那里赊购的珠宝，和家人一起借道洪都拉斯逃往巴拿马，但在新奥尔良出发时被捕。很快他就再次陷入了牢狱之灾。

几年后，出狱后的菲利普·莫西卡企图东山再起。这一次，他以

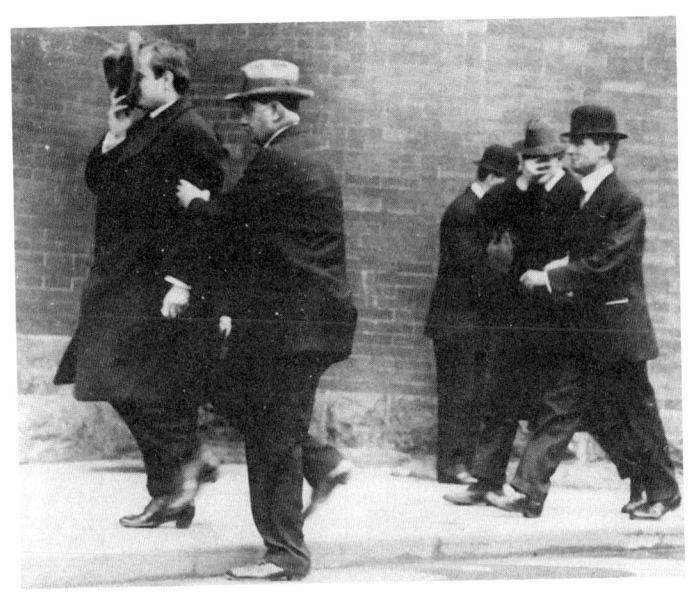

子虚乌有的优质头发骗局败露后,商人菲利普·莫西卡在从新奥尔良逃往洪都拉斯时被捕,1913年

假名弗兰克·科斯塔注册了一家制药公司,主要生产一款含酒精的护发素。批发商们以高价购买这种化学品,提炼出其中的酒精后,再将其在黑市上高价出售。这也算是美国禁酒时期的一道独特的风景线。科斯塔的新点子和假身份直到1938年12月才被识破,有人认出他就是那个"假发案"里的骗子菲利普·莫西卡。他的结局和发家的情节一样戏剧化:他把自己锁在浴室里吞枪自杀了。

当我向纽约的拉尔夫·莫利卡提起菲利普·莫西卡的故事时,他有点兴趣,但并没有特别惊讶。他说,意大利人不但能靠着虚张声势从各种险境中脱身,还擅长"把幻想照进现实"。"这是意大利人的生存哲学!"他大声说,"这家伙可能发现了头发的需求量已经超过整个意大利产量的总和,所以他不得不编造一些谎言。但他绝不会承认自己办不到。那就不是意大利人了!"

谈到头发,意大利人可并不是唯一一个创造性地把想象力发挥到

第十一章 罪恶

极致的民族。1884年，也就是菲利普·莫西卡出生前三年，沙皇俄国治下的普斯科夫州一个名叫索拉芬的人，就因为擅创教派而被捕入狱。在这个所谓的"教派"里，所有成员都必须把自己的头发贡献出来，作为虔诚恭顺的象征。当信徒们发现自己的头发都被送到了圣彼得堡的一位发型师，也就是索拉芬的兄弟手里时，所有的怀疑都被证实了。当时的报道称，索拉芬创立这个教派，纯粹是一个想免费得到头发的阴谋诡计！

　　谣言还是现实？事实还是虚构？许多与头发有关的犯罪行为似乎都徘徊在真假之间的灰色地带，甚至进一步模糊了界限。最近的热门话题是美国南部一些美容用品商店和沙龙的头发被盗抢案件，其中有些被监控拍下的视频已经上传到了YouTube。更令人不安的是，有报道称，在委内瑞拉，有些妇女在枪口的威胁下被迫剪发，在南非则出现了"脏辫"盗贼事件。另外，在美国的俄亥俄州、宾夕法尼亚州、印第安纳州、怀俄明州和马萨诸塞州出现了多起马尾被盗事件。这些被盗的毛发是用于制作珠宝、刷子，还是假发或假发制品？人们对此议论纷纷。这些故事再次勾起了人类内心那些久已埋藏的古老恐惧：对身体的非自然处置，以及贪婪让人与人之间自相残杀。

　　在18世纪的中国，有一群被称为"窃灵者"的头发盗贼，他们多是云游僧和乞丐，把途中萍水相逢、毫不知情的受害者的头发给剪下来；只要把这些头发粘在剪好的纸人纸马上，它们就能变成活物，然后到被剪掉头发的人家里，偷取他们的财物。对断发邪恶力量的恐惧和幻想，在今日的日本恐怖电影中达到了顶峰——2007年，日本导演园子温的电影《恐怖爆发》（*Exte: Hair Extensions*），就讲述了一个和头发有关的故事：警察发现一个装着一具尸体的箱子，尸体腹中的器官和一只眼睛都被残忍地割去，身上却缠满了头发。尸体被停尸房看守盗走，又遭到了他的更多破坏——随后，更恐怖的事情发生了，伤口中竟然开始长出黑发。盗尸者借机以此牟利，把这些头发卖给一个专门提供接发服务的发型师。但是，这些头发仿佛获得了生命一般，把怒气和怨恨都发泄在了佩戴假发的年轻女孩身上，夺去了她们的生命。

我又想起了爱娃的长辫子和安·P的发束，并希望它们此刻就在英国伦敦与中国温州之间的某个地方，静静地躺在包裹里。

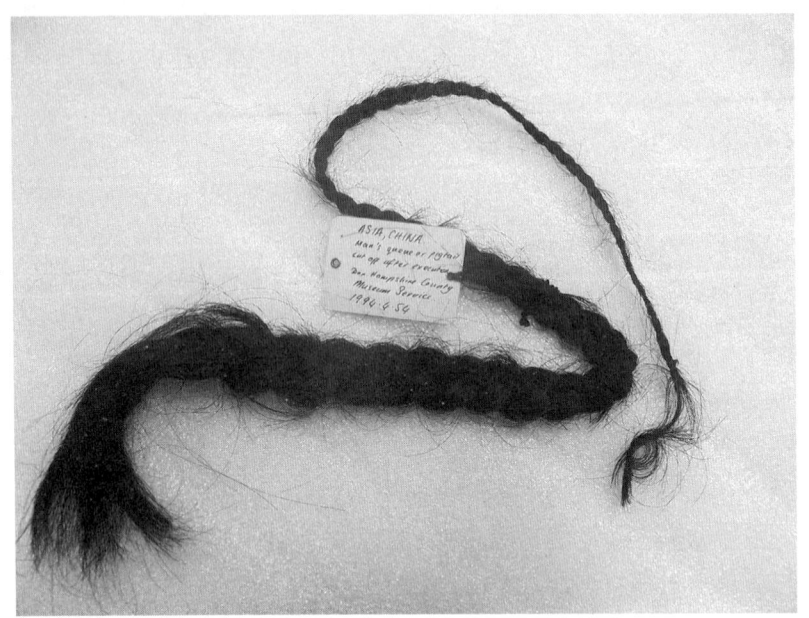

从被处决的中国男子头上剪下的辫子。藏于牛津大学皮特·里弗斯博物馆

## 第十二章

# 橱柜里的头发

Closet Hair

我母亲家的一个抽屉里，有三个白色的小盒子，每个盒子里都有一块干净的棉布，包裹着一绺软绵绵、毛茸茸的婴儿胎发。盒子上写着我们姐妹三人的名字和出生日期。这是我们最初的发型；妈妈精心收藏着它们，就像留住童年时代的纯真无瑕。人们保留这些充满往日情怀的事物，与其说是为了再次检视，还不如说是单纯地作为纪念。

在美国各地家家户户的橱柜深处或是抽屉角落，被人们有意保留下来的碎发确实显得有些奇怪。人们把它塞到旧信封、用过的糖罐或者盒子里，很少拿出来展示。这些头发太过私密，充满我们自己身体的最原始气息，或是那些曾与我们亲密无间或依然相伴的人的气息。打开沉默的抽屉或信封，背后的故事就会自己翻涌而出。

"这是我的头发。我母亲把它存了起来，

它的颜色很不寻常。"苏珊娜对我说。一个老式豪华肥皂盒里装着一簇厚厚的金色卷发,艳丽的色彩仿佛来自知名画家提香笔下,这些头发已经剪下三四十年了。"我的父亲把它叫作'古金色',其实看上去更像是有点儿暗的金褐色,不是吗?"我们盯着盒子里的头发,美丽的秋叶浮现在脑海中——这真是不可思议。大厅里挂着一张苏珊娜年轻时的照片,前拉斐尔派画中人般的红金色发辫垂在她的肩头。盒盖上有苏珊娜妈妈潦草的蓝色字迹:"苏珊娜的马尾辫。金褐色。"照片和头发一起,把我们带至通向苏珊娜少女时代的道路;不仅属于她自己,也接纳我这样的外人。装头发的肥皂盒旁边是一个更大的盒子,里面装着苏珊娜两年前接受乳腺癌治疗时开始佩戴的合成纤维假发。"我找不到真正符合我头发颜色的假发。"她告诉我。现在苏珊娜的头发已经变白了,和那些往昔岁月的代表形成了鲜明的对比。然而头发和假发都保留了下来——它们都满含过去的生活经历,让人不忍舍弃。

一位朋友告诉我:"我的母亲保留着一个信封,里面装着她妹妹的头发,这个可怜的女孩十个月时就过世了。"这位朋友年过六旬,他的妈妈已经快 90 岁了。这绺头发已经比它的主人在世上多过了八十多年漫长的岁月,也是她在这个世上留下的唯一纪念。我很想知道,谁会继续保管它呢?

"我的头发曾经长过腰部,上大学时把它剪掉了。剪发后我去参加一个研讨会,没有一个人认出我。"另一个朋友有天晚上在酒吧对我说。我们到她家后,她把这根长长的黑色发辫从一个很大的棕色信封里取了出来。她的丈夫以前从来没见过这东西——妻子还有一副他不曾见过的模样。

"母亲去年去世之后,我们在她桌子的抽屉里发现了一个没有任何标记的信封,里面装着头发。我们完全不知道这是谁的头发!"另一位朋友告诉我。这些曾经属于婴儿、祖先、过去的自己、恋人和已经逝去的某人的头发，是我们生活中被藏起来的一部分。大多数情况下，它们只是默默地占据一个角落，享受无人打扰的清净；当我们搬家离开时，又会带上它们，再重新安置在一堆新的东西下。从某种程度上说，抛弃它们似乎是一种亵渎——弃之不顾，任其死去；虽然其实它们早已死去多时了。

当然，剪掉的头发并不总是生活在后台的阴影里。18 世纪晚期至 19 世纪末，欧洲人和美国人都很珍惜剪下的头发，认为它们是保持生者和逝者之间联系的重要手段。这些头发不是被藏在某个地方，而是经常以各种方式展示出来——要么放在珠宝饰品里，要么镶嵌在照片和相册四周，能近距离接触它们原来的主人。例如，玛丽·雪莱（Mary Shelley）将包括诗人拜伦在内亲密朋友和爱人的头发都保存在一个特殊的镀金相框中，旁边标注着头发主人的姓名，以及剪下的时间；维多利亚时代的很多女性将亲人的头发编成手镯，或是编成其他图案，镶嵌在戒指和胸针中随身佩戴。在奥地利，用家庭成员的头发来装饰刺绣家庭照片，是一直以来的传统。

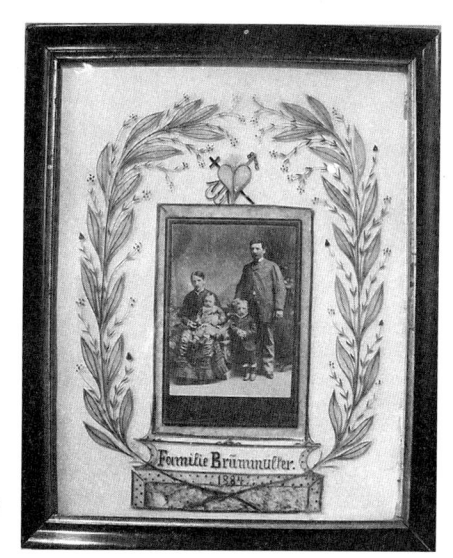

"母亲、父亲和孩子。" 1884 年，一张澳大利亚家庭照，四周的装饰图案由图中人物的头发制成

第十二章　橱柜里的头发　　　239

在大英图书馆，我浏览了威廉·马丁1852年出版的《头发工人手册》（*The Hair Worker's Manual*）。这是一本薄薄的红色皮革封面的小册子，烫金的封面上，一位淑女站在凉亭绿荫下，四周围绕着鸟儿。她的手放在专门为头发刺绣设计的桌子上。书中引用了爱默生一首相当古老的诗句：

> 当一个人的灵魂离去
> 何物能为世间的朋友留下欢乐？
> 日间所见，夜间所思
> ——他的发髻之锁。

"头发大师"威廉·马丁解释了他写作该书的动因。他听到了很多令人悲伤的故事——在亲人逝去之后，女士们把代表着"情感象征"的头发交给专业的假发工人制作纪念品，却被后者用"完全不同的东西"偷偷替换。这本手册指导女士们用更加适宜的办法留存这些"珍贵的遗物"，免遭假发工人的刁难和欺骗。许多公共和私人博物馆都有用来保存头发的首饰展品——手工精致的，风格独特的，看起来有些古怪的，或是流于平庸的。它们是收藏家的心头好、亲人的传家宝——其价值所在，不仅因本身的工艺水准，也因为其中体现的维多利亚时代人们的真情实感。但是，让我感兴趣的，不仅仅是这些被自觉转化为精心制作的人工制品的头发，而是这些来自世界各个角落的碎头发，如今只能静静地躺在欧洲和美国的人类学、自然历史、解剖学和医学的大小博物馆里，几乎无人问津。它们是怎么来到这些地方的？这些藏在壁橱里的角蛋白堆积品，能让我们学到些什么？

我们无法确切估计，隐藏在各个博物馆和公共机构中这样的头发样本究竟有多少。它们大多是在19世纪60年代至20世纪40年代之间由科学家、人类学家、医生、教师、军官、旅行者、拍卖师、盗墓者，以及警察和殖民地官员组成的庞大的网络收集而来的。彼得大帝人类学和人种学博物馆位于俄罗斯圣彼得堡，其官方网站上说，这里藏有"2200份居住在不同地理区域人类的头发样本"。维也纳自然历史博物馆的头发类展品有4049个，伦敦自然历史博物馆的同类展品超过5000个。巴黎人种学博物馆的一位管理人员证实，该博物馆拥有大量头发藏品，曾引起医生、人类学家和犯罪学家的浓厚兴趣；今天，这些头发仍然吸引着遗传学家和地质学家的目光。但我注意到博物馆网站或最近的博物馆展出中都没有提及这些收藏。相比之下，牛津的皮特·里弗斯博物馆在网上提供的信息就详细多了——不仅列出了300多件含有人发的产品，还有400多个头发样本的细节。用于分类和人种学研究是收集头发这一行为背后的支持逻辑，模糊而又笼统；后来收集行为本身似乎也形成了自己的逻辑。很多时候，这些头发样本从未公开展示；其价值更多地体现在研究领域中，而不是对公众的教育。今天，它们被归于"敏感"而令人有几分尴尬的物品之列；原因既与已经遭到批判、失去公信力的种族理论有关，但更多的是其自身定位的模糊性——这些头发到底是身体的一部分，还是用身体的某一部分制作的产品？

牛津的皮特·里弗斯博物馆，是一座收藏了众多手工艺品的宝库。这里最初作为武器库之用，但后来成了收集各种物品的大集合，从稀有到常见，主要根据功能和用途分类——花盆、钥匙、面具、衣服、玩具、珠宝、武器、图腾柱、乐器，甚至还有缩头术后的人头，五花八门，在紧凑的空间里争相努力地展示着自己。人类在不同的时代，在世界各地创新的努力与收集的癖好在这里汇聚。我来时是一个下雨的星期一早上，博物馆不对普通公众开放。我从工作人员入口进入，两侧分别是两个巨大的液氮储藏罐，以及无机化学实验室。负责接待我的玛德琳·丁女士带我从后门进入展厅中心。空气中有种令人感到窒息的沉默；在模模糊糊的黑暗中，我感觉到面具和神像的目光都盯在我身上。一个标有"头发"字样柜子里面的展品简直可以用令人眼花缭乱来形容：从埃及坟墓中取出的卷发，来自六千年前；高达几英尺的发髻，制作工艺包括缝制、编辫、上油、压平，用来自赞比亚的头发作为材料；一根中国男人的辫子；从世界各地搜罗而来的假发和假发制品，包括英国法官佩戴的那种假发；各种包含头发的护身符的大集合，有手镯、小饰品、梳子和发刷等；还有一组各式各样的假睫毛。尽管这些展品也很吸引人，可我最想看的，还是那些没有放在玻璃柜子里的头发，它们被锁在黑暗中的抽屉里。

玛德琳将钥匙插进标有"原生头发样本——自然状态"的抽屉里时，我屏住了呼吸。为了这一刻，我足足等待了好几个月的时间，写了无数来来往往的电子邮件。她拉开抽屉，一股浓烈的卫生球气味扑面而来，袭击着我们的鼻腔。柜子上一张小小的银色贴纸，提醒这个区域需要防止蚊虫侵入。虽然气味令人窒息，但眼前的这些头发着实让人迷醉。

来自世界各地数以百计的"剪发"——被剪下的头发，就这样藏在小盒子、信封、罐子、玻璃容器、塑料袋和大大小小的木框子里，皱巴巴的，团成一团的，毛茸茸的，打卷的，编成辫子的，乱蓬蓬的，精致的，粗糙的，乱糟糟的，笔直的，有些棕色，大部分是黑色。这个抽屉里的东西，是人类多样性的直观表现——世界头发的缩影。来自法国下布列塔尼地区的头发，与来自印度、古秘鲁、新喀里多尼亚、埃及、安达曼群岛、日本、加拿大、新几内亚、美国和塔斯马尼亚的头发挤挤挨挨地排列着。头发上的标签介绍了每个样本的采集目的以及采集环境。

"纯种布什曼人的头发，成年男性。1905年9月检验，南非约翰内斯堡。"一个标签上这样写道。它是由博物馆的第一位馆长亨利·巴尔夫收集的。一小撮胡椒色的头发装在一个透明的塑料盒中，再镶进一个方形木框。旁边一个差不多的木框里，是同一年从居住在

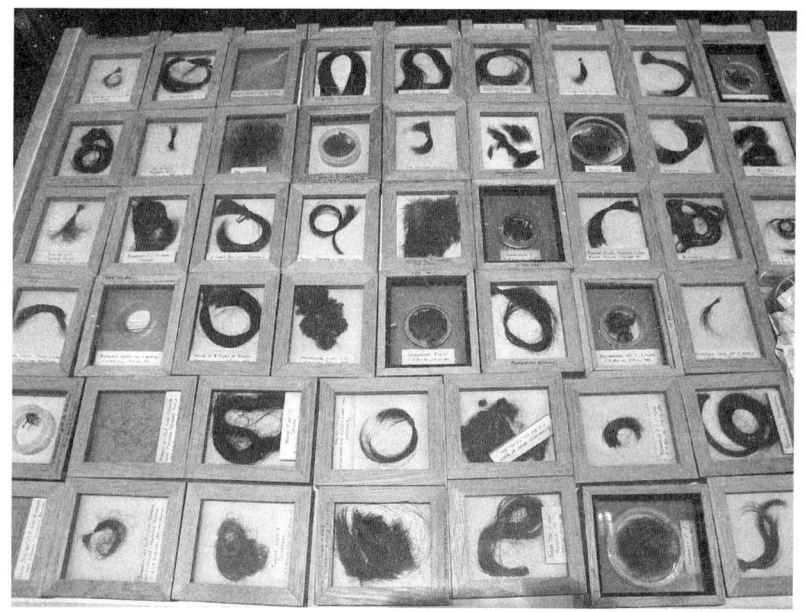

来自世界各地的头发样本,其收集者包括人类学家、医生、旅行家和殖民地的官员。牛津大学皮特·里弗斯博物馆

非洲东南部莫桑比克和津巴布韦的马绍那人身上采集到的头发,看起来有点毛糙。紧挨着它的,是1875年从巴布亚新几内亚收集到的碎发、从爱达荷州美国印第安人头上剪下的一束直发、从埃及法老墓中挖出的六千年前的辫子、一个中国人被砍头后剪下的辫子。还有个展品仿佛友情赠送,"两头举止粗鲁的大象尾巴上的毛,1880年在锡兰被射杀",来自肯特郡塞文欧克斯地区某位布鲁姆菲尔德夫人的捐赠。很明显,这个奇特又杂乱的拼凑组合里,很多展品都来自很遥远的地方,从个人手中转交至公共收藏,也时常在各个公共机构之间流转。皮特·里弗斯的很多展品,就来自隔壁的牛津大学自然历史博物馆。

与收购有关的书面记录表明了,为获得稀有的头发样本,人类都会采取什么手段,不管这些头发来自活人、坟墓或是拍卖会。其中也记载了本地人对此类收藏行为的反对。和日本原住民阿伊努人的头发

第十二章 橱柜里的头发　　243

样本一起寄到的，是来自东京地震学会成员约翰·米尔恩的一封信，日期是 1885 年。信中写道："头发都在这儿了。为了弄到它们，我被那些掌握着医院的德国大夫耍得团团转。开始时他们让我相信能弄到不少，最后又告诉我有多难。实际上，阿伊努人的头发真的很难弄到。"尽管如此，随信依然附上了 22 份头发和胡子的样本，其中某些来自一位 J. C. 卡特先生，他写信给米尔恩说："阿伊努人对自己的每一根头发都很在乎！他们极为迷信。信封里的头发是我通过一位本地官员搞到手的，他也费了好大的力气。"同样地，从印度北部采集到的一组锡克教徒的头发样本，也附上了 G. M. 吉尔斯博士 1882 年的亲笔记录。他解释说，"高种姓锡克男子的头发是可望而不可即的"，因为"一个体面的锡克教徒宁死也不会剪发"。很显然，本地人不愿把自己的头发交给异族官员；某些情况下，甚至引发了极为强烈的后果。

我看到一盒来自所罗门群岛的棕色头发，长长的，松散地盘在盒子里。它不是零散的碎发，而是一整个头上的头发。人类学家比阿特丽斯·布莱克伍德为它撰写了一个简洁的标签："从一个青年头上剃下的头发，政府医生剪掉了他的棕榈叶发饰。"日期是 1931 年。档案中的注释显示，为了治疗青年脖子上的疖子，医生剃掉了他的头发。但是，当地习俗禁止男孩在结婚前剃掉头发或者将头发暴露给女性。笔记里还说："当地人对此表示抗议，医生不得不将这个男孩带离村庄，人们不许他回来了。"简单地说，同族人认为他不再适合生活在他们的社会中，只能被排斥在外，远离自己的亲人和家庭。有必要剪去他所有的头发吗？或者在收藏家热衷于获取更多标本时，是否过于贪婪？翻过标签，我发现它是从某个画作预展的邀请函上剪下来的。

人们很容易认为，随着时间的推移，这些被剪掉的头发，不但失去了与曾经的科学研究之间的联系，也不再和早已切断联系的远方故土有关。但是，这样的假设显然低估了头发顽强的生命力和潜能。

从 20 世纪 90 年代开始，皮特·里弗斯博物馆陆续收到了大量营养学家、考古学家和遗传学家的请求，希望能够使用这些非常珍贵的头发样本进行科学研究。与此同时，包括皮特·里弗斯博物馆和其他一些博物馆在内，它们收藏的头发吸引了某些独特的关注——来自这些头发曾经主人的后代。

2014 年 7 月，塔斯马尼亚原住民中心的一个小型代表团访问了伦敦。此行的目的不是度假。他们希望能收购惠康信托基金会（Wellcome Trust）旗下伦敦科学博物馆收藏的塔斯马尼亚土著人的头发。1930 年，惠康历史医学博物馆从墨尔本大学一位前解剖学教授手中购得了这些头发样本。文件表明，它最初是由奥地利医生和人类学家菲利克斯·冯·勒康在 19 世纪 70 年代末收集的。被标记为"已灭绝的塔斯马尼亚土著人头发"的这些样本，应该是在一位名叫特鲁卡尼尼的妇女死后从她头上剪下的；而澳大利亚政府认为，这位 1876 年逝世的女子，很可能是其所在部落的最后一人。有关"塔斯马尼亚原住民已经消亡"的暗示，提高了这份土著"标本"的荣誉和价值；更有理论认为，塔斯马尼亚土著人代表了人与猿之间"缺失的那一环"。

拥有特定种族的头发、骨骼以及头骨标本能令人声名远播。比阿特丽斯·布莱克伍德于 1920 年去柏林民族学博物馆拜访冯·勒康教授，她报告说："他有七个塔斯马尼亚人头骨，是从罗伯逊夫人那里买来的，她已故的丈夫曾经是负责给塔斯马尼亚人建造'集中定居点'的执政官。这些都是非常好的标本，还有一些塔斯马尼亚人的头发——他很友好，说会寄给我一些。"皮特·里弗斯博物馆目前收藏的一件展品应该就是这批标本之一。

今天的塔斯马尼亚原住民试图把他们祖先的骨骼、头骨和头发"带回家"，这么做不仅是希望祖先疲惫的灵魂在本应属于自己的家园中安息，更是希望在全新的历史背景下再次确认自身存在的意义——

种族几乎灭绝、疾病、土地被抢、不能使用自己的语言，甚至被彻底否认存在，这都是塔斯马尼亚土著过去的悲惨遭遇。1803年英国人抵达塔斯马尼亚岛，随后挑起战争，大肆杀戮；随后，寥寥无几的土著幸存者只能生活在被框定的"定居点"内；到19世纪末，除了少数被塔斯马尼亚东北部弗诺岛上的猎海豹渔民掠去的土著妇女，塔斯马尼亚土著人几乎消亡殆尽。而现在的塔斯马尼亚土著人，应该都是这些妇女的后裔。

找回一百三十年前被剪下、现在远在17000公里之外的一绺头发，绝不是一件简单的事情。当我写信给塔斯马尼亚原住民中心询问他们的经历时，他们的答复让我深深体会到了这一点。从第一次向惠康基金会提出请求到最终买回头发，中间相隔整整七年。不仅因为伦敦方面复杂的官僚机构体制，也与原住民中心的工作流程和财务限制有关。参与伦敦之行的代表泰莎·奥托告诉我："考虑到资金的限制，到世界的另一端仅仅去买一绺头发或一块头骨，是很不现实的。因此，有时某些项目必须等到我们安排好和其他更多项目有关的往返旅行；或者一趟旅途尽可能拜访更多的相关机构。"

2014年的行程包括在柏林收集人类遗骸，以及到牛津、剑桥和维也纳进行游说活动。泰莎告诉我，这次行程"令人筋疲力尽"，尤其是因为"必须把我们收集到的'遗物'放在手提行李里随身携带，所以它们必须经过所有安检和通关"。我问为什么他们没有访问巴黎，因为巴黎人类学博物馆收集到的一件塔斯马尼亚头发标本也被认为是来自勒康的收藏。她告诉我，法国的博物馆馆长甚至从未回复过原住民中心的书面请求。我一点也没感到惊讶。人类学博物馆的阿兰·弗洛蒙在聊天中告诉我："法国有一种传统的世俗主义。我们不认为它和集体的文化权利有关，这是个人权利的范畴。"这也意味着，只有提出要求的申请人能证明与在该馆中被展览的某个展品原主人有直系亲属关系，博物馆方面才会考虑他的请求。

欧洲博物馆和公共机构对此类要求的不同反应，不仅与其对人权和人类遗骸的文化理解有关，更是因为头发在本质上的模糊属性。根据英国文化、媒体和体育部颁布的2004年《人体组织法》和2005年的《人类遗骸护理指导意见》，人类遗骸不是一种财产。它们具有"独特地位"，应该被报之以"尊严和尊重"，包括被重新妥善安葬。但是，头发能算作人类的遗骸吗？这是一个有争议的问题，引发了激烈的论证。皮特·里弗斯的负责人之一劳拉·皮尔斯建立了一个公众咨询委员会，以期为处理博物馆中的人类遗骸提供政策建议。她说，在讨论"人体组织"的概念范畴时，董事会的一些成员强烈反对将头发和指甲包括在内。他们的观点之一，是认为人类的头发也是用于制造各种人工制品的常见纤维制材料。应该说，他们担心的是如果头发被归入人类遗骸，那么要求取回展品的申请数量可能会失控。因此，2005年版的指导意见没有将头发和指甲收入其中。然而，正如塔斯马尼亚原住民中心的泰莎·奥托指出的，这本指南于2008年进行了修订，将"经过尸检后的头发和指甲"纳入了人类遗骸的范畴。换句话说，死后被剪下的头发被归为人类遗骸的一种。

但指南只是指导原则，它既不是法律，也不是法规。在具体的操作中，不同的机构可以自由地制定自己的原则，有些欧洲博物馆的所作所为甚至可以说是"毫无原则"。有趣的是，惠康信托基金会的指导原则，明确地将头发和指甲排除在人类遗骸的定义之外。不过，其确实承认，特定藏品对某些种族具有特别的意义，如具有精神上或宗教上的重要影响，或是因为藏品本身是在西方的殖民扩张期间从土著居民处获得的。在评估对人类遗骸的遣返请求时，他们会考虑各种因素，包括提出请求人的状况，遗骸对他们的意义，遗物的留存时间、获得方式、在广义藏品中的地位，以及其对信托基金和公众的科学、教育和历史价值。从整体上评估这批收藏品可以明显发现，头发占据其中，重要的并不在于它的科学价值，更多是因为它难于获得，而引发了观者的好奇心。要不是因为这个原因，我们该如何解释拿破仑、乔治三世和惠灵顿公爵的头发旁边，摆着据说来自乔治·华盛顿的三股头发，"已经灭绝的塔斯马尼亚人的头发"，还有秘鲁缩头术表演者头上的一把头发？

对惠康信托基金来说，这些头发只不过是满足好奇心和"物以稀为贵"的代表；而对那些从塔斯马尼亚远道而来的原住民来说，它是本民族被切断的历史中依然存在的一部分。"我们的目的，是尽可能让祖先被肢解的碎片重新聚在一起，包括那些已经被归还的部分。"泰莎告诉我。她也表达了塔斯马尼亚人对当代科学研究中使用其祖先身体器官的强烈厌恶："在未经允许的情况下对人类遗骸进行检查是对死者灵魂的严重骚扰。"

20世纪90年代，申请使用皮特·里弗斯博物馆的头发藏品进行科学研究的要求越来越多，这也是促使该馆美国展品部分的负责人劳拉·皮尔斯决定与明尼苏达州红湖地区奥杰布瓦人的后代取得联系的原因。这是比阿特丽斯·布莱克伍德研究过的土著居住区之一；20世纪20年代中期，她从那里带回当地儿童的绘画、头发样本以及个体的测量数据。2000年，劳拉·皮尔斯带着对展品的详细介绍和布莱克伍德当年拍摄照片的副本，动身前往红湖，想问问奥杰布瓦人对这些展品的命运有何意见，也希望能促成双方在未来的互利合作。然而，头发不但没能开启双方的合作之门，反而起到了严重的负面作用。得知皮特·里弗斯博物馆居然有这样的收藏品，奥杰布瓦人心底痛苦而屈辱的记忆重新"浮上水面"：政府寄宿学校是严厉的同化政策的手段；在这些学校中，土著儿童被迫放弃本民族的语言、原来的名字，还要改变自己的发型，让它们"更加文明"。所有这一切，都是对他们人格的羞辱。劳拉·皮尔斯见到了几位那时被剪掉头发的人，并且敏锐地记录下了所见所闻。戈尔迪六岁时在学校被剪了头发。对她来说，得知自己的头发在几十年后居然还保存在地球上另一处的某个信封里，不仅让她回忆起往昔那些戕害心灵的经历，更让她担心在那遥远的地方，遭到某个陌生人"摆弄"的头发，会不会再给自己造成什么"神秘的伤害"。毫不奇怪，戈尔迪既不愿自己的头发被展出或用于科学研究，更是向牛津大学提出了禁止将自己的头发用于DNA研究的申请。另一位被访问的奥杰布瓦妇女更是干脆地说："快把从我们这儿抢走的东西还回来！"

我和劳拉·皮尔斯谈起了自从她十五年前访问红湖之后又发生了什么，她告诉我只有令人震惊的沉默。她曾希望当地人出面申请，要回头发，但他们却没有这样做。这件事留给她的印象是，现在让奥杰布瓦人来处理和头发有关的种种，对他们来说依然是一件非常痛苦的事。尤其是考虑到，这些年来他们一直在遭受严重不平等和不公正的待遇。忆及她就头发一事和他们的交流，她说："就像打开了一瓶毒药的盖子。"

在后殖民的背景下，众多博物馆专业人士重新评估了其藏品的内容与价值；也由此，很多人开始为自己祖先的所作所为寻求救赎，不过救赎并非总能适时出现。

维也纳很冷。在我拜访富丽堂皇的自然历史博物馆那天，室外温度是零下七摄氏度。华丽而迷人的环形大道上，艺术史博物馆与自然历史博物馆相对而立。绕开精巧的正门，我来到后门，走上吱吱作响的楼梯间，穿过整齐排列着人类头骨的走廊和研究室。这家博物馆有50000件人类头骨藏品，而其中8000件都展示在一个30多米长的巨大玻璃柜中。我此行的目的是来探访这里的头发藏品，它们都被归在"毛发收藏品"卷宗内，标有1—4039的记录。这本卷宗的封面是用暗灰色和蓝色的条纹布制成的，让人不禁想起纳粹集中营囚犯的制服——就算是我的私人观点吧。

我和博物馆考古生物学和人类学部分的负责人玛利亚·泰斯拉-

尼古拉一起翻阅藏品。从中我们可以清楚地看出，奥地利人类学的种族范式逐渐变化的过程：通过研究来自世界各地的多民族样本，原先对种族起源、进化和种族等级的研究，逐渐让位于对欧洲人口进行分类以及对种族纯洁的极力追求。

其中的早期样本收集得较为随意，主要是通过海外旅行带回来的。非洲、澳大利亚、塔斯马尼亚、新几内亚、大洋洲其他岛屿、波利尼西亚、印度、中国和日本的头发在其中都有体现。该目录中的大多数样品都存放在一个高大的木制文件柜的顶部抽屉里，在一间天花板很高的豪华研究室里，偏安于屋后暗影中的凹室内。在这个文件柜对面，是另一个装得满满的柜子，其中的资料是与头发相应的照片和不同人种身体测量数据的细节。我不禁联想到，摆放这些橱柜的位置，是否与其内容可能引人不适和尴尬有关。大多数早期标本都放在带有软木塞的圆柱形玻璃瓶内，瓶上的黄色标签上标有收集人和样本提供者的姓名。收藏家包括奥地利医生和人类学家菲利克斯·冯·勒康以及维也纳大学人类学研究所创始人鲁道夫·波切，他也是奥地利人类学的一位关键人物。

柜子下方的抽屉有点拥挤。一捆捆塞在半透明信封中的头发标本用标准铝纸夹和红色松紧带固定在一起。这是第一次世界大战期间，从奥匈帝国和德国难民营里收集的数百个样本。头发、腋毛和阴毛在不同的信封里分开单独存放。玛利亚告诉我："当时的人们认为难民营是进行大规模系统人口研究的理想场所。"记录的数据包括皮肤和眼睛的颜色、身体和面部数值的细节、头发样本和面部石膏模型。"大部分难民的身体状况不足以让他们对此表示拒绝，尽管很显然有些英国难民确实这么做了。"波切还和他的妻子在难民营进行了"家庭研究"——追踪遗传模式，研究皮肤、头发、眼睛和其他各种身体特征的遗传模式，还企图记录"跨种族繁殖"的影响。鲁道夫·波切、菲利克斯·勒康和我在伦敦大学学院看到的测发仪的发明者尤金·费舍尔都是德国种族卫生学会的成员,该组织于1905年由阿尔弗雷德·洛兹医生在柏林创立。

玛利亚在柜子里又找到了更多当时的记录——一个登记了生物测量数据,另外两个保存了摄影底片和照片。通过交叉验证,我们找到了能与来自沃尔西地区的难民家庭的测量数据和头发样本对得上号的照片。这一地区是现在白俄罗斯、波兰和乌克兰等国的交界处。农夫、农妇和儿童的肖像整齐地装在这个棕色的信封里。看起来他们为这次拍照特意收拾打扮过,我有点好奇,这是不是他们第一次也是唯一一次出现在摄影师的镜头里。农妇身上袖子带刺绣的宽松白衬衫、串珠项链和整齐折叠的花头巾,让她看起来更适合出现在教堂的礼拜仪式上或是参加乡村舞会,而不是接受科学检查。按照当时流行的"维也纳摄影学派"的风格,照片从正面、侧面和一个稍微倾斜的角度拍摄。

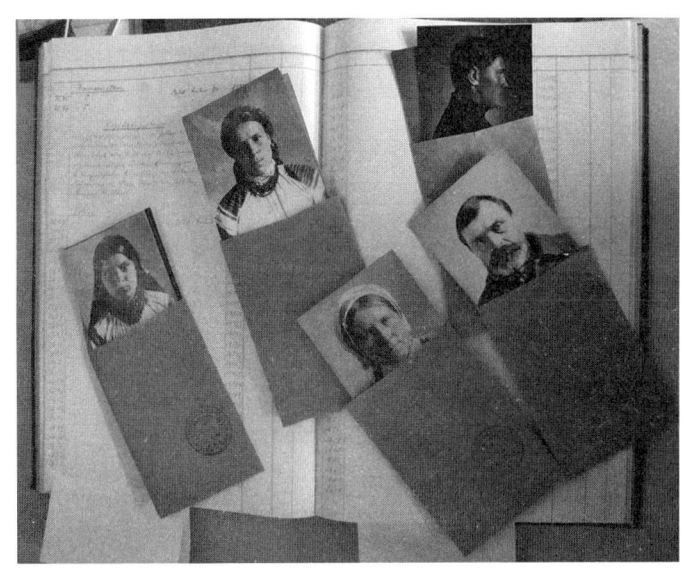

沃尔西难民的照片;1917—1918年,奥地利的人类学家在一座乌克兰难民营里留下了他们的头发样本和身体测量数据

第十二章 橱柜里的头发 251

头发藏品的目录再往后翻，"犹太人"类别开始出现。一份记录中详细罗列了 105 名波兰犹太人的测量数据及头发样本；1939 年 9 月，在维也纳体育场被关押四天后，他们被送往布痕瓦尔德集中营。柜子里装着他们当时剪下的头发。我们有些惴惴不安地拿出一些信封，放在一个有背光灯的桌子上，小心地尽量不要弄坏密封好的信封。通过信封，能看到一缕缕头发的轮廓。这些头发看起来都各不相同；它们似乎在用尽自己的力量，否认人们企图在种族分类上施加的意义。

"犹太人的头发让我感到非常不安，"玛利亚说，"说心里话，我觉得博物馆不应该再收藏这些藏品了。继续保存这些藏品是很不妥当的。"几年前，她曾与维也纳犹太社区居民讨论过这个问题，希望把这些头发交还给他们；不过也有人认为，这些遗物可以当作"资料"保存在博物馆里，作为历史的教训警示后人。

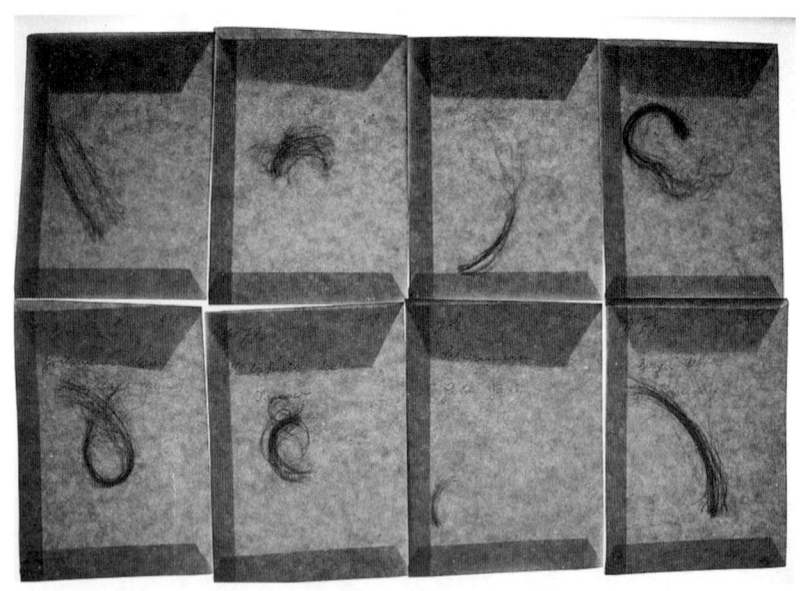

1939 年从维也纳被送往布痕瓦尔德集中营的犹太男子留下的痕迹

这些头发藏品仅仅是时任博物馆馆长的约瑟夫·瓦瑟搜罗的与犹太人有关的资料的一部分；1932 年，此人在博物馆内建立了一个纳粹组织分支。而他的另一个生财之道，是为当时有些被怀疑为有犹太血统的德国人提供血统测试。与其相关的文件凸显出了这一测量的强迫性质——从眼睛、鼻子、嘴巴、手臂和肩膀的数据，到头发、眉毛和睫毛的所有细节。表格中有 21 个问题都涉及头发。如果其中表现出明显的犹太人特征，被测试的人就会被送往集中营。

20 世纪 90 年代早期，博物馆工作人员意识到这些藏品中有些是直接来自波兰波兹南集中营的受害者遗骨和仪容面部模型。1991 年，这些遗物移交给了维也纳的犹太人社区，拉比们为它们举行了符合犹太教正式葬仪的安葬仪式。作为含有历史和文化价值的手工制品，仪容面部模型被送往犹太博物馆。而头发依然留在了这儿的柜子里。

遗迹？见证？证据？印痕？头发可以说是这些意义的具象，继续保存下来要比让它们入土为安更有价值——简单的埋葬甚至有些过于草率和轻易，恰好满足了某些人掩盖和否认历史的企图。犹太教的传统是埋葬逝者的遗体而不是头发。不过继续展出或是把这些头发交给与头发的原主人波兰犹太人无关的奥地利犹太人，似乎也都不太合适。

"谁该拥有这些头发？"玛吉特·伯纳提出了这个问题。她是维也纳自然历史博物馆的研究员，对包括"二战"前后这个特殊时段在内的该博物馆历史进行了广泛研究。"瓦瑟在战争结束后安然退休，但直到他 1968 年去世前，一直在沿用从前的数据表进行那种血统测试。"她告诉我。伯纳还指出，奥地利人类学家用于生物识别研究的测发仪和测目仪，也在这家博物馆中正常使用且被列入了藏品目录，这种状况直到 1976 年才停止。她目前的一个研究项目，是探寻 1939 年在维也纳体育场被捕后送往布痕瓦尔德集中营的那些波兰犹太人后来的经历，以重建他们的生命历程，并尽量接触仅存的幸存者以及其他成员的后代。被捕的一千多名男子中，有440人接受了对其身体的测量，其中105人被采集了头发样本，19人制作了脸部石膏模型。该调查由约瑟夫·瓦瑟领导下的自然历史博物馆的八名工作人员具体操作。440名男子中有四分之三在抵达布痕瓦尔德后五周内死亡，16人被释放，其余在布痕瓦尔德被杀或被驱逐到其他集中营。通过与美国大屠杀纪念博物馆、布痕瓦尔德纪念馆等机构合作的广泛研究，伯纳追踪到了16岁时在维也纳体育场内被调查的两名男子，其中一人当时还被提取了脸部模型。"对于幸存者及其亲属来说，博物馆里保存的文件是其私人记忆的一部分——它们很可能是亲人在世上留下的唯一痕迹。"她认为，维也纳自然博物馆有责任将自身的这段历史公之于众，并将这些文件提供给那些因博物馆的这段历史受到影响和伤害的人。当她联系幸存者的亲属时，大多数人都想要亲人的照片，但头发却无人问津。

如果一个人的头发是被强迫剪下的，这一行为肯定是对其本人意志的违背——它涉及暴力甚至死亡，而不仅仅是"留作纪念"的个人行为。然而，个体和集体的关系并非如此清晰，一分为二。在要不要公开展示来自纳粹集中营的大量头发这件事引发的争论上，这一点表现得尤为明显。苏联红军于1945年进入奥斯威辛时，在其中一个仓库里发现了7000公斤人发，其中大部分被打包装好，正准备运往德国工厂，用于制造工业毛毡、纱线、绳索、地毯、绝缘材料甚至延迟反应炸弹。1942年8月6日，纳粹党卫军向集中营指挥官发出一封信，建议"将女囚犯的头发消毒和储存起来"，用于"给U型潜水艇船员制作袜子，或是给帝国铁路的工作人员制作鞋袜等"。还要让男性囚犯把头发留到2厘米左右，试用其效果。这封信继续说道："长发可能会被用于越狱；为避免这种情况，有必要的话，集中营的指挥官可以下令剃掉囚犯的一片头发作为标记。"

奥斯威辛-比克瑙国家博物馆成立后展览了一部分当时发现的头

发，作为纳粹暴行无可辩驳的证据。在当时极端情况下，人类已经被贬低至与工业化生产中的纤维原材料毫无二致的水平——这些头发既是某种象征，也是明确的物证。许多参观奥斯威辛的游客表示，这堆人发带来的观感非常"不人道"，比他们看到的其他任何东西都更加直指人心。即使那些本以为自己有准备面对它的人，也有很多在看到它的那一刻陷入崩溃。没有什么比这些残留的头发，更能让观者直接想起早已逝去的受害者了。然而，头发让人想起逝者的灵魂——这一点又让展出极具争议性。1989年，奥斯威辛纪念馆的一些藏品被送往华盛顿，入藏美国大屠杀纪念馆。这盒头发引发了负责展览的内容委员会成员之间的激烈争论。该委员会由学者、大屠杀幸存者、宗教领袖和博物馆工作人员组成。虽然博物馆工作人员希望将奥斯威辛的头发作为重要物质证据驳斥那些否认大屠杀的观点，但幸存者亲属却担心这些毛发团里还保有死去亲人的遗迹，这让他们非常不安。"据我所知，我母亲的头发很可能包含其中，"一位女士说，"我不希望她的头发被展出。"经过长时间深刻的讨论后，委员会决定不展示头发本身，而是展示当时在奥斯威辛集中营拍摄的宽幅照片。

让我们回到奥斯威辛，头发不仅引发道德问题，也要考虑其保存的实际情况——工作人员经常要把它们取出来，"放在大型振动筛上"进行除尘操作。皮特·里弗斯博物馆收藏的头发就要使用樟脑等药品来预防虫蛀。然而，这些操作会让头发变脆，甚至会消除先前可检测到的来自毒气室的"齐克隆B"（Zyklon B）的残留痕迹。齐克隆B是德国化学家弗里茨·哈伯发明的氰化物化学药剂，原为杀虫剂，"二战"中纳粹德国曾在奥斯威辛集中营用该化学药剂进行过大屠杀。即使在奥斯威辛博物馆，也有观点认为不该再展出这些头发——要么在更加合适的条件下妥善保存，要么郑重安葬。"头发是受害者身体的一部分，因此，它应该被赋予尊严。"波兰克拉科夫耶稣会学院的校长对提莫西·雷巴克这样说，后者对头发引起的这些争议已经进行了深入的研究。然而毫无疑问，头发的非自然暴露所引发的邪恶联想，确实是纳粹暴行的绝佳明证。

这些被保存下来的头发，能让人同时感知到原主人的缺席和存在；同时，它们也代表了一种再次接触的可能性。对于塔斯马尼亚人来说，放置在世界另一端的实验室或是博物馆里祖先的骨骸、头骨和头发，让这种可能性变得遥不可及、微乎其微了。至于亲人在大屠杀中被剪掉或剃光头发的人，可能性则基本为零。尽管如此，塔斯马尼亚原住民中心的代表依然愿意旅行数千英里，只为带回一些属于祖先的珍贵头发。迄今为止，他们已经成功地从塔斯马尼亚州、澳大利亚其他州、伦敦和爱丁堡的各家机构取回了八份藏品，并把它们"带回家"安葬。反之，近年来部分大屠杀幸存者提出，为了能与逝去的亲人重聚，自己死后也要葬在比克瑙，希望通过死亡来重建生命中曾被强行剥夺的亲密关系。

头发有时能以非常奇特的方式提供亲密感。作家伊丽莎白·亚历山大描述了在访问哈佛大学皮博迪博物馆档案时，触摸一缕1927年从祖母头上剪下的头发的感觉。她的祖母是当年的2537名受试者之一。这项由体质人类学家卡罗琳·邦德·戴伊主持的调查，力图研究美国境内"有白人血统的黑人"的生理特征。伊丽莎白发现祖母的头发整齐地裹在一张折叠了四次的纸包里——在"1/2黑人、1/4印第安人、1/4白人"分类之下。让这件事更加不同寻常之处在于，主持研究的卡罗琳·邦德·戴伊正是她祖母同父异母的姐妹，也是伊丽莎白自己的姨祖母。"我摸了头发，虽然我本来不想那样，"她写道，"我认为我是这世上唯一一个应该摸摸这束头发的人。这是一种越界行为。哦，我的奶奶。你就在这里。"这束头发把她带回了和祖母一起度过的往昔亲密岁月。当她还是个孩子的时候，祖母亲手为她梳理头发，编辫子，用手指、唾液和发油修整"不听话"的毛边儿。她还想起，在祖母去世后不久，自己轻抚着她灰白色的头发。"我托着她的头发,"她继续说道,"这感觉就像握住了她生命的终点;不过更奇怪的是,这实际上是从前的她,在我还不认识她的时候,比她生下那个后来会成为我母亲的女孩更早时候的她。"伊丽莎白手里拿着的,是曾经属于一个有着红棕色头发女孩的东西,它们让伊丽莎白有了在时间中穿行的力量。

鉴于头发独特的抵抗衰老能力以及作为 DNA 载体的作用,科学家们对它的兴趣一直有增无减。通常只要一根头发,就能提取出所需的数据。"月球一号计划"就是最大胆的设想之一——为了地球的未来,在月球上建立一座博物馆,记录来自地球生命的信息。愿意为此支付费用的个人可以将数字格式存储的照片和家庭视频存储在一个"时间胶囊"里,然后送往月球——创造属于地球的时间胶囊,并把它们保存在宇宙之中。此外,还可额外付费,选择自己、家人或是宠物的一根两英寸毛发一同送走。这一计划的创始人兼管理者戴维·艾伦对我说,头发的重要性,不仅在于它是携带和存储 DNA 的便捷方式,还因为它能把科学精神与这个项目在情感上和教育上的双重目标结合在一起。他就会把自己 96 岁高龄刚刚去世的姨妈年轻时的一根头发送上月球。艾伦表示,姨妈生前对自己的一根头发能上月球的主意感到非常兴奋。他希望他的月球博物馆项目最终能使来自世界各地的 1000 万人的头发成功"登月"。

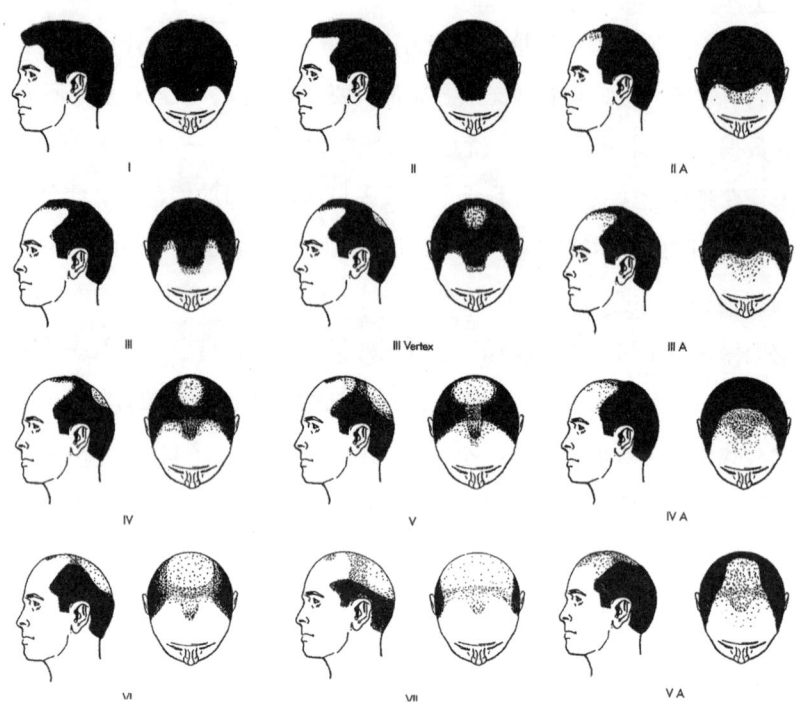

测量男性秃顶的诺伍德量表

## 第十三章

# 脱　发

Loss

有些事情通过短信来沟通更容易。我要赶到位于伦敦市中心的碎片大厦（the Shard）和苏尼塔会面。现在是晚高峰时段，很难找到能坐下来随便聊聊的咖啡馆。苏尼塔年轻漂亮，魅力非凡，黑色长发垂在肩后。她看上去要比29岁的实际年龄年轻得多，开朗而充满活力。然而，在我们的谈话中总有一丝若隐若现的痛苦，就像一道一直无法愈合的伤疤。我们已经谈到了她人生故事的那一刻——那时她意识到自己的亲密伴侣，那个她希望与之分享未来的人必须知道这件事了。但她应该怎么说呢？

多年来，苏尼塔必须使用一套"系统假发"，这是一种定制的假发，她用双面胶和胶水固定在头上。她每天都戴着这套假发，两周才摘掉一次让头皮呼吸，洗净后再重新戴好。这套"系统假发"给了她很多亚洲女孩生来就有的黑色长直发。这头发非常美丽，非常真实——真实到她的男朋友从未怀疑是从她头上长出来的。

"我知道他完全没有注意到。即使我们很亲密，他也不知道。我觉得自己很希望他能发现一些蛛丝马迹。这样的话事情就算成功了一半，我只需要确认一下他的'发现'就好了。但他从来也没怀疑过。"我注意到，苏尼塔用的"怀疑"这种说法带有的羞耻和欺骗之意。在苏尼塔的认知中，只有"知情"与"怀疑"之分——但两者之间的区别到底何在？头发或者换句话说，"缺少头发"，是苏尼塔的初恋男友和她分手的原因。与他分享这个秘密的过程交织着苦涩和甜蜜。他完全接受了苏尼塔，也把她介绍给了自己的母亲。但后者却对此表示无法接受。苏尼塔解释说，他的家人"非常虔诚"，把头发稀少视为一种瑕疵。很多年后的现在，苏尼塔的妈妈坚持让她把整件事告诉这个可能成为她丈夫的男人，即使他一旦知道苏尼塔不是他眼中的样子，或者至少是和看起来不一样的话，可能也会提出分手，让苏尼塔再次品尝被拒绝的滋味。

妈妈的做法是出于善意——保护女儿免受第二次伤害，还是不想再次被可能"临阵脱逃"的潜在女婿放鸽子？

"我实在不能面对面地告诉他。我做不到。所以我在夜里1点给他发了条短信！"

那条短信很长。她写道，有些事必须要告诉他。12岁时，苏尼塔不幸染上了肺部肿瘤；尽管很快康复，但她的头发在治疗后就再也不能正常生长了。因此，她的黑色长发其实是假发——一种整体的假发。她希望这件事不会改变他的感受。

我仿佛看见苏尼塔坐在床的一边，手指在"发送"键上徘徊，心中明白这条短信的结果可能左右她日后的生活。我想知道当时是哪一种情绪占据了她的内心——害怕被拒绝，还是吐露出秘密的如释重负？在两人之间的亲密关系中，这秘密像一个只有女方才能看见的鬼魂，游荡不停。

"我曾经寄希望于有人愿意为脱发的人组织约会。我该怎样才能找到丈夫,成为新娘呢?在我生活的社区里,大家都认为女孩子应该有一头长发。虽然没有明说,可是大家心里都明白。你永远也见不到短发的泰米尔新娘。根本没有。上帝保佑!我的意思是说,(短发的话)要把那些为新娘准备的鲜花戴在哪里呢?!所以我曾经想过,如果能遇到一个脱发的人,他能理解我,我也理解他,那就完美了!有时在乘火车时,我看到有些亚裔女孩的头发也很薄,我就会不自觉地注意她们。真希望能和她们聊聊。我很想告诉她们,脱发这件事情是有解决办法的;有很长一段时间,我也对此一无所知,那段日子对我来说非常艰难。"

非常艰难。苏尼塔确诊癌症时,一家人还住在巴黎。化疗后不久,她那原本齐腰的长发开始大量脱落,这让她在学校里遭到了其他同学的嘲弄和耻笑。随后,全家人搬到伦敦,苏尼塔被安置在一所天主教高中。头上戴着一块块用来遮盖掉发部位的片式假发,还不会说英语,这新生活的起步可真是不容易。虽然她仍然记得坐在学校的厕所里试着用黑色记号笔给假发片涂色,但她对这所学校的回忆非常正面。"现在回想起来,那是我生命中最美好的时光了。整整五年幸福的日子,我能真正做自己。同学们能接受我的样子。我结交了很多朋友,也不用遮遮掩掩地掩盖假发片。"但是,为了上学,苏尼塔要搭乘一段很长的公共汽车,她必须面对陌生人随机且不可预知的反应。为了躲开那些可能的窃窃私语和目光,她的应对方案是在凌晨五点半离家。学校成了"安全的避风港",不仅把来自陌生人的恶意隔绝在外,也能让她逃离自己的家庭。

在家里,苏尼塔的父母、祖母和泰米尔邻居都将她的脱发视为来自上帝的旨意。更糟糕的是,这件事证明她"受到了诅咒"。他们能想到的办法是借助严格的教义——祈祷和禁食来驱除邪恶。家人咨询过牧师、夸夸其谈的江湖医师,也尝试过中医,苏尼塔也被迫喝下各种令人难以下咽的奇怪苦涩药水。可是她的头发始终没有再出现在头上。这个缺陷仿佛在表明来自神灵的不满。她的母亲为此烦恼不已，父亲甚至染上了酗酒的恶习。当他们最终向皮肤科医生寻求帮助时，医生的诊断是压力引起的斑秃。

苏尼塔的病情一直没有明显的好转，妈妈带她去了伦敦北部芬奇利的一家假发店。这是一家专门为非洲和加勒比妇女服务的商店。苏尼塔还记得当时心中那种既羞涩又格格不入的感觉，她觉得人人都在盯着她们看。买了一顶现成的人造纤维制波波式短假发之后，母女二人"落荒而逃"。在她妈妈看来，苏尼塔头发的问题总算解决了。

然而对苏尼塔来说，事情并没有那么简单。"我在去学校的路上戴着假发，我必须得说，它能让我在那一小时里看起来像个正常人，而这正是我一直渴望的事情。我可以再次呼吸，与周围人融为一体，而不是总在提心吊胆。可是它也带来了新的麻烦——现在，谁能看出来我戴着假发呢？我很尴尬，不想让学校里的人看到它。"看起来苏尼塔认为，脱发的耻辱也"传染"给了假发。为此，她又想出了一整套新的"操作"——到校之前，她先偷偷溜进塞恩斯伯里的公共厕所里把假发摘下来。回家的路上，"操作"方式正好相反。苏尼塔好像分裂成了两个完全不同的人——在公共场合戴着"波波头"假发的女孩，和在学校里不用戴假发的自己。只有一次，一位学校里的朋友也上了同一辆公共汽车，并且认出了戴着假发的她。苏尼塔只好假装不认识她。"我站在那儿一动不动，心里怦怦直跳。我假装那个人并不是自己。"

从中学到大学的过渡也带来了新麻烦——她不愿暴露"秃头女孩"的身份，于是决定从一开始就要以戴着假发的面目示人。可是对假发非常在行的黑人女同学立刻瞧出了苗头，还对她问这问那。"她们认为这真的很有趣——一个戴假发的亚裔女孩——而且她们从未意识到我是因为某种特殊原因才戴假发的。我知道应该把更多精力集中在学习上，但当时我实在无力处理这个局面，所以我退学了。"

苏尼塔又缩回了自己的"壳子"里,但她还是在一家公共图书馆找到了工作。在这里没人注意她的假发,或者至少没有来自背后的指指点点。突然有一天,发生了改变她生活的事情。"我清楚地记得这一天。我正在桌子上处理工作,浏览一本韩亚航空的杂志,就看到了这个广告——一家提供'系统性头发解决方案'的公司。这简直就是对我的'天启'!我马上预约了服务!我的天哪!"

一套"头发系统",就是定制的假发,就像我在雷蒙德·谢在青岛的假发制造厂里看到的那样——将适当颜色、质地和长度的人发手工打结成精细的发网,使其适合客户的个人头部尺寸。内缘周围有聚氨酯材质的一圈发带,粘上双面胶后可以让假发和头部贴合得非常紧密,洗澡和入睡时都可以佩戴,不必摘掉。精心制作的假发以精美的蕾丝制作前额部分,与客户的肌肤完美地融合在一起,营造出自然的发际线。对苏尼塔来说,佩戴用人发制成的定制假发,是从来没有过的全新体验。"这是令我永生难忘的时刻。突然之间,我终于成了一名真正的亚洲女孩。我还记得,这个想法当时占据了我的内心。对我妈妈来说,这件事同样意义重大。它打开了一扇门。我觉得自己更有吸引力,开始享受生活,更自信也更积极。我去参加面试,找到了一份新工作。它真的改变了我的生活。"

不过这套假发也有令人烦恼之处:价格。苏尼塔很快发现,"头发"开始打结并脱落,每六个月就得更换一次。"这家公司没有任何明确的价格表。那个男人知道我非常依赖他的产品,所以给我开出的价格越来越高。我每换一次假发都要花掉1000英镑。那时我只有二十一二岁,陷入了非常糟糕的债务危机。我典当了一些珠宝,甚至不得不使用短期信用贷款。当时家里也没有一个人想到问问我是怎么熬过来的。他们都觉得我的头发问题已经解决了。"当苏尼塔再也无法承受这份对她来说太过沉重的代价时,这家公司的老板表示,如果苏尼塔同意授权让他使用自己佩戴定制假发前后的照片在网站上做广告，就可以给她一个折扣价。苏尼塔不太情愿地同意了，不过提出了一个条件——这些照片绝不能出现在朋友和邻居可能看到的杂志上。很快她就发现，自己的照片出现在了该公司投放在印度的广告上，他们在那里开设了一家新的分公司。"有时我非常担心，据我所知，我的形象可能会出现在孟买最大的广告牌上！"

苏尼塔感到自己不但掉进了"陷阱"，还受到了剥削——特别是这家公司里有人告诉她，老板给她的报价比其他顾客还高。后来她偶然发现了一家更有信誉的企业，不但价格稳定，而且产品的质量也更好——这种假发不会轻易磨损。苏尼塔马上转投第二家公司的怀抱。她与第一家公司的种种纠葛整整持续了将近十年。后来，这家企业要么是倒闭了，要么是换了个名字，因为来自顾客的投诉实在太多了。

苏尼塔已经习惯把自己的脆弱和无助藏在假发下面，因此她选择用发短信的方式告知男友真相而不是面对面直说，在我看来也就毫不奇怪了。"短信发出之后我就在等待他的回复，我想他的答案会决定一切。"她的男朋友回复了短信，告诉她他非常爱她，他的心意没有任何改变。然后他跳上了车，半夜开车来找苏尼塔。

一个印度婚礼总是需要做很多准备，但什么都比不上新娘的头发必须悄悄地"走私"到婚礼举办的地点——仪式将在他们的原籍毛里求斯举行。新郎的父母聘请了一位当地妇女帮助苏尼塔打理发型——以精致的鲜花风格为主的新娘妆。"我惊慌失措。我想，如果这个女人摸到我的头发并意识到这是假发的话，她可能会告诉我的婆婆，然后……"苏尼塔颤抖了。"我丈夫的家人仍然不知道这件事。我们认为最好不要告诉他们。你知道吗，我差一点花 800 英镑雇人和我一起来这里帮我做头发？！这就是一个人疯狂的时候可能做出来的事情！不过我们最后还是在本地找了一个人，和她私下里谈了谈，她同意保守这个秘密。"

"婚礼上的我看起来像一个典型的泰米尔新娘，这正是我想要的。

头发被编成长辫,和花朵一起垂在肩后。我觉得自己看起来太棒了!这真是了不起的成功!我丈夫在哭,我妈妈也在哭。看看照片吧,要不然你绝对想象不出当时的场景!"

除了获得梦想中的婚礼外,苏尼塔还有一种渴望。"听起来有点儿令人感到伤心——从内心来说,我觉得自己其实真正喜欢的是短发。真希望能就这样一头短发出现在大家面前,别人说什么也不在乎!"这是一种摆脱家庭影响和族群期望的渴望,是对自由的渴望。实际上,来自外界的压力一直在"形塑"着苏尼塔的生活,并且已经内化为她的一部分。"我们已经结婚一年半了,但是我的丈夫就没见过我没戴假发的样子。他说他愿意看看我不戴假发时候的样子,但我担心他会觉得那样的我不好看。这件事不仅与他的反应有关,更重要的是,我对自己怎么看呢?"

"这只是头发!"人们这样说。即使苏尼塔也说过这样的话,但她也同样深深地意识到,头发(或者说头发的缺席)实际上塑造了她生活的方方面面——她对人生的期望、她的选择、她的感情生活、她的自信心、她的女性气质、她的身份、她的教育、她的财务状况、她与他人的关系以及他们对她的回应。不过,她不会经常把这件事挂在嘴边,说个没完。像许多其他脱发的人一样,他们都是"遮遮掩掩"的高手。

20世纪80年代,一位名叫温迪·斯奎尔斯的电视记者某天从梦中醒来忽然发现,曾经是自己形象标志之一的深色卷发正在慢慢变薄。事情很快从难以置信走向彻底的噩梦。"头发出在我的枕头上、梳妆台上、浴室里、地板上——到处都是我的头发。在一家商店的试衣间里,我脱掉了一件连衣裙,还有一大把头发。突然,我在镜子里看到了裸露的头皮。闪闪发光,就像在聚光灯下那样闪闪发光,它像尼斯湖水怪圆圆的脑袋。"看起来,她的整个身份都在随着头发一同离去,徒留感到震惊和惶恐的她,甚至辨认不出自己的形象。"我觉得自己非常孤单，孤立无助，是一个彻底的怪胎。"

医生的诊断是脱发，同时告诉她，没有明显的治愈方法。她的头发可能会长回来……也可能再也不会了。九年来都是这样，头发再没回来过。在工作中她戴着假发，在观众面前把秃头掩盖起来；但同时她也用"伊丽莎白·斯蒂尔"的笔名在杂志上撰写文章，讲述自己的经历。不久，"伊丽莎白·斯蒂尔"被来自全英国男男女女的信件所淹没，写信的人们都在默默地应对这个鲜为人知但绝非罕见的恼人症状——脱发。伊丽莎白意识到，这些被困扰的人需要更多信息和支持，于是她开办了脱发帮助热线，并于 1988 年出版了一本书，讲述自己和其他人的经历，并提供了心理疏导和各种实用建议。这本书的写作风格简洁清晰，它不仅描述了脱发人士经历的震惊、焦虑、抑郁，以及内疚、羞耻和无助，还如实记录了 20 世纪中后期英国社会对脱发这一现象的无知、缺乏理解和彻底的不宽容。对许多严重脱发患者来说，侮辱和嘲笑是家常便饭，有人甚至要忍受在公共场合被别人故意"碰掉"假发的羞辱。一名妇女甚至因此被解雇，理由是脱发的人肯定是"歇斯底里症"患者；而另一名妇女被禁止出现在本地的乡村学校里，以防止其他学生看到她的秃头。

要不要遮住自己的秃头？就是个问题。是自己主动暴露，还是甘愿承受可能被他人暴露的风险？

现在情况总算比以前要好多了——有网站、论坛、咨询热线、患者社团，还有各种慈善机构和筹款活动，这些都能为患者提供团结一致的体验、各种相关信息和互相支持。点击 Alopecia UK 网站，你会看到一张张照片，人们脸上洋溢着灿烂的笑容，身着写有"我爱脱发人士"字样的 T 恤。照片里有男人，有女人，也有孩子，大家拿着手写的标语："脱发不能停止我的歌声"，"脱发挡不住我游泳"，"脱发不能阻止我从头开始，开启新事业"。然而，这些图像就像一把双刃剑。这一系列把秃头"正常化"的积极形象，从某种程度上来说，它们"中和"了集中营里那些被迫剃发的囚犯所承受的羞辱,或者被怀疑与德军发生过性关系的女性在"二战"后公开游街的耻辱;同时,这些照片也在提醒我们,秃头患者无时无刻不在"消化"焦虑:T恤上乐观的口号似乎意味着,其他人很可能认为秃头的人"不那么可爱",正如急于表明脱发不会给自己带来影响,恰恰说明大多数人就是这么认为的——它就是会有影响。

今天的脱发患者可以选择——甚至有很多选择,但选择也并不意味着能让生活更轻松。做出选择很可能让人心生畏惧——它们总给你这样一种感觉,也许应该试试别的?

露西的头发在她十几岁时就开始脱落了。她被诊断出患有雄性激素脱发症,这种脱发与激素失衡有关,可以用非那雄胺和米诺地尔软膏治疗,两者均适用于有此类脱发问题的男性。多年来,她一直使用微小静电角蛋白纤维来掩盖日渐稀少的头发,它们能"粘"在未脱落的头发上,让头发看起来更浓密一些。她向我展示了她在博姿品牌旗下的美容用品商店购买的一瓶纳米纤维。它们的样子介于铁屑和精细研磨的黑胡椒之间。"我过去常用这种纤维,但是看到自己在明亮的阳光下,我就会想,他妈的!(这太明显了!)又或者在很低的灯下打台球的时候我就会想:'这根本行不通!一下子就能看出来!'所以说,在遇到这些情况时,你看起来就有点不对劲了。你会觉得:'妈的!真是麻烦!'粉末会从脸上往下掉,所以你必须得用发胶把它们固定住;但是这样一来你的枕头上就会一团糟。如果你有了男朋友,你想,哦,不好!一大早你就得在屋子里跑来跑去,清理乱七八糟的东西。我从来没有抱怨过这件事,也顾不上坐下来大哭一场,为自己感到难过,或者对自己说,我撑不下去了。首先,被卷入这场'大戏'实在不是你的本意;其次,你有意识地让自己不去想这件事,因为它对你的影响比你意识到的要严重得多。"

多年服用激素类药物后,静脉曲张等副作用开始在四十多岁的露西身上露出苗头，她也开始担心生育问题。"如果要我在健康和头发之间做出选择，我肯定不会犹豫。我选择健康。我已经不再使用米诺地尔了，因为不确定它是否有用，而且每瓶要花 30—40 英镑。"随着头发越来越薄，角蛋白纤维的遮盖作用已经不足以掩饰脱发的部分。同时，露西也意识到了这件事对她的自尊的影响，她开始研究替代品。"店里有很多不同类型的假发，令人望而生畏。我和一位非常亲密的朋友聊了聊这件事儿。她是理发师，她说她会陪我一起去挑选。有些由好几部分组成的假发是用夹子固定的，有些是编成辫子或者用发胶的。然而问题是，对一个脱发的人来说，不管它看起来多么糟糕，你都想保留自己的头发。你绝对不想再失去它了。有些整体假发是需要粘在头上的，我担心它们可能会进一步损坏我自己的头发。我们一共去了 12 家不同的商店。真是令人筋疲力尽，而且各家店商品的质量和提供服务的差距之大，简直难以置信。但我的朋友是头发方面的行家里手，所以我们总算找到最适合我的假发了！"最后，犹太公司"嘉里假发"的产品打动了她。多年来为犹太妇女制作定制假发的专业经验，意味着这家公司不但了解头发，更把假发对于犹太妇女精神上的重要意义与价值摆在了非常重要的位置。露西选择了一款夹式固定的礼帽型假发，原材料使用的欧洲头发和她自己的头发非常匹配。"我做了很多有关不同产品利弊的研究，我的全科医生甚至让我把这些都写下来，给她的其他病人做参考。她说很多人都在遭受脱发的困扰，她真的不知道该给他们哪些建议。"

我来到露西在伦敦北部整洁的小房子，她戴着礼帽式假发高兴地迎接我。像苏尼塔的整体假发一样，这顶"帽子"看起来也非常自然，不知道的人根本不会察觉到这是一顶假发。"有人认为，'这只是脱发而已，又不是癌症——脱发不是疾病，只能随它去了。只要控制住就可以了！'不过，要是你戴上了假发，肯定会想，'哦，现在生活还真的是很不一样了。'"

"更轻松了吗？"我问。

"是轻松了不少，不过只是在不涉及男女之情的时候！我知道脱发不是我的错，但有时我会因为脱发而感到尴尬。你遇到了某个人，他们眼中的你是你外表看上去的样子；虽然'欺骗'并不是本意，可还是免不了觉得自己不诚实。约会变得越来越亲密，他们想要亲吻你，你却不得不保持距离——一直到第六次约会，你依然不会让别人吻你。他们会说：'你这个人怎么这么不好相处！'而实际上，你很希望你能够表现得正常一点，但是不能，因为你一直在害怕他们可能会抚摸你的头发！有一次我遇到了一个印象不错的男人，那是我们的第三次约会。整个晚餐中他一直非常安静，然后他说有些东西必须告诉我——他患有糖尿病。当时我想：'太棒了！真是解脱！我们都有自己的秘密！'然后我说，我也有些东西必须告诉他——不能向他吐露全部真相，所以我说自己佩戴假发。这是大部分人能够理解的表达方式。我佩戴假发是因为有脱发的症状，我的头发真的非常稀疏。他告诉我，我看起来很棒——当然，这听起来挺不错的，可是事情依然很棘手，因为我没办法在床上也戴着假发。我的头部敏感，戴着它太不舒服了。"

还有维护问题。露西的头发虽然已经很薄，但仍然需要修剪；随着它变灰，还得定期染发才能和假发保持和谐。她购买了两件来自嘉里和Trendco公司的定制人发假发，如果改变发型，她会用其他接发产品来和这两顶假发的风格相匹配。每顶假发的价格都是1000英镑，这已经是脱发患者才能享受的九折后的价格。它们还需要经常清洗、上油、重新造型和整理。

"实际上，脱发这件事真的很烦。有时我觉得应该彻底剃个光头；但这样一来，我就必须得戴假发，而它们让人又热又痒。我知道有些时髦的脱发患者有意把头发全部剃掉，他们一点都不在乎——这很棒，但我不是那样的人。我不喜欢在人群中鹤立鸡群，引人侧目。

重要的不是别人的想法，而是我自己的想法。我还是更喜欢保留自己的头发！"

秃头症（alopecia）是脱发的医学术语。引发这种情况的因素有很多——遗传易感性、特定激素摄入过量、自身免疫系统失灵以及压力等。另外，放疗和化疗可能会"杀死"毛囊生长所需要的血液细胞，也是造成脱发的原因之一。这种情况一般来说是暂时的，其后果也不会被视为秃头症。脱发分很多种，各种听起来似乎朗朗上口的名字无法诠释其中的不快和不确定。有斑秃——部分斑片状秃发，头部脱发——头部所有毛发脱落，以及全身性脱发——头部、面部和体毛全部脱落。还有牵引性脱发，通常是因为辫子梳得太紧，或是各种接发产品因其压力或重量损坏（"拽出"）了毛囊。我在布莱顿 Trendco 公司举办的假发课程上遇到的杰西患有全身性秃头症。她5岁时就开始脱发，等到18岁头发已经所剩无几。杰西出身爱尔兰的罗马天主教家庭，像苏尼塔一样，她的成长岁月里也环绕着为她的脱发而心烦意乱的父母和亲戚们无休止的祈祷声。看到孩子失去头发，父母常常觉得难以忍受，他们的情绪会加剧孩子本身的压力。20世纪40年代在威尔士的一个小村庄里，一位女儿患上了脱发的母亲说，如果女儿的头发全部脱落，她就会自杀。

加里·普莱斯让人过目难忘。加里不仅是假发设计师，也是心理治疗师。我们碰面时，他正在赛弗里奇百货公司科贝拉沙龙后面他那间小小的粉色咨询室里工作——既是造型师，更是合格的心理治疗师。大多数走进这间有点像子宫一样的房间里的人，都正在遭受一种或多种与疾病相关的脱发。有些人患有脱发症，有些人正在接受癌症治疗，有些人正在走向死亡。"当女儿开始掉头发时，爸爸经常觉得无法接受。我见过很多男人握着女儿成把脱落的头发，泪如雨下。大多数时候我会借故离开，给他们几分钟独处的时间；但有时候我不得不把他们带出屋子跟他们说：'想想你的孩子。想想以后她记忆里会留下什么，爸爸坐在那，手里拿着自己的头发哭。'"

"有时我对亲友的态度必须强硬一些，并要求他们离开房间。他们可能会因此感到有些被冒犯，可我不能忍受每个人都发表意见。有一次来了几个姐妹，每个人都聊起了自己的发型，推荐不同的假发——短卷发、中等长度的直发，还有'波波头'。而真正需要佩戴假发的女孩既害羞又沉默，一言不发。我对她说：'瞧瞧她们，每个人都想把自己的发型用在你头上。那么现在你又是谁了呢？我们请她们去喝咖啡吧，然后找到你到底想要什么。'她觉得我说得很有趣，当天的效果很好。每个人表现出来的都是内在感受的投射。"

加里是个极为认真的人。黑色高领毛衣，时髦的眼镜，柔和的银色胡须——他看起来像法国存在主义电影中的心理医生。一个患了癌症的朋友在即将去世时住进了临终关怀医院，这件事促使他进入了假发行业。加里为去世前的她做了发型，化了妆，前后的惊人差异让他非常震撼。很多身患绝症的女性也希望得到加里的帮助。这段经历使他对脱发给人造成的情绪影响产生了兴趣，因此他决定同时在假发和心理治疗方面继续进修，然后在克罗利的临终关怀中心工作了一段时间。

虽然位于伦敦最时尚百货公司之一的中心，但他的个人客户中有95%都是来自各行各业的癌症或脱发患者——阿拉伯公主，印度新娘，跨性别者，中国、非洲和犹太妇女，住在郊区的白人家庭主妇，伦敦中心城的工人或者专业人士，幼儿，青少年，母亲和祖母。其中年龄最大的已经102岁高龄。在走进加里的咨询室之前，他们要穿过赛弗里奇商场的浮华和魅力，来到这间小小的"密封舱"——在这扇紧闭的门后，在加里的陪伴下，有人注视，有人倾听，不会面露惊诧，他们才能正视自己脱发的现实，还能从他那里得到急需的各种有用建议。"现在的情况是，很多医生根本不重视脱发，觉得这是小事一桩。他们完全没有意识到脱发这件事强大的破坏力。这是一段非

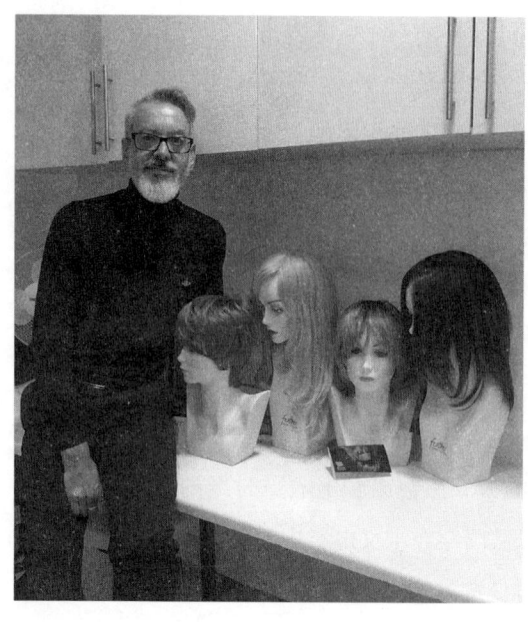

加里·普莱斯，假发造型师、心理治疗师

常艰难的旅程，每个人的处理方式都不尽相同。有些心理治疗师告诉患者该怎样就怎样。但我真的认识拒不接受化疗、宁愿死也不能接受脱发的人。"对于加里来说，头发不仅与外表和美容相关。它是创造、摧毁和重建身份的媒介。这是一种象征着人类生存意义的纤维。

"一般来说，初来此处的人都处在一种非常震惊的状态之中。他们刚刚被确诊，得知化疗会导致脱发，最好尽快适应这种状况。这个时候，他们的大脑还没有做好任何准备，做不出任何决定。只能让他们先离开，等做好准备后再回来。我总是告诉我的顾客，如果某天早晨走进浴室，发现头发正在大量脱落，那就第一时间给我打电话预约吧。这是一步步的过程。大多数人都希望尽量掌握自己的脱发状况，因为这是身体出现问题的第一个真实且明显的迹象。我会努力让他们把这种情况视为一个尝试新发型的机会。如果他们选择短假发，我会将剩下的真发剪成和假发相配的样式，让他们可以提前习惯这种风格。如果患者正在进行化疗，我推荐使用合成纤维假发。它们更轻，不需要特别打理，更重要的是价格低廉——现在我们能提供超过 800 种不同的颜色供选择。定制的人发假发主要是给患有脱发症的人准备的。"

对不同顾客的回忆穿插在我们的谈话中——用一场"白色紧身裙＋金色长假发"派对来庆祝双侧乳房切除术后康复的女士；一位患有全身脱发症的朋友将她的假发直接摘掉扔在舞池里，因为感觉不戴假发让她更自在；还有把自己接受化疗的事情瞒着丈夫两年之久的妻子。她去世后，丈夫打电话给加里，感谢他的支持。实际上，他对妻子接受化疗和佩戴假发一直了然于胸。加里并没有假装表示这是一份容易的工作——有些客户经常控制不住自己的沮丧和愤怒。但他喜欢这份工作，因为他能为那些需要帮助的人带来明显的变化。他的办公室里，到处都能看到来自顾客的谢意——一盒盒巧克力、一瓶瓶酒，还有感激的顾客和逝者的亲友写来的卡片。

露西曾经想象过和内心的另一个自己有这样一番对话，那时已经秃头的她站在上帝面前。"我不知道为什么要在上帝面前，因为我实际上并不是特别相信上帝，但上帝说：'那么，如果你必须得一种病的话，你想得什么病呢？'当时我觉得，脱发看起来还说得过去，因为它不会影响我的身体。我不会因为脱发死掉。"所以我觉得，"露西，你是对的。你本来可能得癌症，或者不是这种就是那种疾病！"在加里的假发店里，莉亚给我讲了一个相似的故事："前几天我们这儿来了两个年轻的妈妈。一个脱发，另一个得了癌症，她们在争论谁的情况更糟。'我的头发也许再也长不出来了，但我很健康。'脱发的女士说。'我现在病了，但两年后我的头发还能再长回来。'癌症患者说。真有意思。两人似乎都认为自己的情况更好一些！"

因为化疗和放疗所造成的脱发可能是暂时的，但它依然会给患者造成伤害。它是疾病的外在表现、死亡的象征和生命解体的明显标志。在谈到脱发的感受时，有人说就像在一个陌生人的身体里走来走去，或者整个人突然之间空白一片，仿佛本来的自我完全消失了。还有人觉得这种感觉是彻底的崩溃。加里鼓励女性保留一些脱落下来或剪下的头发——在制作假发时混入一些真人发，能让佩戴假发的人更好地和"熟悉"的头发培养出感觉。这里的工作人员还建议女性在治疗前就开始戴假发，理由是"如果你在脱发之前就开始戴假发，那么戴假发就不是被迫而是你自己的选择"。

但是，面对癌症的确诊证明时，大多数人感受到的并不是力量。"我看到 90% 以上的女性认为，和癌症相比，脱发更让她们担心。"丽兹·费楠用一种独特的暖洋洋的约克郡口音对我说。她的公司"劳尔假发"每年为英国国家健康服务系统（NHS）提供约 6000 个假发制品，也在伦敦西部的一家氛围友好的美发沙龙为顾客提供私人服务。自 1949 年以来，"劳尔假发"一直是 NHS 的假发供应商，但与其他供应商一样，它必须每两年与 NHS 重新签署一次供货合同。纳入 NHS 处方范围的假发产品有限，主要包括在泰国、印度尼西亚和中国等生产成本较低的地方生产的人造腈纶纤维假发。如果 NHS 的保险用户想要的假发的费用超过其定点医疗机构的预算标准，他们必须自行单独购买，而不是支付差价。不过，18 岁以下的少年儿童、领取养老金的人和享受社会福利的人，可以要求 NHS 支付已经比零售价便宜得多的"医保"假发的费用。为了获得由 NHS 付费的假发，他们必须向"设备官"——负责在医保用户和供应商之间进行协调工作的人，提出申请，这个职位的名字听上去实在有点奇怪。丽兹·费楠的部分工作涉及拜访医院——带着装满各种假发和产品介绍小册子的手提箱，并为那些被肿瘤学家或专门为癌症患者提供帮助的"麦克米兰护士服务"推荐给"设备官"的患者联系假发诊所。

"有时人们来医院是为了检查一个小囊肿，却被告知已经患上了癌症！还要去联系那位今天当班的'假发女士'。所以这样的患者来找我的时候大多既震惊又恐惧。通常我会提前接到来自'设备官'的电话，她会告诉我某位客户特定需求的相关详细信息。我的工作要求是给每一位患者分配半个小时的时间,但很多时候要比这个时间长。必须如此。"

丽兹个性开朗,魅力四射。她出生在约克郡,母亲是白人,父亲是黑人,离开校园很早,几乎没有得过什么文凭,却靠着自己的努力,在公司里步步高升,当上了一家大型城市银行的运营总监。后来,她投入相当大的精力,为与脱发相关的行业寻找符合"道德"标准的人发原材料——这项事业将她带到了中国青岛。她的英国客户之一是一位患有全身性脱发症的毛发病学家,丽兹从他那里得知,伦敦最古老的假发公司之一"劳尔假发"有即将倒闭的风险,她抓住机会接手了这项业务。"我已经到了人生的这个阶段——赚钱已不再是生活的目标和刺激。我想做一些在我看来是正确的事情。"

丽兹对头发的广泛了解部分源于她的个人背景——长期佩戴假发和各种接发产品。"我常常把头发编成辫子,然后再缝上长长的接发。但是当我开始做这份工作时,我想,如果每天看到的客户都在遭受脱发的困扰,我也不能真正安心地保留自己的长发。所以现在我每隔三个星期就要把头发剃光,然后戴上和我今天戴的发型相似的短假发。这样一来如果有人走进来说:'假发都是给老奶奶准备的。'我就能告诉他们:'我现在就戴着假发!我的头发都剃光了。所以不用担心!'"除了为 NHS 提供现成的合成纤维假发外,"劳尔假发"还能现场提供定制服务。"这就像买婚纱,但需要考虑的东西更多。人们走进店里,能得到四个配件组成的假发。最重要的是如何处理佩戴者与假发之间的关系——如果他们能够亲眼看到它的制造过程,就能让这顶假发成为自身的一部分。"

丽兹认为,与其他假肢产品类似,让假发与使用者"融为一体"的过程是非常艰难的。很多人在化疗之前就购买了假发,但却从未戴过,而是更喜欢戴帽子或头巾,因为感觉后者更舒适,不那么"别扭"——这样的情况相当普遍。但这并不等于说假发就是多余的。它

第十三章 脱 发 275

可能在敦促人们做好面对现实的准备方面发挥作用——我的一个朋友在乳腺癌治疗后的恢复期中没有戴假发，而是将它放在床下"以防万一"。

像加里一样，丽兹也意识到应对脱发没有规则可循。"每个人都必须找到自己的方法。参加咨询课程时，老师对我说：'你的工作不是去解决问题，你得试着把自己当作盛水果的碗。'所以我从不告诉别人应该怎么做。有些人在来找我之前，已经有两个月没有触摸或是清洗头发了——垂下来的头发看起来像六七根孤零零的绳子，而靠近头皮的头发像乱糟糟的脚垫。也许用手一摸，就会掉下一团；即便如此，我也必须尊重它。如果患者强烈要求保留自己的头发，就必须听从他们的意见。完全没问题。也有人到这儿来，要求我们在他们的头发开始脱落之前就剃光，这也没问题。我们的剃光服务也是免费的。我们的目的，是帮助那些必须挺过这段可怕经历的人，让他们找到打开心结的办法。"

在和脱发相关的行业里，有很多从帮助他人走出逆境中获得满足感的从业者，但相反的例子同样也有不少——总想着利用他人的不幸与痛苦大赚一笔。某家公司的老板不仅向一位苏格兰老妇收取高额费用，还故意从她送来翻新的假发里揪出不少纤维，告诉她这顶假发已经损坏，需要更换，其目的便是从老人身上再榨出几千英镑。幸运的是，一名在这家公司工作的年轻人正好目击了整件事，他把假发修好后还给了老人。随后，这位正义的年轻人在满心厌恶与不屑中辞职离去。"那位女士是用自己的退休金购买这套假发的，他们居然要她6000英镑。这些事情太可怕了。"他告诉我。在头发交易这个市场中，缺乏监管，加上一些顾客急于摆脱脱发困扰的迫切心情，都为各种不正当行为留下了充分的可操作空间。

同样地，男性也不可能摆脱与脱发相关的压力，或是千方百计寻找解决方案带来的麻烦。有些人选择剃光头，甚至以此作为时尚宣言；但对于其他人来说，剃光头也许是实在没有办法时的最后一招，甚至是一种制造"幻觉"的手段，就像在头皮上用精细文身的头皮纹色法制造出"发茬"的效果来掩饰秃顶一样。如今的营销技巧与20世纪70年代相比，显然更加微妙含蓄了。当时一家业内媒体直言不讳、兴高采烈地宣称："英国有600万秃头！"旁边配的插图里，"这里是你的销售战场！"直接印在了男子佩戴的假发贴片上。与此同时，在另一个假发广告里，一个戴着假发的男人正在奋力抵挡六个光彩夺目的迷你版窈窕淑女，她们正像《格列佛游记》中的小人国居民一样，奋力地向他头上攀爬着。但针对男性假发行业主要的营销概念，一直瞄准男性对自身男子气概以及对爱情和事业成功的不懈追求（及由此带来的不确定性），和对未老先衰的担忧。"没有头发，没有生命"的字样出现在"高级发型工作室"华丽的产品手册中，掷地有声，仿佛不容置疑。这家公司据称是全世界最大的头发替代品生产企业，拥有超过40万客户。药物、软膏、纤维制品、遮盖霜、假发片或整体假发、植发、激光治疗和头皮纹色法——所有这一切，共同组成了那些希望击败、延缓或掩饰自己秃头的男性所必须面对的既复杂又昂贵的一切。在50岁的男性人口中，超过一半会受脱发困扰；实际上，这个过程通常在他们二十或三十多岁时就已经开始了。

"你说你是NW1吗？""等你到NW5再说吧！""从NW2到NW6，我只用了三年！"这些人在说什么，伦敦的邮政编码吗？实际上，这是年轻人在讨论脱发问题的论坛上，使用20世纪70年代由某位奥塔尔·诺伍德博士编制的脱发量表，来互相讨论和比较他们的脱发严重性。诺伍德量表描绘了脱发的12个阶段，从NW1代表的发际线轻微后退开始，结束于NW7——头顶全秃，只有周围边缘残留的头发。脱发临床医生使用该图表来评估合适的治疗方法，但有些年轻男性也常常用这个图表来监测自己脱发的情况。很多时候，他们的信心和自尊似乎比发际线消退得更快。

第十三章 脱 发

《赤裸真相》(*The Bald Truth*)是一档在美国很受欢迎的主要针对男性听众的电台脱口秀节目,主要讨论"性、生命和脱发"。节目的主持人是一位名叫斯宾塞·科布莱恩的男子,他非常了解在二十出头的年纪开始脱发是一种什么样的体验。"日期是 1987 年 12 月 31 日,新年前夜,这一天改变了我的生活。"他在一篇名为《抑郁症和脱发》的在线帖子中这样写道:"淋浴这种小事对我来说成了一种折磨。看着我手里的头发,还有它们堵住下水道的样子,一天又一天,这感觉就像经历一场漫长而迟缓的死亡。"不断啃咬内心的自责感又加剧了他的抑郁和无助;这种自责感仿佛一直在提醒他:成年男性怎能如此虚弱和虚荣,居然会被脱发这样微不足道的小事打垮?从节目听众和该网站大量的在线讨论帖看来,科布莱恩说出了很多人共同的心声。有些人表达了心中的愤怒,说他们每次在镜子里看到自己的样子,都想使劲揍自己的脑袋;其他人说起对头发的羡慕,还有和女人交往时的失败经历;许多人为此夜不能寐,沮丧懊恼,甚至过上了隐居的生活,陷入抑郁。最重要的是,他们都感觉已经被夺走了青春,而且生活一下子走上了不可避免的下坡路。"就像给生活设置了截止日期。"一位男士这样评价自己。一个自称"目前 25 岁,马上 65 岁"的人表示,"秃头会杀死你的性别身份",与秃头带来的"毁容"效果相比,他宁愿患上其他别人不会一眼看出来的疾病。另一个男人提到,过去至少睡眠能减轻一些脱发带给他的烦恼,但现在这种焦虑甚至也走入了他的梦乡。然后就是无休止的讨论,到底该怎么办?非那雄胺是否有效?据说这种药物会对性能力产生负面影响,这是真的吗?如果女朋友发现你戴了纤维制假发,她可能有什么反应?到底要不要一次性解决,全部剃光?如果你不喜欢自己的头型怎么办?有人试过假发片吗?植发可行吗?

在钦奈,我被困在一栋外表非常花哨的玻璃建筑之外的车水马龙里,这栋大楼恰好是"高级发型工作室"在印度开设的脱发诊所。我请求司机先让我下车。公司的客户关系经理约翰告诉我,大多数客户分为两种,一是年龄在25—30岁的年轻人,脱发刚刚开始困扰他们;二是演员、电影明星、电视名人、政客和运动员等公众人物,形象对他们来说至关重要。他告诉我,很多年轻人都面临着为婚恋市场打造形象的压力。"我们有一个客户,新娘的家人坚持要他为婚礼进行植发。他接受了植发,但是头发还没有长到足够长,所以我们正在为他准备婚礼时佩戴的假发。我们测量他的头部尺寸后制作了模型,然后把它送到伦敦。那边的同事在模型上覆上一层薄膜,然后做好植发,在婚礼前把假发送回。"所以,头发的压力并不仅仅在新娘这一边。

　　回到英国,我参观了位于布鲁姆斯伯里的伦敦发型诊所。这家建筑坐落在一条安静的街道上,诊所的招牌非常低调,不仔细看甚至会错过。我被带到楼上的候诊室,坐在一个英俊的年轻亚洲男子旁边,涂着发胶的长发扫过他的前额。该诊所还以"伦敦的布鲁姆斯伯里"公司的名义为女士们提供服务。年轻人从他的手机上抬起头来,很快地对我笑了一下。这微笑含义复杂,带有一丝同情的意味。现在我感觉自己是个骗子。

　　我来此处是要和法比安·马丁内斯会面。他身兼咨询顾问、美发专家和造型师数职,已经在假发行业深耕了十余年。他告诉我,他的客户中有70%以上是亚洲人,尽管来自其他背景的男性客户数量也在上升。"一些亚裔男士在婚礼前一周来找到我们,要为这个人生中最重要的场合在发型上做好准备。很多婚礼是被家长安排的,对双方外表的要求很高,所以他们压力很大。"这家诊所最擅长非手术的植发技术,提供根据客户特殊要求制作的成套假发产品。在原材料方面,客户可以选择欧洲头发、印度头发或"奢侈"的头发,也就是从未被染过的"处女发"。他们直接采购英国供货商送货上门的货源,以保证头发的质量——主要是检查头发的角质层是否完整。一旦做好了客户的头部模型,他们就会将该模型和选定的头发原材料用快

第十三章　脱　发　　　279

递寄到实际加工制作的中国工厂。脱发量较大的人的头皮上,可能需要贴上相当于别人差不多整头的假发;但对大部分人来说,是把假发片用双面胶带粘贴在脱发部位,然后和剩余的真发混合在一起。实际上,这是一种定制的固定式男用假发(toupee),虽然这个词似乎已成为当今脱发领域的禁忌。"我们现在不会再用'假发'(wig/toupee)这种叫法了。当客户来咨询的时候,我们会告诉他们,定制一套'系统'和定制一件西装没什么区别!"

"很多人认为,愿意折腾这些东西的男人肯定是自负又虚荣的那种,但我必须告诉你,在我了解的脱发男士里,至少有90%以上的人,脱发正在慢慢毁掉他们的生活。即使是那些仅仅来咨询的人,也是目光低垂,坐姿颓废,连我都能感受到他们的情绪十分低落。而在戴上假发的一瞬间,有些人几乎要高兴得跳起来了。昨天有一位男顾客,在戴上试用品后,他泪流满面。就连他自己也不知道,他会有如此激烈的反应。"

我问起和私密性相关的问题,他说有些已经结婚十年的客户从未告诉过自己的伴侣,但同样地,支持丈夫的妻子也不少,她们会陪伴丈夫一起,来为假发做清理和造型。"如果妻子和伴侣不知道,那么压力就更明显了。"

在距离麦尔恩德路的"头发发展中心"以东几英里的地方,斯坦·列维告诉我,大多数他的男性客户都是孟加拉人、巴基斯坦人或印度人。我问有些人会不会感到价格太高,无力负担,他说这不是问题。"头发在那些男人的生活中占据重要地位。就算钱不够,他们也会为了头发压缩其他开支。"一种月抛式整体假发每年要花掉他们2500英镑。

但假发的使用者不仅限于印度人、孟加拉人和巴基斯坦人——它在日本、韩国和美国也同样受男性欢迎。最近一项针对超过2000名年龄在18—35岁之间的英国男性的调查显示,脱发甚至比勃起障碍更让他们感到担心。而与寻找替代品相比，他们更愿选择把所有的头发都剃光。在离开诊所回家的路上，我发现自己在下意识地扫视地铁上男性乘客的头部，结果令人难以置信——男性秃顶居然如此普遍！我甚至发现自己在无意中根据诺伍德量表测量了他们的"秃头指数"。从对男性头顶的风景几乎毫不关注，到"目中无其他，仔细看秃头"，我开始明白，为什么对很多年轻人来说，脱发甚至成为他们观看世界并评估自己在其中机会的镜头。后来我读到了著名网球运动员安德烈·阿加西的自传，书中他详细描绘了自己在法国网球公开赛的经历——多年来他一直佩戴示人的长而浓密的假发在决赛前忽然显露出了要散架的迹象。

> 比赛前热身时，我一直在祈祷。不是想要赢下比赛，而是希望我的假发一定要撑过去。按理说，第一次打入大满贯决赛，我肯定还是会有点紧张。但实际上头上脆弱的假发让我快要崩溃了。不管它有没有滑动，我都感觉它马上要滑下来。每次挥拍，每次起跳，我头脑中都是它落在场地上的画面，就像我父亲射中的鹰从天空坠落。我能听到人群中的窃窃私语。我可以想象数百万观众突然靠近电视机，扭头互相询问，用几十种不同的语言和方言说出同一句话：安德烈·阿加西的**头发**刚刚是掉在地上了吗？

后来，在当时的女友波姬·小丝的鼓励下，他决定彻底剃光头发，并邀请最亲密的亲友们来见证这一时刻。看到镜子里全新的形象，他的反应很有趣。"我的样子不是简单的不一样了——那个人根本不是我。"自由的感觉让他极为兴奋，回头看去，他把曾经佩戴的假发视为一种束缚。

是放弃残余还是重新分配"存货"？世界各地越来越多的男性正

在做出后一种选择。为了达到这一目的，有些人愿意跨越数百公里，即使移植手术本身只是把他自己的头发从头后部向前移动几厘米的距离。如果头发可以从一个人的头上转移到另一个人头上，那么不难想象，在发展中国家会有多少人排队等待取出自己头上的毛囊，以便让那些头发不足以覆盖头皮的人进行补充。连肾脏都可以，为什么头发不行？实际上，这样做不可行真正的原因是，头发的毛囊在被植入"不相容的宿主"时会产生抗体，所以那些寻求毛发移植的人只能使用自己的毛发了。

这项技术并不新鲜。早在1894年，《汉普郡电讯和苏塞克斯纪事报》即刊登了一篇文章，介绍在中国非常发达的眉毛和胡须移植技术：

> 毛发移植业务的繁荣源于迷信。中国的相士认为，男人的眉毛和胡须与能否取得成功的关系，同其他品质一样重要。眉毛稀疏或是胡须不佳，意味着运气不佳，健康也会受影响。因此，为了阻止大自然不幸为他设定的厄运列车的车轮，此人必须借助专攻植发的工匠之手，改变自己眉毛的样子。

文章接着描述了移植毛发的工匠的工作过程：在颈后或耳后选择适合移植的毛发，拔出这里的头发，刺穿需要修整的眉毛部位的皮肤，再把拔出的头发按照一个特定的角度插入进去。实际上，这就是当代毛发移植外科医生所采用的 FUE 方法——毛囊单位提取。

在伦敦北部伊斯灵顿的商业设计中心，我遇到了在总部位于土耳其伊斯坦布尔的头发移植公司"得发"（GetHair）伦敦分公司工作的卡恩。该公司的主要业务是组织长距离的头发移植业务——客户自行飞往伊斯坦布尔机场，公司的工作人员接机后把他们安排在合适的酒店入住两三个晚上，在此期间接受经验丰富的外科医生塔伊峰·奥古佐格鲁主持的头发移植手术。这位医生是国际头发修复外科学会（ISHRS）的会员，已经成功完成了7000多次手术。据其网站介绍，他的患者还包括知名美发产品品牌Toni & Guy的创始人。卡恩是一位谨慎、整洁、彬彬有礼的年轻人，耐心地给我介绍了诊断和手术的全部过程。在客户接受头发移植之前，其详细信息将通过电子邮件发送给外科医生。如果客户年龄在24岁以下、头部后部的"供区"头发不足或者患有斑秃等病症，则会被拒绝。"一旦将毛囊从'供体区域'移除，那个地方的毛发就不能再生了，"卡恩解释道，"每个毛囊内含有1—4根毛发。当用细针移植到新的皮肤里后，毛囊能够在这片区域长出新的毛发，通常是太阳穴，有时是头顶。由于手术的创伤，移植过去的毛发通常都会脱落，但新的毛发会从植入的毛囊中长出来。"

卡恩轻轻敲打着电脑键盘，向我展示一幅幅图片——各种各样男人的头部特写，布满红色的小块伤疤，既有毛发的"供体区"，也有"移植区"。"伤疤一般会在14天之内脱落。"他向我保证。他认为，提取单位毛囊的FUE法要比毛囊单位移植的FUT方法效果更好，后者是把包含多个毛囊的整块皮肤从头部后方移植到前部。后一种方法造成的问题是它会留下丑陋的大块无毛发疤痕；尤其当周围的头发无力遮盖时，这些疤痕经常会在日后重新显露出来。

卡恩说，在土耳其的250多家毛发移植公司中，由合格的外科医生进行手术的只有少数几家。无论是在土耳其还是其他地方，信誉较差的公司提供的服务都很糟糕——提取时使用的针头过大，损坏毛囊；为了多赚钱，毫无原则地满足顾客不切实际的需求。"在两天的时间内，我们能完成移植的毛囊数量是4000个。但是，大多数顾客只需要3000个移植物就够了。"从这3000个移植过来的毛囊里能长出6000—9000根头发。"得发"公司的费用是每个毛囊1英镑。有些诊所开发出了能做移植手术的机器人，声称这样操作效率更高。但奥古佐格鲁医生可不这么认为。在土耳其的服务包括酒店的费用、当地交通、手术建议和售后服务。一家美国公司网站上的报价是前2000个毛囊每个8美元，2000个之后每个6美元。在英国，移植一个毛囊的费用通常在4—10英镑之间。土耳其近年来已经成为全球"植发之旅"的首选目的地之一，每年大约有1.5万人从海湾国家、埃及、利比亚和欧洲国家涌入。另一个热门目的地是印度。

在离开卡恩的办公室之前，我向他展示了一些工人们在印度和缅甸整理头发的照片。他兴致勃勃地看着，然后若有所思地说："头发比它们的主人旅行得多。照片里的大多数人永远不会在自己的国家之外旅行。这让我很伤心。这说明我们都陷在资本主义制度之中，动弹不得。"

一旦头发需要重新分配，就没有"不失而获"的可能——"损失"头发的人也许远在千里之外，也许就是获得这些头发的人自己。

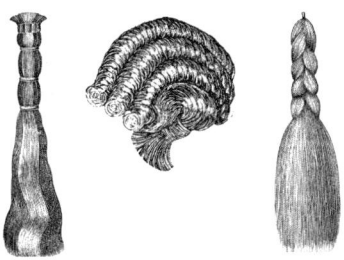

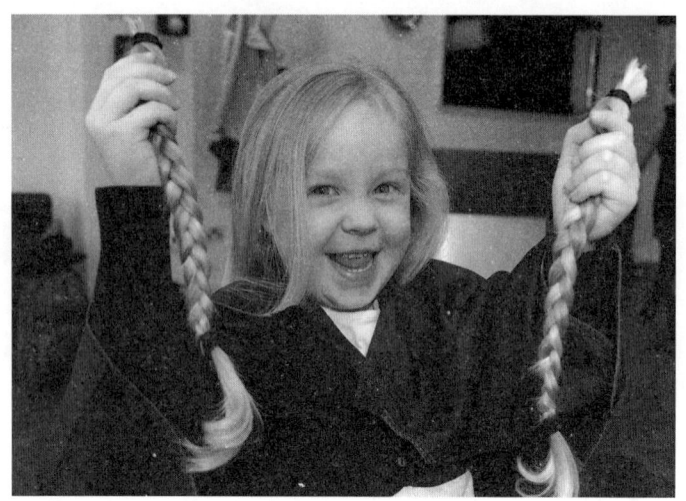

把头发捐献给"小公主基金会"

## 第十四章

# 礼　物

Gift

"释迦牟尼留下的圣发供奉在一座镶嵌着黄金、钻石和珍贵珠宝的象牙塔内，供信众瞻仰。"标识牌上这样写道。这是我在缅甸停留的最后一天，天气炎热潮湿，然而什么也无法阻拦我加入热情的佛教徒组成的长队——朝拜据称为佛教创始人释迦牟尼在2500年前留下的头发。佛祖的头发保存在波大通宝塔中，这座宝塔也被称为佛祖的首个圣发遗迹塔，位于仰光的河岸附近。根据我拿到的有插图的宣传页，最初的宝塔在1943年被英国皇家空军轰炸，当时圣发与另外两个"小如芥子的舍利子"一起重见天日。波大通宝塔在十年内被重建一新，内部设有一个专门的圣室，供信徒朝拜佛祖的圣发。宣传页上还说："我们在此处，从旧文化的废墟中拯救出古代智慧的精华。"波大通塔并不是唯一一座供奉着佛祖圣发的宝塔。许多（如果不是大多数的话）缅甸宝塔都藏有某些遗物——头发、指甲屑、牙齿、一块骨头或是其他与佛祖关系密切的东西：他的足印、乞讨时用过的碗，或是曾经穿过的斗篷。波大通宝塔圣发的不寻常之处在于，它被公开展出而不是深埋在宝塔之下的棺木里。

在沿着镶满金饰的塔身内部逐渐走向供奉着圣发的内室时，我们心中的期待感愈发强烈。走在队伍前面的人能先一步透过一个信箱大小的孔洞看到圣物的样子，他们双手合十参拜，把供奉金投入孔洞内。然而，这是智能手机统治一切的时代，握着手机的人们无法抵挡这个拍摄照片的良机——这样一来，本已非常拥挤喧闹的队伍前进的速度就更慢了，有些人越来越不耐烦。终于轮到我了，尽管拼尽全力想要看看头发的样子，可我能看到的，只是一大片闪闪发光的金子，以及一堆堆的钞票——祭坛下小小的佛陀雕像已经被它们完全"淹没"了。我也曾试着用相机把头发拍摄下来，期待如果镜头拉得足够近，也许我也就能看到它。可我必须跟着队伍继续往前移动，却仍然捕捉不到头发的踪迹。起初我不禁有种轻微的上当受骗感，但后来我意识到，能"看到"佛祖的头发并不是重点，重要的是它背后的故事——它是如何来到这里的？对信徒来说，这些头发意味着什么？以及，头发在此处供信众瞻仰，能带来什么影响？在何种程度上激起信徒的敬仰之心？

传说天上的神仙把佛祖的 80 万根体毛和 90 万根头发散布在了茫茫宇宙之中。相比之下，波大通宝塔宣传页中讲述的故事就要温和许多了。据其所述，在公元前 6 世纪，就在佛陀在印度菩提伽耶的菩提树下悟道之后不久，两位来自仰光的商人为他提供了蜂蜜蛋糕。佛祖从头上拔下八根头发交给他们带回自己的国家，既是为了表示感谢，也期待佛教教义能在缅甸扎根并且广为传播。当这八根神圣的头发乘船抵达仰光河的波大通岸边时，获得了隆重的接待——国王不仅携官员前来迎接，还派一千名军官把这件圣物护送到今天仅存的这根圣发展出的地方。最初的波大通塔是为这一根头发而建，其他七根毛发当时即被转送并供奉在德因古德亚（Theingottara）山上，后者现在是缅甸最宏大也最重要的佛教礼拜场所——大金塔之所在。

这个故事向我们展示了头发旺盛的生命力——从很小的东西开始，慢慢地，逐渐地长大。作为礼物的八根头发成了印度赠送给缅甸的礼物——佛教的象征，国王将其护送到全国各地，更是促进了佛教在这个国家的广泛传播。与此同时，佛祖顿悟的经历本身，就与头发的超自然力量联系在一起。在东南亚的许多佛教寺庙中，都有一个造型非常奇特的雕像——一条长长的黑色发辫，从雕塑的头顶一直垂到脚边。这是地球女神瓦桑德拉。当邪恶而妒忌的阎罗王玛拉企图阻止佛祖悟道时，后者招来了瓦桑德拉。瓦桑德拉的长辫储藏了佛祖的至善神力，为了保护佛祖，她把头发挤了又挤，拧了又拧，洪水从中喷涌而出，淹没了玛拉和他的手下。在这个故事中，头发象征了善对恶所显示出的旺盛的压倒性的生命力。不过，在悟道之后，佛祖决定接受苦行僧的生活方式，不再蓄发。他用自己的剑削下长发，把它们扔向空中；天上的神仙拿到了这些头发，并把它们供奉在天堂接受朝拜。

头发——它蕴含的力量、原主人对它的弃决，以及它们在这个世上的不停流转——似乎在佛教的实践和传播中发挥了关键作用。为了世人的福祉，佛祖不但拔掉自己的头发，还把它当作礼物送给别人，

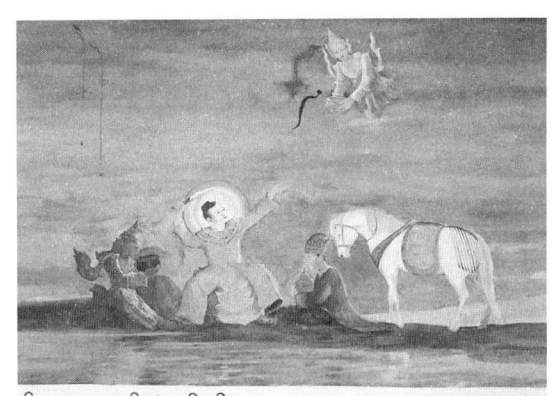

佛祖的头发飞向天堂

其所作所为为追随者们定下了模仿行事的基调与蓝图。除了缅甸，我从来没有在世界上任何其他地方见过这么多被剃光的脑袋，其男性总人口的1%都是僧侣；他们的深红色长袍在人群中非常显眼，而身着粉红色长袍的光头尼姑也越来越多。

实际上，缅甸女性很喜欢长发，会花很多时间梳理自己的头发。头发在缅甸被认为是美丽和女性气质的标志。在电视上甚至还有专门为长发举办的选美比赛，缅甸女子面带娴静的微笑，步履优雅地缓缓在台上走过；及踝的长发散发着迷人的光泽，随着她们的身体律动摆来摆去，仿佛有了自己的生命。既然如此，是什么促使一部分缅甸女子甘愿放弃自己珍爱的头发，选择修行的生活——无论是永久还是暂时？为了找到这个问题的答案，我要专程去拜访宁静而神圣的实皆省（Sagaing）内的一座宗教学校的负责人道·萨扎卡女士——这里有4000名僧人和6000名尼姑，他们放弃了世俗的财产，完全依靠信众的布施生活。

虽然距曼德勒仅半小时车程，但给人的感觉就像另一个世界。在这里，听不到汽车刺耳的鸣笛声和发动机的咆哮，满耳是林中沙沙作响的树叶、鸟儿的歌声，以及尼姑们诵经时的低吟。正是在这样幽僻而宁静的环境中，男女僧侣过着简朴和节制的生活，严格遵循规范进行祷告、日常工作和学习；每天从早上四点开始，一直持续到晚上十点。

住持女士直直地坐在一张木椅上，赤脚搁在小垫子上。光头、钢圈眼镜和宽松褪色的长袍让她看上去非常严肃，全身上下毫无女性的性别特征。在盘子上捐款并接受祝福之后，我的翻译和我坐在她的脚边，接受她对女性放弃头发重要性的解说。我不禁想起当自己还是个小学生时，每周五早上坐在女校长的书房里，听她为我们讲述《天路历程》里的故事。讽刺的是，在我的记忆中留存的最生动的画面，是因为随便摆弄前面女孩头发而遭到的严厉批评和羞辱。

"佛祖剪掉自己的头发后把它抛向空中，它飞到了更高的境界，"

萨扎卡对我说,"而你我剪掉自己的头发,正是在效仿他。头发是痛苦的源泉。与之相关的烦恼有16种之多。"她以惊人的速度指出了这16种烦恼,中间几乎没有换气——这些烦恼包括梳理、去除灰尘、给头发上油、采集金合欢树的树皮和罗望子以制作洗发水、洗头发以及没完没了地打理等等。所有这些例子都用来证明她的观点——头发是依附关系的根源之一。"缅甸妇女渴望拥有美丽的头发,并为此投入了太多时间和精力。"她接着说,而这种情况同样困扰着世界上为数众多地方的妇女。"剃掉头发是为了摆脱痛苦,保持清醒,减轻压力,从自我和社会对美的强调中获得解放。一旦头发落下,它与虚荣浮华之间的联系顷刻之间便会消失,回归其作为'头发'这一物质的本质。我们甚至无法区分它原来的主人是男是女。我们还能从这一过程中获得能量。为了'剃发',你必须有足够的能量;同时'剃发'这件事本身又给了你能量——让你信仰佛教的能量。"当妇女和女孩们皈依时,剃发是仪式中必不可少的一部分。在此之后,她们通常每周再剃发一次。

新皈依僧侣的剃发仪式与我在印度的印度教寺庙剃度大厅里看到的截然不同,后者的过程速度很快,更像是一板一眼的流水线作业。在这里,剃发是精心安排的仪式的高潮,充满各种带有象征意义的步骤,还包含集体冥想的过程。准备皈依的僧侣身着自己最华丽的衣服,强调他们即将开始从世俗向禁欲的过渡。参加仪式的有父母或监护人,他们跪在地上,拿出一块布来接住被剃掉的头发,防止它接触地面。显然,年轻僧侣的父母将孩子们剪下来的头发放在树上,也许是为了纪念或是模仿把头发高高抛向天空的佛祖。"新剃度的尼姑必须保持沉默,"萨扎卡告诉我,"她们必须将全部精神放在其他尼姑诵经的词句上——经句讲的是身体所有不同部位的名称,一个接一个:头发、体毛、指甲、牙齿、皮肤、血肉,等等。总共有32个身体部位。新剃度的尼姑必须能在其他人提到这些不同部位时将其准确地区分出来,还要练习如何进入无我的超然之境。必须学习如何消除'自我'。"

剪发的过程不但表达了身体无常之意,也是对这一观念的夸张和戏剧化。这是新尼姑和她们的父母潸然泪下,无法抑制情绪的一刻。当我向萨扎卡女士询问此事时,她庄重地点了点头。"大家深受感动。诵经使他们情绪激动。大家感到既幸福又悲伤,每个人都泪流满面。"我又问她剃掉的头发如何处置,她说这取决于她们的父母。有些人可能会把它们放入河中任其漂流以获得安心,不过更常见的做法是出售之后再将所得捐给寺庙。很明显,虽然萨扎卡女士负责剃发,但她没有参与其收集与再分配。然而在仰光,有些寺庙的负责人经常将新剃度尼姑的头发出售给市场上的头发商人,其收益一般用于维持寺庙的日常开销,如食物等。

19世纪的文本记录通常对这种出售"圣洁战利品"的行为持批评态度,但正是这些"圣洁战利品",曾经为欧洲的人发贸易提供了良好的货源,它们既有直接来自基督教修道院的,也有虔信的女士们在圣殿中向圣母玛利亚的奉献。然而对于修女们来说,重要的是放弃头发和奉献的行为本身,而不是她们自己或其他人可能从中获得的任何商业利益。在缅甸,我很快便意识到,为各种世俗和宗教目的而奉献出头发是一种非常普遍的做法,远远超出了寺庙严格的宗教背景。

在仰光的一家美发沙龙,我和一位女士聊了起来,她的头发厚实整齐,长度一直到臀部以下。她告诉我,几年前她曾把头发剪短了一些,用出售头发所得款项购买金箔覆盖佛像,并计划在不久的将来再来一次。参观大金塔时,我看到人们用小块的方形金箔覆盖佛像。在曼德勒的马哈木尼佛塔,一尊十三英尺高的佛像身上被挂满了黄金叶子的供奉,看起来好像得了治不好的皮肤病。在缅甸,女性被认为不宜直接与佛像有近距离接触,但她们可以通过向它供奉黄金来表达虔敬。而出售头发则是给这种功德提供资金的主要手段。

有时候,头发本身就是她们献给神的供奉。听当地人说,大概十多年前,仍然可以在一些佛教圣地的佛像前看到女信徒献上的头发。

在 16 世纪，缅甸妇女会烧掉头发并将灰烬混合到建造佛像时涂抹其外表的漆中。据说添加这种非常私人化的来自信徒身体的物质，能提高供品的价值。在 17 世纪的中国，一些妇女把自己的头发用作刺绣佛像的材料。有时候，一根头发居然要被劈成四股，以提高这份供奉的精细程度、难度和奉献之虔诚。使用自己的头发让她们觉得与神灵融为一体。

对于头发来说，其宗教意义与实际用途经常交织在一起，无法明确地分开。在日本京都的东本愿寺，这种"交织"是实打实的——19 世纪末期，女信众的头发被用作编织粗绳网的原材料，以克服寺庙重建时木材重量造成的结构性困难。直到今天，寺中仍然展览着用头发织成的绳索。

在缅甸，妇女的长发也在工程项目中发挥了不可或缺的重要作用，即使有时候它们的贡献并没有那么直接。2009 年，备受尊敬的僧人韦彭拉尊者呼吁信众为缅甸西部受洪水影响的受损道路和桥梁的重建捐款。他号召信众少吃些不必要的零食餐点，并将本打算花在自己身上的钱捐出来。大多数当地妇女太穷，并无金钱积蓄，因此她们主动提出捐献更私人也更珍贵的东西——头发。这位备受尊敬的高僧对此表示同意，并在当地的村镇设立了 13 个头发捐赠中心。头发像潮水般涌入。到当年的 10 月，据说有 10 万名妇女捐赠了总计约 2.4 吨头发。头发商人们第一时间来到这位高僧主持的寺院。"我们都知道他的行踪，"仰光的一位头发商告诉我，"我们在庙里等他。每个人都想购买信徒们捐赠的头发，因为既长又好。尊者每次带来的头发有两三百公斤，都包裹在报纸里。"商人们在海外市场卖掉头发，同时，僧侣和志愿者团队利用捐赠头发筹集的收益修复了 42 公里内的 16 座桥梁。到 2010 年 1 月，头发的捐赠总量已超过 4.16 吨，道路修复计划也一直在执行之中。

我在当地的翻译苏莫纳有个妹妹，她也参与了捐献头发修桥的计

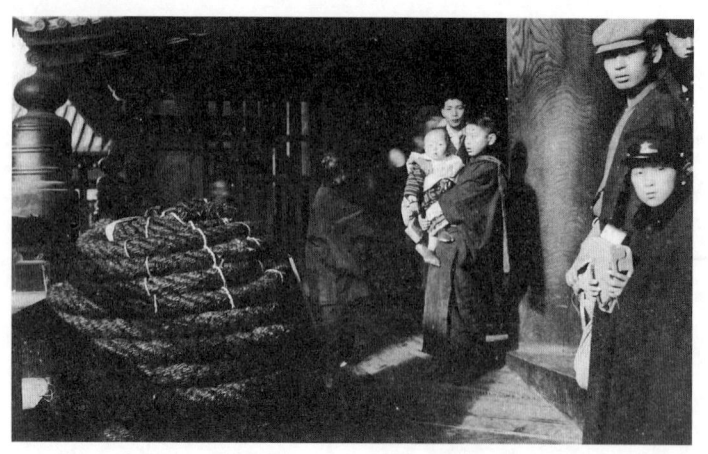

用日本女信众的头发制成的粗绳索,用于京都东本愿寺建筑工程。拍摄年代未知

划。在兄妹两人的家里,他们给我看了一些照片。在第一张照片里,女孩靠在墙上,长长的头发几乎垂到了膝下;而在最后几张照片里,跪在地上的她头发已被完全剃光。在照片的背景里能看到当时为她剃度的僧侣。苏莫纳的母亲是一位身材瘦小的女性,她用蔬菜和鱼做的美味饭菜招待我,还给我看了她二十多年前剃度时的照片。当时她在工作的地方受到表彰,奖励是到寺中体验修行的生活,为期九天。在缅甸,体验寺院生活被认为是一种特权,也是许多人非常渴望的。寺庙和女寺为尘世凡俗中的种种烦扰提供了短暂的逃离之机,还有机会让凡人提升自己的美德、内心平静与洞察力。在寺庙中生活了九天之后,她回到了世俗世界。她觉得光秃秃的头有点尴尬,因此在头发长出来之前,她戴了几个月合成纤维制假发。今天,她的头发又像剃度之前一样长了,她把头发整齐地盘在头上的一把木梳子周围。

捐赠头发的计划取得了巨大的成功,韦彭拉尊者也因此被称为"金发桥僧"。"金"不是指头发的颜色,而是说明信众们的捐赠非常珍贵,值得珍视。"在佛教中,捐赠身体的一部分是最珍贵的供奉形式之一。"参与道路修复计划的一位僧人告诉新闻记者。"头发是女人身上最重要的东西,但我愿意把它奉献出来,为受灾村民提供一些必要的帮助。"一位捐赠了头发的本地妇女这样说。

季风带来的强降雨阻挡了我对金发桥僧所在寺院的拜访,但我确实在 YouTube 上见到了他。他受邀主持 2013 年 5 月在新加坡竞技场乡村俱乐部举行的一次面向公众的头发收集仪式。他在一幅缅甸地图前盘膝而坐,庄严地接受妇女们放在银盘里捐赠的头发。

近年来,公开的头发捐赠在全球范围内越来越多。组织者的目的不仅是收集头发,还包括提高公众对与脱发相关的一些疾病的认知度,并为其筹集资金。组织者呼吁长发女性和女孩能为那些因为化疗失去头发或因为其他疾病长期脱发的患者(通常是儿童)捐赠一些头发。有些活动得到了大企业的支持,现场气氛华丽热闹;其他大部分活动由有关慈善机构的支持者在公园、市政厅和购物中心组织。渐渐地,他们取得了一种竞争优势。2013 年,总部设在耶路撒冷,为癌症患儿及其家人提供支持的慈善机构 Zichron Menachem 基金会宣布,在其与以色列潘婷公司合作举办的活动中,创下了一天内收到捐赠头发最多的世界纪录。然而,这一纪录很快在 2015 年 9 月被菲律宾的

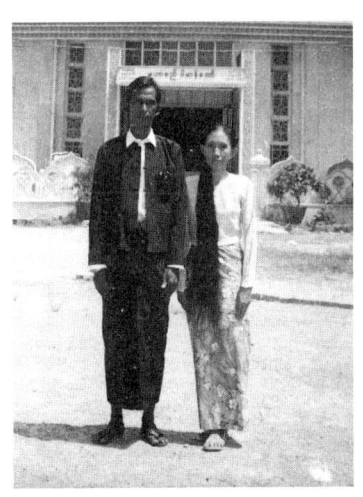
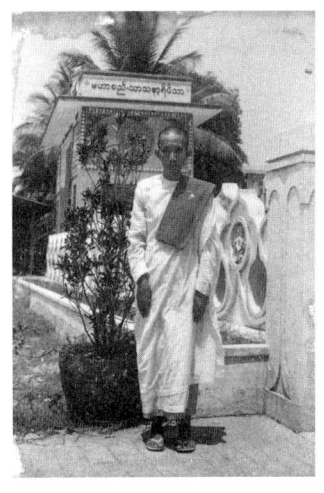

苏莫纳的妈妈,1996 年入寺九天,剃度之前和之后的照片

第十四章 礼 物　　295

"美奇丝为癌症捐出8英寸"活动击败，该活动在24小时内从1345名参与者那里收集到了重达82.21公斤的头发，得到了吉尼斯世界纪录的正式承认。从现场活动的视频中我们可以看出，无论是捐赠头发的人还是活动的赞助商，都从中获得了非常大的自我成就感。

来自美国的长发博客写手露西·科赛特里表示，公众对头发捐赠日益增长的热情和大规模宣传，使得"长发一族"的女性可能面临这样的窘境：走在街上，素不相识的路人会直接告诉她们应该把自己的头发捐出去一些，否则的话就是自私。当然，她的说法肯定有夸张之处，因为她将这种情况形容为像她一样留长发的人，与那些留长发并定期剪短然后捐赠出去的人之间的"持续战争"。她发布的视频"为什么我不捐头发"，有20多万浏览量，她在其中给出了保留自己头发的私人理由。她认为，直接为癌症研究捐款比捐赠头发的价值更高，因为对于假发制造商来说，这些捐赠来的头发并不是都能用。

一些慈善机构不那么强调收集头发的行为，而是更重视提供支持的意义和剃发这一行动的象征意义，这样做的优势在于能让成年男子和男孩更有动力参与筹款活动。例如，美国的圣鲍德里克基金会邀请大家与那些因为癌症化疗失去头发的儿童一起"剃光光"。剃光头是对行动的呼吁和一种筹款工具。该慈善机构于1999年成立，三位创始人当时就剃了光头。2002年，他们通过37场剃光头活动筹集到了第一笔100万美元。2015年，他们一共举办了1200多场活动，超过五万人参加，筹集到的善款额超过3690万美元。该基金会主要投资于与儿童癌症有关的研究、教育以及对治疗方式的探索。

具有讽刺意味的是，一些热心剃头以支持癌症慈善机构的孩子发现自己受到了歧视，这也从另一个侧面凸显了脱发长期以来无法摆脱的负面标签。2014年，英国报纸报道了15岁的杰西卡·韦恩（Jessica Vine）的案例——为了纪念因癌症去世的祖父，她剃光头后把头发捐赠给了癌症基金会，却发现被自己在怀特岛就读的学校禁止入学，除非她同意佩戴假发。校方认为，光头不符合学校对着装和外表的要求。同样，美国科罗拉多州一名9岁女孩为了支持正在接受化疗的好朋友而剃了光头，她也因此被学校禁止入学；后来此事以学校迫于公众愤怒的压力而修改"校规"允许她回校上课而告终。

我和英国大学生乔谈到她为专注心理健康的慈善机构MIND剃发捐款的事情，她给我讲起了自己的光头如何在家人、朋友甚至陌生人之中激起了复杂的混合反应。虽然许多人认为这种姿态非常勇敢，并愿意通过捐款来表示支持，但是她父亲对女儿没有头发这件事还是深感不安；路上偶遇的一些男子对她的光头也颇有敌意，他们似乎认为女性剃光头是一种不负责任的表现，而且"一点儿女人味儿也没有了"。来自陌生人的其他反应包括，女同性恋者有意和她搭讪，公共汽车上的乘客认为她生病了，好心为她让座。乔的一个朋友因为化疗失去了头发，她对那些自愿为慈善事业剃发的人怀有一种略带矛盾的英雄崇拜心理。

乔极其希望用光头这种非常吸引人关注的形式，来提请人们关注精神疾病既普遍又被"视而不见"的特点。选择支持MIND，是因为她有朋友从这里获得了救助。她为MIND捐款，但把剃掉的头发捐赠给了为患癌症和脱发儿童提供假发的英国慈善机构"小公主基金会"。当我在Google上输入"为慈善事业剃发"这几个关键词时，YouTube上冒出了10.8万个个人视频，每个视频都记录下了一次个人捐赠行为。很多视频的播放量高达几千次。2010年的一个视频没有多余的废话，直接教你如何正确地为剪发和捐赠做准备，累积播放量已经超过了1400万次。

头发捐赠视频已经在视频种类中占有一席之地，通常它会遵循一套相对固定的顺序——首先简要提及相关慈善机构和捐赠头发的个人动机；接下来是捐赠者展示她的头发长度，表达对即将到来的剪发的紧张与激动之情；然后，把头发编成辫子或是头尾两端束好，以保持头发良好的状态。视频的戏剧性焦点是剪辑——透过近距离的特写镜头，剪刀穿过头发时的动作和声音清晰可见可闻；动手剪发人（通常是朋友或家人）的面部表情，他们的紧张情绪和悬念也能传染给观众。从视频中目睹这些场景的感觉有点像看一场发生在现代的死刑执行过程，不同的是行动中的人面露微笑，一副胜券在握的表情，挥舞着剪下的发辫，然后把它放在塑料袋里，准备寄往相关慈善机构。

有些时候，捐赠者是年仅四五岁的儿童，有时候则是留长发的男士，但绝大多数捐赠者是年轻女性和青少年，其中一些人说自己已经到了该剪发的时候，有些人为可能为他人提供帮助而感动，还有的人是为了纪念因癌症逝世的亲友。在小公主基金会提供的照片里，有一张一个名叫莱娅的小女孩的照片，大概是她的父母上传的。她拿着一束金发出现在镜头前，下面写着："这是五岁的莱娅第一次剪发。她看到了一个没头发的孩子，问我们为什么会这样。莱娅思考了一番后表示，如果自己的头发剪下来有用的话，她愿意送给这位小朋友。"

这是一个幸福的简单想法——将头发从一个人的头上转移到另一个人的头上；这也是美国的"爱之发"（Locks of Love）和英国的小公主基金会等慈善机构的核心理念，旨在用受捐的头发为那些脱发的儿童提供假发。这两家慈善机构都是由对脱发的社会和心理影响有非常清晰的个人认识的人建立的。"爱之发"的创始人麦当娜·科夫曼（Madonna Coffman）二十多岁时就开始脱发，后来发现女儿四岁时便开始重蹈自己的覆辙。该慈善机构成立于1997年，特别针对美国和加拿大低收入背景的儿童因医疗原因引起的长期脱发。对无收入来源的申请者，假发是免费提供的，或者享受与收入相关的补贴。其中一部分假发是由受赠的头发制成的；其他的则不是。

小公主基金会关注的重点是癌症而不是脱发。它由温迪·塔普利和西蒙·塔普利于2006年创立，以纪念他们的女儿汉娜，她在前一年因肾母细胞瘤去世。当汉娜在化疗后失去了漂亮的金发后，家人发现很难找到儿童专用、大小合适又足够轻巧的假发。后来爸爸妈妈为她专门定制了假发，它也给汉娜的病中生活带来了很多乐趣。一家人决定建立一个慈善机构，旨在为患有癌症的儿童提供优质的人发假发。它不仅为正在接受放化疗的儿童提供免费假发，也给患有脱发症的儿童提供免费假发。"假发不仅帮助了孩子，"机构管理者莫妮卡·格拉斯告诉我，"它还能让整个家庭感动不已。"我不禁回忆起了和加里·普莱斯曾经讨论过的，父母和兄弟姐妹对家庭成员之一的头发愿意投入多少钱的问题。

经常与小公主基金会合作的"劳尔假发"的丽兹·费楠让我认识到，假发给那些失去头发的孩子和青春期少女能带来什么样的变化。我们碰面时，她刚从伦敦的圣玛丽医院回来，在那里，她和一位来自美发沙龙的造型师刚刚为一名已经卧床不起数月的13岁女孩准备了一顶假发。"我们第一次去时，她非常虚弱，连头都抬不起来，也没力气说话。我们让她在手机上找到她想要的头发的照片，她给我们看了手机里的蕾哈娜。我们记了下来，然后照这个样子定制了假发。当我们上周把它送到医院时，她仍然因为身体太过虚弱而无法下床，所以我们不得不在沙龙的一个头部模特上给假发做打理和造型。但今天早上我们把它拿进病房，给她戴上，天哪！那个女孩——多希望你能看到她当时的样子！她一直昏昏欲睡，但是假发好像又给了她生命。她一直在笑，甚至想从床上坐起来。走路的时候两边都有人搀扶着她，她简直太瘦了。我不知道最后她是怎么下床的。但是当她看到镜子里的自己时，她脸上的快乐无法形容！这真是一次了不起的经历。"

鉴于互联网上的头发捐赠获得了如此大的推动力，"秃头芭比"运动认为自己也应该通过"脸书"进行。发起这项运动的两名美国女性都有家人患上癌症，同时，她们也担心脱发会给缺乏积极榜样引导的儿童带来严重负面影响。在活动的"脸书"页面上写着"美丽的秃头芭比！看我们能不能做到吧！"这句口号，这针对的是美国玩具制造商美泰，这家公司自1959年以来以生产制作标志性的芭比娃娃闻名。该活动在几天内吸引了1.7万名粉丝，最终聚集了10万人。美泰公司的回应是制作了少量名为"艾拉"（Ella）的秃头娃娃并将其赠送给了住院的患儿。艾拉的角色定位是芭比失去了头发的朋友。她戴着逼真的粉红色假发和头巾。这种娃娃不对外销售，但免费分发给美国的医院，供接受癌症治疗、患有脱发症和拔毛癖的儿童使用——最后一种疾病的症状是患者控制不住地不停拔掉自己的毛发。一位母亲的四岁女儿正在接受癌症治疗，报道称，这个娃娃在为孩子做好面对治疗副作用的心理准备方面发挥了非常重要的作用，不仅让小朋友正视脱发现象，也让她们在玩包头围巾中找到了很多乐趣。

我不禁好奇，作为一个孩子，如果接到这样一个娃娃，究竟会有哪些反应。我从小就不喜欢芭比娃娃，也从来没买过；也许在潜意识中我便知道，自己的样子和芭比相去甚远，所以最好对她敬而远之。一只毛茸茸的泰迪熊远比芭比娃娃更能得到我的喜爱。然而，芭比，或者至少是她的朋友艾拉，可能会陪伴孩子们度过失去头发这一令人沮丧的经历，也让玩假发、头巾和正确处理脱发有了无可否认的逻辑。

艾拉的假发当然是合成纤维制成的，但捐赠给慈善机构的都是货真价实的人类真发。虽然这些捐赠在象征意义上非常私人且珍贵，但一旦涉及如何处理，情况便复杂了起来。要想用于制作假发，剪头发时就要格外小心，必须保证头发的角质层恰当对齐；还要有足够的长度（许多慈善机构要求至少25—30厘米）；更理想的情况下，头发要保存完好，以免因状况不佳而浪费。黑人头发和"脏辫"一般来说都不适合捐赠，大多数慈善机构也不接受染过色的头发。当没有仔细阅读捐赠细则的好心人把短发、湿发或松散碎发一股脑寄来时，等待它们的也只能是被弃置浪费的命运了。即使捐赠的头发符合剪发和包装的具体要求，也不足以制作一顶假发。它需要与来自其他捐赠者的头发一起来完成这个任务。因此，制作一顶假发漫长而艰苦的过程包括挑选匹配的头发原材料、梳理、分类、混合等众多工序。正因为如此，有些被捐赠的头发完全没有派上用场，还有的可能会被拆开分散到多个假发中。小公主基金会的莫妮卡说："人们经常会问，能否得到一张佩戴了使用受赠头发制成假发的孩子的照片，我们的回答是'不行'。首先是隐私问题，其次，只要我们收到头发，就不再将其视为来自私人的物品。我们无法确认是否使用某个捐赠者的头发。那是制作假发的人需要考虑的问题。"

小公主基金会收到的头发不仅来自英国各地，而且遍布欧洲。"如果我给你列出所有的国家，那听起来就像是欧洲歌唱大赛的参赛国名单！"莫妮卡笑着说。该基金会收到的头发已经从2010年的每月60多份剧增至2016年的每月6000多份。我脑海中出现了那些在各个邮局之间穿行并统一在布莱顿被拆包的鼓鼓囊囊的信封。所有适合的头发原材料随后被送往中国青岛，雷蒙德·谢的公司免费为小公主基金会制作假发产品。同时，基金会还向零售商购买假发，以满足其客户的特定需要和时间要求。被确诊癌症的儿童通常会在几周内接受化疗，基金会尽量确保让这些孩子与附近的假发供应商取得联系，并在此过程中尽早找到合适的假发，以便使他们在真发脱落之前就能适应假发。这意味着基金会不仅要掌握现有的捐赠头发所制假发的库存，还要掌握能联络的假发供应商名单。最终目的是为每一个孩子找到最合适的假发。十五六岁的女孩是基金会最主要的假发接收群体，一般来说，她们想要的头发要比很多捐赠来的头发长。

把头发作为礼物是一件非常复杂的事情，这也让它变得更加引人关注。正如佛祖头发的故事告诉我们的那样，符号的象征意义和力量是非常强大的，小中见大，从最小的善行中也可以滋生出伟大的力量。由于与身体的密切联系，头发充满与个人和社会相关的象征性，使其从很多方面来看都是一种完美的礼物，也是建立慈善事业的良好基础。不过，每一件礼物都不一定能与接受它的人的愿望完美契合，不是吗？

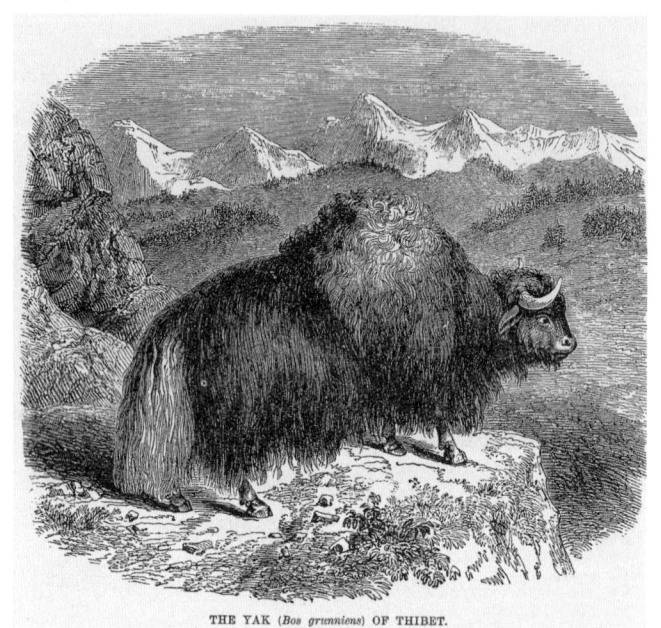
THE YAK (*Bos grunniens*) OF THIBET.

西藏牦牛

## 第十五章

# 异于禽兽

A. L. 基肖尔·库马尔先生是家族里第三代头发商人了。他的办公室在印度泰米尔纳德邦钦奈市一个破落的街区上,一栋摇摇欲坠的房子里,一头毛发异常"丰满"的猎狗忠心耿耿地守卫在大门口。库马尔先生的祖父早在1919年就进入这一行业,专门从事牦牛毛、猫鼬毛和鸟羽出口。后来,他们把出口范围扩大到人类的头发——从理发店收集碎发,然后卖给专门从事食用和药用氨基酸提取的日本公司。基肖尔先生对这些工厂的关闭感到遗憾。他对我说,他一直梦想有一天,在祖父的祝福(也许还有我的帮助)下,他能在钦奈开一家自己的头发及相关产品工厂。他说自己会专注于四种产品:植物有机营养素、食品补充剂、护肤品和有机药物。很明显,基肖尔先生对人类头发的多种价值抱有极大的信心。在他看来,头发所包含的"人性"使它能给身体带来好处。

"身体能通过人发制成的产品获得能量和生长。从'人'到'人',当然是最好的。"

从某种程度上说,基肖尔先生是个"怪人"。他的办公室里到处都是各种小玩意:彩色珠子串、闪闪发光的布料、形形色色的装饰品、精灵和神灵的雕像。其中一个玩具是坐在圆顶下一堆金币里的象鼻神(Ganesh),摇动圆顶,这些"金币"就会像雪片般在它四周飞舞。在他的办公桌上,除了他父亲和著名印度哲学家维威卡南达(Viveknanda)的照片外,还有来自非洲发型商的馈赠——伏都教小雕塑,这些同行顺着互联网找到了他的办公室。如印度教神灵般,他的公司似乎也有多个化身。墙上贴着的一张海报大小的彩色照片里,基肖尔先生坐在一个巨大的金色婚礼宝座上,穿戴着由人发编织而成的长袍和围巾,宝座四周装饰着雕刻的天鹅。

"上帝赐予我们保护人体的礼物是什么?"他问。"人类自己的皮肤和头发!用人类的头发制成的'布料'能提供良好的保护,抵挡炎热和寒冷——没有任何副作用。既然我们人类可以穿戴用自己的毛发制成的衣物,为什么还要使用动物毛发呢?"这真是一个有趣的问题。

这款定制的结婚礼服是印度式高领长外套(achkan),长度及膝,由来自寺庙的头发经过漂白和染色后制成,散发着柔和的淡金色光芒。他拿出来给我展示。用作原材料的头发看起来非常"原生态",仿佛从未经过处理,柔滑的发丝就像未打结的纱线;整件衣服都有红色和金色亮片饰边。这件衣服的工艺是将头发仔细地缝在白色厚帆布制成的底料上,经过这道工序,不仅其外形更加立体精致,舒适感也大大提高了。

基肖尔先生又给我看了一件用未经染色的黑发制作的衬衫。应我的要求,他介绍了制作方法。这件衬衫的材质看起来又厚又硬,感觉穿起来也许很不舒服;而且,从某个角度上说,它让我联想起基督教修士和苦修者穿着的粗糙僧服——兼具身体上的羞辱和对肉体诱惑的

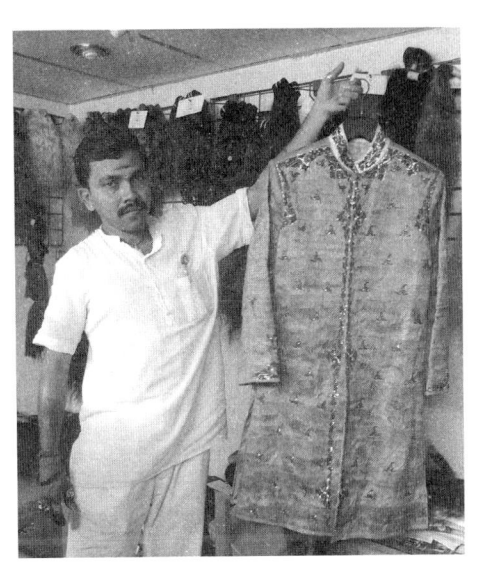

A. L. 基肖尔先生展示用漂染成金色的头发制成的印度式结婚礼服

抵抗的双重功效。不过，这些僧袍所使用的原材料不是人发，而是山羊毛、骆驼毛或者麻布等。虽然纤维制品可能具有某些相似特性，但用它们制成的服装与用头发制成的服装和穿着者之间可能产生的联系是完全不同的。与宗教有关的毛织衣物能唤起身体不适，代表了某种苦难；但人发制成的衬衫引发的却是完全不同的联想。是恋物癖或同类相食，抑或是业已消失的古老传统——以被打败的敌人的头发作为战利品，装饰胜利者的战袍。

"黑发"衬衫中蕴含的"人性"不但没有给我带来心灵的平静，反而让我有些心烦意乱，特别是在基肖尔先生办公室墙上挂着的一大片黑色头发背景的衬托之下。这件衬衫仿佛在无意中跨过了一条被世人默认的神秘边界，在它两边横亘着人类与动物、头部和身体，泾渭分明，不能轻易逾越。虽然假发和各种戴在头上的接发产品在概念上是可以接受的——以同类物质补充、遮盖或是完全替换原来的东西，然而，用来自好几个人的头发加工成布并穿在身上，说得好听点是"比较过分"，说得再难听就是"令人作呕"了。"头发长、体毛短"

第十五章　异于禽兽　　305

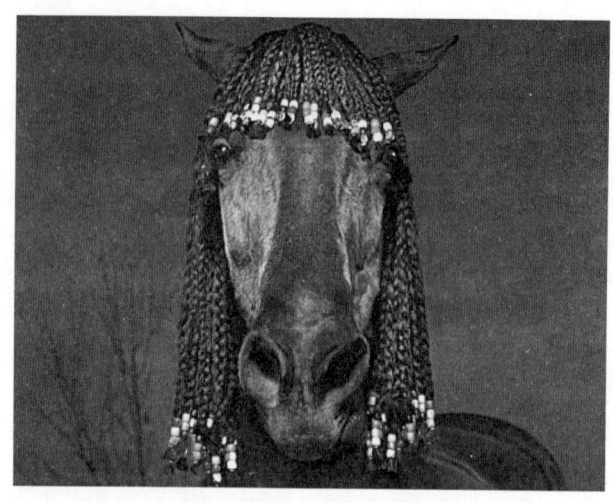

《和谐》，一幅马的画像，作者为朱利安·沃尔肯斯坦

是不是区分人类与动物的重要标志之一？人类的头发和动物的毛发有哪些根本区别？或者狄更斯的说法其实是正确的——而不是和稀泥的两头不得罪的"外交言论"——所有的毛发本质上来说都是羊毛，各种各样的羊毛也都是毛发？

要想把这些问题解释得清楚明白，只靠英语是完全不够的。不知出于什么原因，绵羊和猪的体毛被排除在"毛发"（hair）这个范畴之外——前者的是"羊毛"（wool），后者则有"鬃毛"（bristle）——尽管猪的腹部和身体侧面那些又软又薄的毛在动物皮毛行业内有时也被称为"猪毛"（hog wool）。相比之下，马、山羊、骆驼、狐狸、黄鼠狼、松鼠、牛、牦牛、猫、狗和大多数"毛茸茸"的动物身上的毛被统称为"毛发"。人类也有毛发，但大多数人并不愿意自己看起来"毛茸茸"的；很多时候，我们更愿意投入大量的时间和金钱，让自己不那么"毛茸茸"。女性脱毛的操作似乎旨在强调与男性和动物的差异，然而又如何解释女士们把长发扎成"马尾"或是"猪辫子"呢？而100年前的20世纪初，很多妇女不但佩戴被戏称为"老鼠"的假发，还要在用马毛制作的发架上精心打造各种出众的发型。时至今日，马毛和牦牛毛虽然在定制假发和接发产品原材料中地位下降明显（有些产品如被发现以马毛和牦牛毛为材料甚至可能遭到"鄙视"），但事实上，长期以来它们在假发行业中一直占有一席之地，且仍继续用于制作法律和戏剧专用假发。

在阿姆斯特丹国家歌剧院和芭蕾舞团，负责假发和化妆业务的主管亚历山大·坎德斯带我参观了专门的假发制作部。所有人都在忙碌地为即将到来的《黑桃皇后》演出进行准备工作。整个男声合唱部分的演员都要打扮成柴可夫斯基的样子。工作台上一字排开，摆着65个柴可夫斯基的胡子——用牦牛腹毛和人发混合制成，全部手工制作。牦牛毛因其弹性而多褶的质地，能让成品看起来更蓬松而卷曲，这使得它非常适合制造胡须类产品，无论是在舞台上还是生活中，正如我在纽约看到正统犹太人佩戴的胡须，就是用它们为主要原材料制成的。

歌剧演出中必须特别注意假发的各种细节，尤其是在大部分演出有近距离录像拍摄的情况下。自然的活动轨迹和适当的光泽，让人类和动物毛发产品相比合成纤维制品的优势非常明显。阿姆斯特丹歌剧院雇用了12名全职假发制作人，他们生产的全部产品都由纯手工制成，但它也将部分工作外包给巴厘岛一家由瑞士公司主经营的工厂，那里的手工编织成本可以降低一半。工厂里有一个橱柜，保存了阿姆斯特丹歌剧院所有演员的头部模型，以便在万里之外为他们定制假发。在巴厘岛，工人们还用马毛为英国的大法官和律师们制作专用假发。亚历山大向我展示工厂的照片时，我看到棕榈树下有一堆用白马马毛制作的蓬松的假发，就像刚采摘下来的菜花，这幅景象看起来实在不那么协调。

简而言之，在人类的头发和动物毛发之间，始终存在着密切的相互作用。在大众对男士修理胡须的兴趣卷土重来之后，传统上由水獭毛制成的剃须刷也迎来了一波复兴：这种小动物的体毛既能保湿

第十五章　异于禽兽

又能保温。位于伦敦西区梅菲尔高尚住宅区的吉奥·F.特朗普（Geo F. Trumper），是一家专营男用剃须和护肤品的高档美容沙龙，这里为顾客提供的剃须刷是用三种不同等级的水獭毛制作的：颜色更浅也更软的毛质要比颜色深而坚硬的好。实际上，传统剃须过程中一直包括用毛刷"刮擦"胡须的步骤，而制作这种毛刷的原材料包括水獭的腹毛，以及相对便宜的天然野猪鬃或马毛。

此外，传统的刷牙过程与剃须类似，也离不开人体与动物纤维的亲密接触。与世界某些地方（例如印度农村地区）一直咀嚼使用的牙棒不同，牙刷是中国人发明的——把从猪颈部取下的细毛固定在用木头或骨头制成的手柄上。欧洲人改进了这一工艺，有时用更柔软的马毛或鸟毛作为替代品。今天，我们可能不会再把猪鬃放进嘴里，但是很多人还是会每天通过头发，保持和这种动物毛发的亲密接触——无论是使用纯猪鬃梳子，还是混合了其他动物纤维和合成纤维的梳子。鬃毛刷的倡导者认为，它们不仅能避免静电，还有助于将皮脂或天然油脂从发根带到发梢，让头发均匀地获取养分，减少毛躁。

然而，并非每个人都能接受人类和猪之间的这种联系。我在伦敦东区的一家商店买梳子时，柜台后面的男人问我是不是穆斯林。这个问题旨在确定我是否会有意避开某些材质的梳子。在一家耶路撒冷网站名为"询问拉比"的菜单栏里，我发现一个犹太男子表达了类似的焦虑——他刚发现自己新买的毛刷是用100%猪鬃制成的。他留言询问这把梳子是否符合犹太教的"清洁"标准，拉比认为，虽然犹太律法禁止食用猪肉，但它并没有禁止食用猪蹄、猪皮或是骨头。因此拉比总结道："你的100%猪鬃刷是100%清洁的！（但我建议你不要食用它。）"店员告诉我，在吉奥·F.特朗普精致的橱柜中展示的大部分假发、胡须和衣服刷子的原材料，都含有产自中国的猪鬃，不过已经在德国进行过"清洁消毒"了。最小的梳子是给婴儿梳头发用的，原材料刷毛来自山羊。

事实上，自远古时代开始，人类一直以各种各样的微妙方式，或多或少地使用动物纤维——无论是直接穿戴毛皮衣物，还是穿着用羊毛、丝绸和其他动物毛发毡制或者纺织制成的服装，抑或是用大大小小的猪鬃刷来打理我们的身体。当我们把关注的目光从人体扩大到更广大的家庭生活和文化活动时会发现，动物毛发不仅是各种世俗活动离不开的工具（例如粉刷墙壁或擦洗地板），而且也是众多备受重视的文化成就中不可或缺的部分——我们的管弦乐队怎能离开马毛制成的弓弦？某些世上最伟大的艺术家要是用不上从来自地球各个角落的动物身上的毛发制作的画笔，其作品的艺术效果是不是会大打折扣？

L. 科内利森父子商店（L. Cornelissen & Sons）是大英博物馆附近一家专营美术用品的精品店；店内早期维多利亚风格的装饰极为迷人，各式各样令人眼花缭乱、目不暇接的画笔更是夺人眼球。画笔刷头使用的原材料包括中国公猪的鬃毛、喀山松鼠毛、斯里兰卡山羊毛、黄鼠狼尾巴上的红毛、中国东北和俄罗斯的西伯利亚貂的尾毛，甚至还有牛耳朵背面的毛。这些动物纤维的特性各不相同：猪鬃毛的尖端呈旗状 V 字型，这使得它特别适合用来吸住那些较厚的涂料，如丙烯酸和油彩；黑貂毛制成的画笔以性状稳定有韧性而闻名，是描绘水彩画精细点的最佳选择；牛耳毛强度足够，但没有貂毛的细尖头；松鼠毛的细腻备受好评，但缺乏貂毛的弹性。那么人类的头发用起来如何呢？对这个问题的答案我很好奇。我记得一位通过"买卖头发"网站（buyandsellhair.com）售出自己头发的女士提到，买家的用途是将其运往日本制作某种特殊的画笔。在中国，有些家长会用婴儿出生后第一次剃掉的头发制作毛笔，称为"胎毛笔"——不是当作工具，而是留作纪念。不过，这种做法本身，似乎已经暗示了人类的头发与动物毛发的相似之处。

从贸易方面来看，相似之处就更多了。动物毛发长久以来一直是在全球范围内流动的商品——在到达其最终目的地之前，也许会不止一次跨越大陆；而一旦旅程结束，它们马上会被小心翼翼地"分解"为众多不同产品。1954年版的《马修纺织纤维手册》是一本包罗万象的"纤维信息大全"，它为我们提供了1931—1935年间美国进口动物毛发的详细记录。来自中国、阿根廷、俄罗斯和加拿大的进口马毛弥补了国内供应的不足。该时间段内年平均进口量为121.7万磅（约552吨）尾毛和鬃毛，以及159.3万磅（约772.6吨）未经处理的马身上的"体毛"。鬃毛和尾毛的用途是铁路客车座椅填充物，体毛则用来制作男士西装和外套的衬里。从加拿大、日本、德国、英国和西班牙进口的牛毛数量更大——年均约为631.7万磅（2865吨）；与其他纤维制品混合后，成为粗织地毯、挂毯和毛毡的原材料。与人类的头发相比，因为大部分情况下动物被剪毛时已经死亡，所以其获取相对容易。不过也有例外：和人发一样，马毛也是活剥的。

著名假发品牌"金奇"（Ginchy）的老板之一、对猪鬃贸易了如指掌的乔治·梅耶回忆说，中国出口的猪鬃来自已经屠宰完毕的肉用

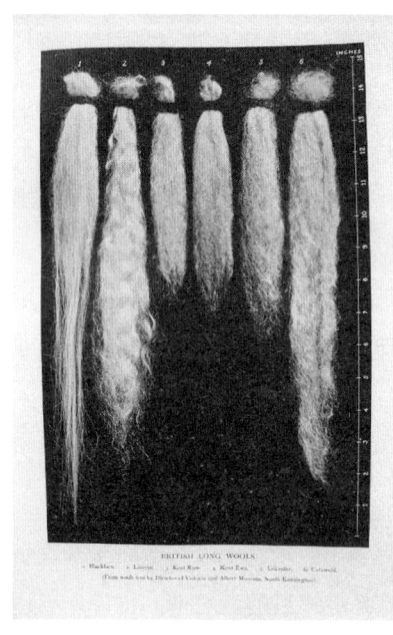

英国不同种类的羊毛：1. 苏格兰黑面羊；2. 林肯绵羊；3. 肯特郡公羊；4. 肯特郡母羊；5. 莱切斯特羊；6. 科茨沃尔德长毛绵羊

310　　　　　　　　千丝万缕：头发的隐秘生活

猪，但有些来自印度的猪鬃是直接从活体动物身上取得的，以使其尽快再生。有趣的是，电影导演麦克·李在他为画家 J. M. W. 特纳拍摄的传记电影中试图重现给活猪剃鬃毛的场景，可道具导演发现，欧盟已经发布了对带有猪鬃的猪头的进口限令。无奈之下，他们只好从伦敦南部各个市场采购已经被刮得干干净净的猪头，再手工缝上人造猪鬃；这番操作之后，特纳的父亲，一位剃头匠，才能在银幕上放开手脚给猪头剃毛。

根据欧盟的规定，动物毛和鬃毛被归为动物产品（POAO），其包括来自动物的产品以及与动物有密切关系的产品，例如干草和稻草。人类的头发不在这一产品类别之中，尽管历史上曾有美国商人，在政府对人发征收与动物产品相比更高的进口税时试图将其归为"其他羊毛和头发"，但并未成功。乔治·梅耶回忆说，从前他总能从动物皮毛进口商手中买到貂毛、水獭毛和松鼠毛。进口商买入整张动物皮毛后，把带毛的尾巴再卖给像梅耶这样的动物毛发类原材料买家。在伦敦北部肯特镇的"德尔班科·梅耶有限公司"的加工厂里，大部分是印度移民妇女的工人忙碌地分拣、整理着各种原材料纤维，绑成整齐的束状。之后，这些毛发将远赴欧洲、澳大利亚、中国和日本，继续完成它们的使命。

与利用动物毛发来满足人类的各种目的相比，人类的头发在与动物和世间万物种种互动交织中的许多用途更为微妙。在印度南部和缅甸南部的一些地方，依然保留着用人类剪下的碎头发编绳子的习俗；这样的绳子韧性极强，当地人认为它最适合拴牛。尽管用的都是碎发，但做出的绳子非常结实。一根头发大约可以承受100克重量的拉力，照这样计算，一束100根左右的头发能承受的拉力约为10公斤，而一个人所有的头发编在一起后形成的合力能承受高达12吨的重量！鉴于此，用人发编成的绳子要比通常用于制造弹簧床和棕垫的椰子纤维强韧得多，也就不足为怪了。过去，韩国人也用头发来制作马鞍布、鞍袋和缰绳。当时的英国驻釜山领事有点沮丧地说，如果不是完全无视国际市场的需求，韩国本可以为国际市场提供巨量的廉价人发原材料货源。当时的韩国还有另一个习俗，就是在除夕之夜放火燃烧这一年间收集到的落发，据说这样能吓退扮成巨猫的模样徘徊在周围的恶灵。19世纪90年代，一位作者留下了这样的记录文字：

> 从年头到年尾，韩国人把每一个家庭成员每一根能找到的头发都小心翼翼地存起来收好，无论老幼；韩国人都留长发，所以这个头发堆实在不小；除夕之夜，在黎明前的黑暗中，他们在自己家门口点燃火堆。众所周知，精灵猫无法忍受人类头发燃烧的气味，遇到门口在烧头发的房子，一定会远远避开，逃之夭夭。

在印度的泰米尔纳德邦，如今在市场上出售的大部分用头发制成的绳子，和一百多年前的韩国发绳分享着同样的作用——驱赶恶灵。无论是传统样式的商店还是街头的售货亭，都能找到它们的身影。这些商店和街头摊位出售各种与宗教和医学都有扯不清关系的小玩意儿——珠子、项链、矿石、药粉、草药、熏香、油灯和护身符。纯黑的颜色、粗糙而略带油腻感的质地，还有那些毛毛躁躁凸出的头发——即使混在一堆货物中，也很醒目。印度人认为这些用人发编成的绳子可以保护家庭、商店和车辆免受"凝视点"（Drishti）投来的邪恶目光的影响。穿过本地治里和钦奈城中熙熙攘攘、拥挤不堪的市场，对一个初来乍到的外国游客来说，大多数情况下既不会注意到商店门口悬挂着的带有绿辣椒、黄柠檬、岩盐块、贝壳、彩色丝线等装饰品的人发绳——它的作用是减轻和转移特定的恶意，也看不见很多路上的车辆前也挂着希望远离事故、避灾求吉的人发绳。有些头发随随便便编成团，有的挂在公共汽车或是私家车的保险杠前，还有的干脆就在人力车的座位旁晃来晃去。一般来说，油脂和灰尘会屏蔽掉大多数可能发现它们的眼睛。但对于像我这样痴迷于头发的人来说，这些头发简直可以说是触目皆是，无处不在。我甚至在工匠的脖子上和街头年轻人的左脚踝周围，都捕捉到了精心编织的人发的身影。

头发俯拾皆是、随处可见，不是印度独有的现象。一位朋友的女儿正在北伦敦的一家沙龙剪头发，忽然有人走进屋子，开口向她讨要剪下的头发——后者希望把这些头发塞进长筒袜，挂在花园后门外以驱赶狐狸。当我向自己的理发师提起这件事时，她说："这很有意思！在爱尔兰，我妈妈总把头发放在她种的植物上，希望能赶跑蜗牛。"我在网上看到，得克萨斯州人把从理发店收集到的碎头发装在袜子和袋子里挂在树上，希望附近的鹿群会因此"知难而退"。马来西亚的一个农民从理发店买了很多碎头发，洒在他种的棕榈树苗周围，用这种办法和啃树苗的野猪斗智斗勇。这些操作背后的假设是相信人类的气味能让动物们望而却步，这样一来没洗过的头发就更合适了。我后来了解到，我姐姐多年来一直用一种更友好的办法来"利用"她的头发——把它们扔出窗外，交给嗅觉不如哺乳动物的鸟类处理。她甚至给我发了一张照片，鸟儿用她的头发和树叶、树枝、苔藓

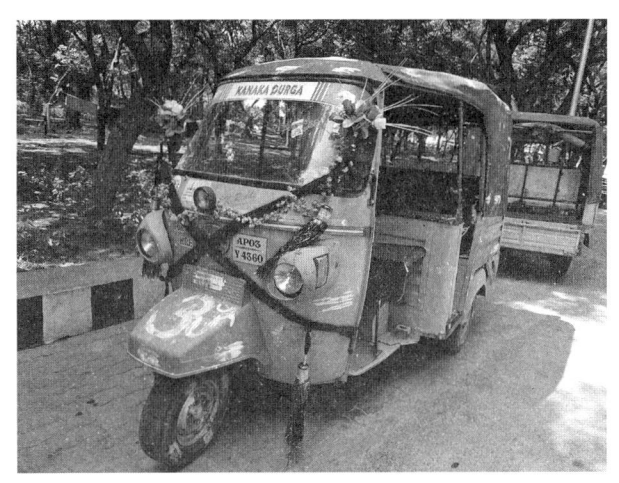

人发编织成的绳子能为路上的车辆驱邪避凶，提鲁帕蒂，印度，2013 年

第十五章 异于禽兽 313

一起给自己搭了一个窝。

在人类与动物纤维之间剪不断理还乱的纠缠之中，哥伦比亚大学的科学家最近尝试在老鼠的皮肤上"种出"人类头发的实验最为引人注目。这个项目的合作者之一安吉拉·克里斯蒂亚诺本人就饱受脱发的困扰，脱发给人带来的生理影响和心理挑战都是她的研究内容。该研究的内容包括从人类头皮下取出毛囊，将毛囊底部的乳突细胞分离出来之后再将其克隆到组织培养物，最后把得到的细胞组织移植到老鼠背部的人体皮肤中。2013年的一份报告介绍了七次移植手术的成果，有五次在老鼠的背部发现了新长出的人发。除了利用老鼠之外，这项研究与之前已有的毛发移植术的区别在于，毛囊不是简单地从一处移植到另一处，而是真正地再生了。有朝一日，如果能在人类的头皮上取得类似的成功，对长期脱发的人来说，真的可能是希望所在。

露丝·雷吉纳是一位生活在迈阿密的化妆师和假发制造商，她设计了宠物犬专用的系列假发；更有意思的是，部分宠物假发使用的原材料是人发，这让人与动物之间原本的谜之关系更加有趣了——浮夸的金色蓬"发"能让小型犬戴上后看起来就像唐纳德·特朗普，除此之外还有"马利"卷发和五颜六色的合成纤维制派对假发。另一方面，穿着用自家狗的狗毛制成的衣服，也能让人狗关系更为密切。"用你熟识并深爱的狗狗的毛做件毛衣，而不是那些看不见摸不着的羊！"《狗毛编织》（*Knitting with Dog Hair*）这本书里这样写道。在互联网上，我看到很多宠物主人自豪地穿着用自家宝贝掉下的毛做成的夹克，和宠物一起的合影。这些图像几乎和基肖尔先生的人发衬衫一样令人不安——它似乎表明，人类几乎将宠物视为自己的同类，以至于使用它们的毛发（就像吃它们的肉一样）差不多成了一种禁忌。

头发不仅在人类与动物的关系中发挥作用，而且也影响到了我们与自然环境及科学技术的互动。头发的强度、韧性和孔隙率等物理特性，使其特别适合某些特殊用途。1922年，《伦敦新闻画报》上刊登

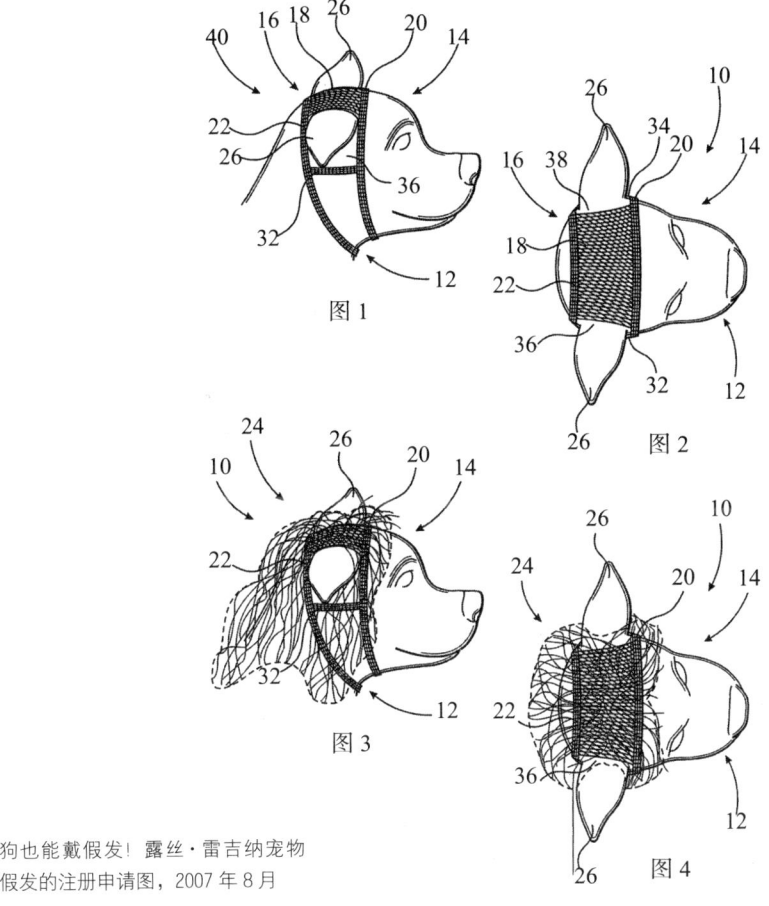

狗也能戴假发！露丝·雷吉纳宠物
假发的注册申请图，2007年8月

了一张照片，图中是一架看起来有些奇怪的机器。这台机器能通过测量雾的高度来协助飞行员作业，刚刚在克罗伊登的伦敦空军基地进行过测试。它的核心功能取决于几根人发——仪器用一根绳子系在气球下面送入高空。当气球把仪器带到雾气层以上时，头发会因温度降低而收缩，一个操作杆会沿着绳索释放信号。通过测量这些信号，地面工作人员就能计算出雾的高度。实际上，这是一个移动比重计。用头发测试湿度水平的想法最早来自瑞士物理学家和地质学家霍拉·本尼迪克特·德·索绪尔——他于1783年发明的比重计，很明显使用了来自妻子的头发。虽然现在的湿度计有时会使用尼龙纤维，但头发仍然在航空、气象及博物馆藏品保护的各种环境湿度水平监测中发挥着重要作用。但是，头发适合于这项任务的很多"本领"，马毛同样具备，也就是说，马毛也能保证博物馆和画廊中的艺术珍品一直"生活"在舒适的条件下。

谈到"吸收油脂"等等其他功能，人类的头发和动物毛发也是既竞争又合作的老对手、好伙伴。它们不是"吸收"油脂，而是"吸附"油脂——将油脂聚集成薄膜，然后覆盖在头发（或者毛发）的鳞片状表面上。在中国青岛郊外陈女士的头发博物馆里，我看到很多由人发制成、粗糙而又密实的工业用纤维，曾作净化洗涤之用。翻阅英格兰的旧报纸档案，我发现 1927 年从中国运到赫尔的数百吨废弃毛发是油料压榨与油脂精炼的必需品——作为压榨机底部的过滤用衬布，它们发挥了重要作用。20 世纪 30 年代早期，这种制作方法在法国、德国和美国也被广泛使用，特别是在以大规模加工植物油闻名的美国乔治亚州。棉花、亚麻和向日葵等植物的种子被倒入液压机，通过过滤器后，就得到了纯净的油。人类的头发因其对重压和温度剧变的良好适应性而成为过滤油脂的必备之物，而中国人的头发更因其强度、弹性和充足的低价货源而备受青睐。第二次世界大战之前，美国食用油工业使用的绝大多数过滤用衬布都用人发制成。当战争切断了来自中国的原材料供给，羊毛和随后的尼龙纤维逐渐成为替代品。后来，这些过滤"本领"高强的头发又在阿拉斯加、菲律宾、旧金山海滩和墨西哥湾的石油泄漏事故中发挥了不可替代的作用。

1989 年，埃克森·美孚石油公司在阿拉斯加的原油泄漏事件中，亚拉巴马州的发型师菲尔·麦克罗里从电视节目中看到，要想去除水獭皮毛上的油脂有多么困难。这让他想到，人类的头发是否具有类似的油脂吸附能力呢？他把从自己店里收集的碎头发塞到妻子的尼龙裤袜里，然后把它扔进一个放满水和油的蓄水池。他发现，头发果然把油都"吸"了过来。靠着这一发现，麦克罗里打开了用废头发制成商用吸油产品的市场，并且开始从中国进口头发原材料。此后，他与旧金山致力于改善生态环境的慈善机构 Matters of Trust 开展了密切合作。这家机构的主要工作是人发、动物毛发和鸟羽的回收以及再利用，并且主持了一项利用毛发吸附来减轻原油泄漏所造成污染的国际项目。虽然羊毛、马毛和鸟羽都可用，但其指出，人发的效果是最好的；不过他们特别强调，考虑到分拣人员的感受，只接受头发捐赠（不考虑人类的其他体毛）！

像其他生态项目一样，回收头发也必须通盘考虑各种情况可能引起的损益。虽然"吸油垫"让原先躺在垃圾填埋场里缓慢分解的头发派上了新用场，但它必然造成新的污染——大量浸满了原油的头发。虽然理论上这些原油可以回收，头发也可重复使用，但实际上这样操作既冗长，成本也非常昂贵。另一种方法是将含有原油的头发"喂"给能消化其成分的蠕虫。在印度卡纳塔克邦的戈伯尔已经有类似规划，旨在处理分拣碎发车间中遗留的废弃头发。旁遮普大学的两位教授发现，当地政府已经意识到本地环境污染和居民呼吸道感染与倾倒和燃烧废弃毛发有关。他们开发出一整套系统，利用蠕虫作为生物反应器，吃掉头发后可将其转化为有机肥料。因此，假如该项目可以顺利投入使用，那就不再是人类摄取来自人发和鸟羽的 L-半胱氨酸，而是把头发用作蠕虫的饲料，经过消化吸收后将营养物质释放回土壤中，作为农作物的肥料。

头发有利于农业生产的观点在人类历史上似乎由来已久。在印度、缅甸、美国和中国，都有将头发撒到农作物上的零星记载。一位对这种操作持怀疑态度的德国评论家在 1832 年这样说："做生意是中国人性格中根深蒂固的习惯。很多人从兜售那些非常不起眼的小东西做起，居然做得有模有样。这样的例子数不胜数，说来简直让人难以置信。比如从理发师那里收集碎头发并当成肥料，或是贩卖甜瓜的种子、橙子的果皮等。"在佛罗里达州，以头发为原材料的种植用肥料产品"灵种"（Smart Grow）同样来自那位开发出头发过滤产品的美发师。他是真正的企业家。

在英国也有用头发作为堆肥原料的人，即使这些活动有时不得不在本地监管机构的监督下进行。来自伯恩利的理发师杰夫·斯通于2010年上了新闻头条，当时他所在地区的地方议会禁止他再把碎头发从自己的理发店里带回自家花园；几十年来，他一直用这些头发给菜地施肥。议会要求他为塑料废物处理袋支付100英镑，并指出在没有特别回收许可证的情况下将头发运到他的车里是违法的。这让他十分恼火。我联系他询问这个传奇故事有没有什么新的进展。他心安理得地表示，从那以后自己一直在违反规定，毕竟"不管是蔬菜、孩子，还是欧盟那帮讨厌鬼，没有谁因为这件事儿受到过什么损失"。

这种秘密回收行为并不少见。一个男人告诉我，他父亲是个理发师，总是习惯带一袋碎头发回家，来加固家里车道上的混凝土；而一个在罗马尼亚长大的伦敦发型师告诉我，小时候她看到女人们会把梳头掉下来的头发编进毯子里，她还听说有人把头发塞进垫子和枕头里。头发的弹性使其非常适合室内装潢；欧洲和美国的床垫和家具填充通常使用卷曲的马毛，使用人发的情况不多。在印度，许多农村妇女把泥和牛粪混在一起涂抹墙壁或是建造炉灶，有时她们会在其中添加头发以提高其黏性和强度。更值得引起关注的是，头发的这些明显的"民间用途"正逐渐被众多致力于开发可持续技术的设计师和工程师所接受。澳大利亚和印度的地质学家和工程师最近的实验表明，只要混合比例适当，由于其高抗拉强度，人类头发对提高柏油路坚固程度以及弥合混凝土中的微小裂缝都非常有效。

一旦开始考虑人类头发的大量实际用途，并认识到它与动物毛发的接近程度，那么基肖尔先生的人发衬衫就显得不那么令人震惊了。实际上，人类头发长期以来一直被用于各种各样的传统服装，从古至今，绵延不断。民族志收藏品中有大量壮观的艺术品——珠宝、武器、盾牌或服装，都使用了头发或动物毛发，可诱惑，可装饰，可实用，可趋吉避凶，可象征。有时，人的头发和动物纤维被压缩在一起，例如在中国四川最寒冷的地方，人们穿着又厚又密的毡制斗篷，这是用牦牛毛、羊毛和人发压在一起制成的毡子做的。在某些情况下，人类头发中蕴含的私人关系还能给衣服增加"能量"，不管这头发是来自祖先、被击败的敌人，还是亲密的家人。一位美国记者描述了20世纪初中国北方人穿着头发织成的袜子的情形："每个家庭都有几双用头发做的袜子。这种袜子是穿在棉袜外面的——它们太刺痒，不能直接接触皮肤。要是打理得好，这种袜子能穿一辈子。"显然，这种袜子使用的原材料是孩子们剃下来的头发；这些头发被小心地保存在漆盒中，攒够量就拿来织袜子。而这样的袜子"充满感情，甚至带上了一些宗教色彩"。在其他情况下，头发是非人格化的，人们只把它视为坚韧而有弹性的纤维。例如印度。20世纪60年代后期，在进口限制造成短缺的情况下，出现了用头发来制造"羊毛"的尝试。一次爱国主义演讲中，坎普尔国防研究与发展组织的负责人认为，他们用人发制成的人造羊毛"比任何进口羊毛都要好"。第二次世界大战期间，头发的这种功能性用途在物资短缺时期也发挥了重要作用。

与大屠杀相关回忆录的众多主题中，回收头发似乎是最能引发读者情绪共鸣的一类。似乎没有什么比将人类纤维变成工业用纺织品更能体现对人性的蔑视。然而当时报纸的报道显示，战前的德国政府已经从本国人口中收集头发。早在1937年，就有报道称德国将收集到的头发用于制造地毯、毛毡和沥青屋顶。在布雷斯劳市举行的一次理发师集会之后发布的新闻稿中提到："组织得当的理发师协会每年至少能收集到40万—100万磅的头发。"一年后，《纽约时报》的一篇报道指出："人的头发，特别是女性的头发，已被证明特别适合生产地毯。国家社会党中专门负责垃圾回收的部门现在也把它纳入了工作范围。每磅的价格大约是 8 美分，由专门人员到理发店负责回收。"

在整个欧洲深陷战争泥淖的 1942 年，匈牙利、芬兰和法国也加入了用人发制造纺织品的行列。由于针对澳大利亚羊毛、美国棉花和远东丝绸的进口禁令，天然纤维供不应求；而在德国国内，所有羊毛都只能留作军方使用。这也意味着，民用需求只能越来越依赖新型纤维，例如由木浆制成的纤维膜和由毛发制成的"皮罗亚"（piloita）。1942 年 2 月《纽约时报》的一篇文章中写道，各种类型的人发都可以成为织布的原料，经过高温蒸汽处理和压制后，产出的布料均为灰色。第一家生产这种布料的工厂位于法国小城勒阿弗尔西南的诺瓦鲁康德（Conde-sur-Noireau）。这些布料比羊毛或丝绸便宜得多，后来被广泛用于生产女士的连衣裙、拖鞋、手套和手提包。更有意思的是，还有报道称汉堡大学化学研究所还曾经企图从头发中提取出"胱氨酸"，然后将其混合在食物中，用于治疗营养不良患者。后来在食品和药品工业中大规模使用的 L- 半胱氨酸无疑源自这一科研成果。

除了在物资短缺时期被用于制造服装之外，前卫的设计师们也常靠使用人发让自己在业内扬名立万。在伦敦，20 世纪 20 年代时装

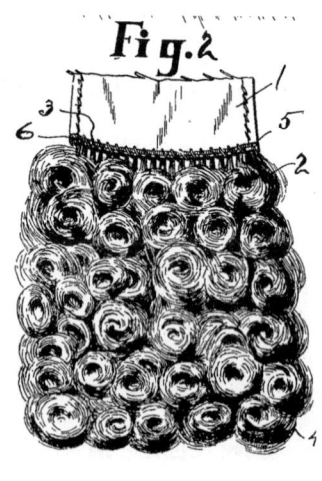

用头发制成的手提袋，
萨拉·科德宝设计，
1925 年

320　　千丝万缕：头发的隐秘生活

的衣领、袖口和衬衫，以及 30 年代和 70 年代的帽子都离不开人发的锦上添花。在这些早期设计中，我最喜欢的一件是 20 年代由美国萨拉·科德宝（Sarah Freudenberg）用金色卷发制成的手提包。

如今，仍有许多时装设计师从头发中汲取灵感，交出一鸣惊人的答卷——最近的头条新闻是用男子的胸毛制作的夹克。知名前卫设计师查理·勒·明杜（Charlie Le Mindu）用充满诱惑和挑衅色彩的礼服和帽子，敏锐而准确地呈现出了毛发中所蕴含的野性。他认为，一旦大众能接受这个观念，"穿戴"人发很快就会成为时尚潮流。毫无疑问，在发表这些评论时，他完全没有意识到人类的头发在几十年前已经进入主流时尚，尽管其存在方式并不显眼，而且只留下了很少的痕迹。

在萨维尔街"亨利·普尔"（Henry Poole & Co.）典雅的试衣间里，我学到了很多有关头发在男士套装衬里中的应用。接待我的是托马斯·乔治·彭德利先生，这位制衣师曲度适中的狐狸色小胡子本身就是一件发型艺术品。托马斯从来没有听说过人发衬布，但他确实给我看了一些用于定制服装的马毛制衬布——它的优点是弹性与韧性兼备，既能支撑外层的布料又能保持自身定型。他用一把古董裁缝专用剪刀为我剪裁了两个面料样品。单根硬马尾纬线与棉制经线交织而成的面料，切口的边缘有明显突出。如果在套装的胸部位置使用马毛衬里，通常还要再缝上一层柔软的毛毡，以免粗糙的纤维布料引起穿着者的不适。马毛毡曾经是军用大衣最常用的原材料。然而当士兵受枪伤时，它可能引起严重问题——多刺的纤维可能扎进伤口，引起感染，影响愈合。这种糟糕的情形在美国内战时才广为人知。

那么人发的情况又如何呢？它们有没有令人感到刮擦或是刺激？另外，它在男士西装中的实际使用范围——小心地隐藏在内外层织物之间，视线达不到的地方——到底有多广泛？用人的头发制作衬布的起源很难追溯，但是1911年《约克郡邮报》刊登的一篇文章详细地描述了它的制造过程：

> 令人感到有趣的是，布拉福德的一家制造商正在生产用人类的头发作为原材料的布。经过彻底消毒后，这些长约10—12英寸的头发根据需要，被纺成不同粗细的纱线，然后织成宽20—30英寸、长达90码的织物。因为没有经过染色的工序，它们呈现头发混合后的天然颜色。该面料可用作男士西服的衬里，具有坚固耐用、不易收缩和不易起褶等多种优点。

这篇文章写作于1911年当然不是巧合——这一年，辛亥革命推翻了清政府，也让中国男人剪下的辫子大规模涌入西方市场。

我无法确定其他英国制造商当时有没有利用人发制作布料，但就我与印度人发贸易商的大量访谈所知，在20世纪70至80年代，韩国的纺织品制造商曾大量进口印度碎发，用于制作男士西装衬里。本杰明·谢里安记得，当时出口到韩国的碎发，每月都有三到四个集装箱。专利记录显示，制造商们早已开始了用人发制作衬里的尝试。例如，1927年，一位名叫马克斯·雷切的瑞士男子在美国为一种制造西装领饰衬里的新方法申请专利，纬纱使用羊毛、山羊毛以及单根或者双根的人发，经纱使用棉线、羊毛或者山羊毛。在纬纱中加入头发能提高其韧性、弹性和适应性，同时还能防止领带内衬的折痕和移位。在加入头发的布料上再涂上一层薄薄的橡胶膜，又能让纤维保持形状，不随意移动。毫无疑问，这样的设计需要长度足以用来编织的人发；但到了20世纪50年代，德国制造商又为他们的无纺布织法申请了专利。这些无纺布以动物毛发、人类头发或是各种合成纤维作为基础结构，表层再覆上天然或合成橡胶。

几十年前，从印度出口到日本、中国和韩国的大量人发废料很可能就是被制成了这种无纺布复合面料。为了同一个目的，这些国家也可能同时从本国人口中收集头发。1993年，一位中国纺织技术专家在《东华大学学报》发表文章，比较了人发和牦牛毛的不同特征并得出结论：与牦牛毛相比，人发粗糙的质地、良好的弹性、鳞片状外形和更高的半胱氨酸含量，让它更适合制作西装衬里。

  人类的头发带有一种"介于两者之间的"色彩——它不但能定义人类与动物之间相距多远，也能决定两者之间有多近。像动物身上的毛发一样，头发在广泛的人类活动和发明创造中发挥了重要作用，尽管它的存在经常被忽视。没有什么能比它在现代职业和商业生活中最具代表性的服装之一——西装的内衬和外层之间充当的衬布更好地表明头发这一模糊的特征了。

# 后　记

Epilogue

　　三年来，头发不但决定了我每一天的日程，而且成了我的向导：它带领着我去往世界各地的发廊、工厂、美容美发沙龙、商店、博物馆、假发店、寺庙、工作室、村庄和普通人家，把我介绍给各行各业的人。头发因其"无所不在"引起了我的兴趣，与头发有关的故事让我着迷，它还带我走近很多不为人知的秘密。当然，被头发改变和"操纵"的人绝不仅仅只有我一个。每一天，和头发有关的生意牵动着全世界成千上万的人——在贫穷的乡村和城市的各个角落尽力寻找这种珍贵纤维的小商贩、长途跋涉数百公里只为把头发献给神灵的朝圣者、运输头发的人、到头发加工厂找工作的人、让头发在世界范围内的流动成为可能的进出口商，等等等等。坐在全球头发交易中心——中国许昌的一张四人桌旁，和头发生意人一起吃着面条，我忽然意识到，我们这几个人都是因为头发才从不同的地方凑到了一起。有人曾在法国当销售代表，另一个人则在伦敦，还有人多次前往印度检查发货前的头发质量。在促进头发从世界的一个地方移动到另一个地方这个过程中，他们都曾发挥过作用——而所有头发行程的最终目的，都是能到达某个人的头上。

然而，头发也需要劳动者在某些固定的地方付出长时间的艰苦劳动——其中一些需要复杂高超的技艺，其余大部分则是耗时耗力。坐在地上梳理杂乱的碎头发肯定是世界上最单调、最不健康和报酬最低的工作之一，需要极度耐心和耐力；鉴于此，只有那些实在找不到别的活儿干的人，才会甘心忍受这样的辛苦。非但如此，耐心看起来存在于和头发相关行业的各个层面——从行业链顶端的定制假发的制作和定型，一直到最底端的从一堆堆碎头发里择虱子，耐心无处不在，它与头发本身精细的特点不谋而合，也不言自明。在温州发绣研究所，耐心表现得尤为明显和突出——在这里，技艺高超的发绣艺术家们，用一根根细细的头发丝，编织出了各种精美的刺绣作品。

我到温州时恰逢暑假，本身就是发绣高手的研究所所长孟永国，和他技艺精湛的同事蔡淑明，以及临时充当翻译的外联部负责人熊先生一起，带我参观了这座发绣艺术殿堂。我先随他们来到一个有空调的展厅，墙上挂满用头发绣成的名人肖像——毛主席、格哈德·施罗德和爱因斯坦。这些肖像是如此精致和细腻，让观者很难相信它们居然不是黑白照片或精美的木刻画，而是用头发绣出来的！我问孟所长如何理解利用头发作为创作原材料，他告诉我，他的艺术经历从学习绘画开始，但在听了一场有关发绣的讲座后，就对这门手艺入了迷。头发自身细腻而精致的质感，其中蕴含的深刻个性与人文关怀，以及它与中国古代刺绣传统的紧密联系——以上种种，都为他打开了一扇通向各种可能性的大门。一直到那之前，除了小时候偶尔从奶奶藏在墙洞里的碎头发中偷一把，去找走街串巷收头发的小贩换糖吃，他从未留意过这个生活中每天都要看到的东西。不过，一旦下定决心学这门手艺，他就拿美国总统们的肖像练手了！

"正如青草和树林象征着土地的活力和生命，头发，作为从母体遗传下来的人类生命物质的一部分，传达了生命的信息，体现了人类的精神和活力。"研究所的宣传册里这样写道。展厅墙上的一些刺绣作品使用了来自"肖像"主人的头发。其余则使用通过购买和捐赠获得的头发原材料。蒙娜丽莎的肖像在一众作品中显得尤为突出，因为其中混合了多种不同的色调。问及此事，孟所长向我介绍了几年前研究所与荷兰的一项交流计划。他开玩笑说，这是个不太公平的交易。"对方派来的两位教授都是长发，而我们派到荷兰的两位研究员却是短发！"其中一位荷兰教授捐赠了自己的一些头发，还邀请其他人也回赠给她一些。"我们本来没打算请她捐赠头发，那样做在外交上似乎不大合适。不过在参观我们的研究所时，她被这些作品深深触动了，还表示希望有幸将自己的头发以这种形式保存在艺术品之中。实际上对我们来说，获得不同颜

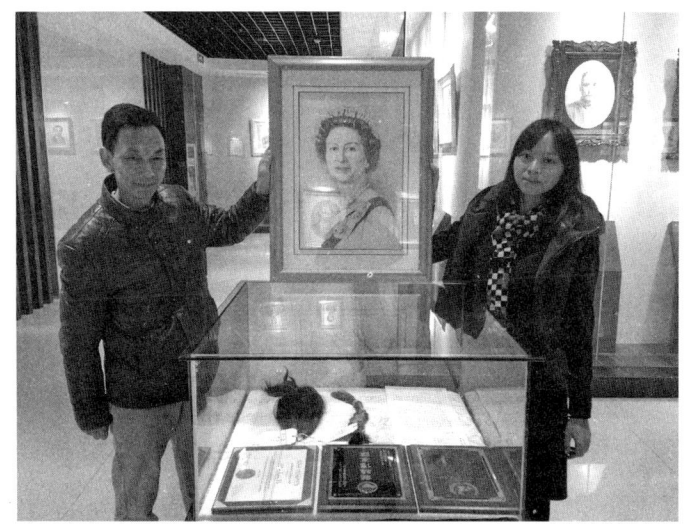

爱娃和安·P的头发在中国，图中为孟永国所长、蔡淑明女士和用人发编织的伊丽莎白女王肖像

后　记

色头发材料的机会不多，因此大部分肖像都是黑白两色的。"

就在那时，我想到了挂在伦敦我家书房墙上安·P的辫子，还有爱娃的头发——我知道她已经把它剪下放了起来，但不知道该如何处理。所以，我小心翼翼地提出了一个建议——"或许我能送你们一些来自英国的头发"。

12月26日，我打开邮箱，收到了熊先生一天前发来的电子邮件。信中写道："今天我们收到了您邮寄来的包裹。这时机真是太棒了！这是我们收到的最珍贵的圣诞礼物！"信中还有几张照片，我点开其中一张，孟所长、蔡女士和一幅用头发绣成的伊丽莎白女王肖像映入眼帘。在下面的玻璃柜子里，我看到爱娃的辫子和安·P的头发，标签上标注着捐赠人的信息，旁边是我的信——好一个颇富民族志意味的跨国组合。想到我们为头发在这个世界上的流通做出了些许奇怪的贡献，我不禁微笑起来。

# 资料来源

Sources

"哦，我的天哪！（我仿佛听到读者在惊呼！）……整整 200 页有关头发的密密麻麻的文字！关于头发都能写些什么，居然凑成了一本书？"亚历山大·罗兰德在他出版于 1853 年、题为《人类的头发，从大众普及和专业生理学角度探讨其在各个国家的保存、完善以及各种装饰装扮情况》的书里这样写道。这是在头发这一主题下最雄心勃勃，也是涉猎最广的著作之一，不过显然其中不可避免地渗透着那个时代的痕迹。身为作者，同时也创造出各种大受欢迎的发蜡、染发剂、润发油、香水和护肤品的罗兰德不无惊奇地承认，尽管该书中有关头发的内容几乎没有什么学术性可言，但与头发相关的话题依然引人入胜——特别是在引入了不同文化中涉及头发的态度和观念的情况下。一个半世纪后，虽然不具备同样的专业热情与能力，但我与他持有基本相同的观点。

罗兰德专门在书中用一章的篇幅讨论人类头发的贸易和流通。即使在今天，这个主题也很少受到学术界的关注；某种程度上，这无疑是因其分散和隐蔽的性质所致。除了约翰·伍德福德1971年出版的《奇怪的假发故事》（*The Strange Story of False Hair*）之外，没有专门讨论这个主题的书籍。与文学作品相比，我的这本书更重视对民族志资料的引用和借鉴——这种人类学研究方法不但要求研究者通过亲自观察得到第一手资料，还要求研究者融入其中，作为体验被研究对象现实生活的手段。近年来，侧重研究物质文化的人类学家一直主张把"追踪事物的本质"当作在全球化时代理解人类与物质之间错综复杂联系的有力武器。考虑到这一点，我沿着头发在全世界移动的轨迹，逐一认识了那些因经济、政治、宗教、健康、文化、美学或是其他个人原因，销售、捐赠、收集、储存、制作、加工、造型和佩戴假发对他们来说非常重要的人。这趟环球旅行不仅将我带到印度、中国、缅甸、塞内加尔、美国和欧洲的各个角落，也让我在回家后依然对头发的重要性保持敏感。有时，一次在伦敦的偶然邂逅能为我开启与地球某地的神秘联系。例如，在伊斯灵顿的非洲头发展览会上，我就和来自中国和印度的贸易商搭上了关系；在布莱顿上假发课时，我结识了中国青岛的假发制造厂老板；通过去帕丁顿的出租车司机，我第一次接触到北伦敦戴假发的正统犹太教妇女。

除了在世界各地的商店、市场、工厂、寺庙、工作室、诊所和美容美发沙龙闲逛外，我还花了大量时间浏览美发杂志和网络博客，观看电影和YouTube视频，参观展览，阅读有关头发的小说和书籍。我的目的不是从道德的角度来判断头发交易行为本身，而是要了解其复杂的全貌，同时深入了解生活和生计被卷入其中的人们是如何看待它，又是如何行动的。在这种意义上，本书可以被视为那些通常在社会生活、地理空间、经济水平甚至时间维度上毫无关联、差异明显，但通过头发巧妙地连接在一起的人，所进行的一次集体对话。

在这次集体对话中，来自历史的声音发挥了至关重要的作用。人类头发的当代贸易与早期贸易之间有非常紧密的内在联系，特别是在19世纪末期——在殖民地大扩张的背景之下，全球贸易路线不断开辟，突飞猛进；而这些又促使头发收购业务迅速发展成熟。本书的大部分历史研究都是在大英图书馆资料室、大英图书馆印度事务部档案处、伦敦大学学院的高尔顿纪念馆和伦敦时装学院进行的。《理发师周刊》提供了非常宝贵的资料，这本杂志自 1883 年以来每周发行一期，现在仍以《美发师杂志》的名义继续出版。加利福尼亚数字报纸库、英国报纸档案、旧报纸数据库（ProQuest Historical Newspapers）和美国大屠杀纪念馆同样提供了了解不同时期与头发相关之经济和政治议题的重要信息。对牛津皮特·里弗斯博物馆和维也纳自然历史博物馆大规模收集头发行为的研究，扩展了我对 19 世纪末到 20 世纪40 年代大规模收集头发行为背后的"科学"和政治意义的知识，更提醒我关注"非正常情况下收集到的头发究竟归谁所有"这一问题在当代引发的敏感争论。

关于二手资料，与头发有关的记载非常分散，我收集了与头发的社会史、身份政治、假发制作、全球历史和人类学相关的文献。

有些关于原材料处理和假发制作技术的书籍内容非常精彩。吉尔伯特·弗恩 1930 年左右出版的《假发制作的艺术与技巧》（*The Art and Craft of Hairdressing*）仍然是经典之作。它记录的大部分技术至今仍在使用，无论是在印度、中国的工厂，还是在阿姆斯特丹歌剧院的假发制作部门。另一位将假发这一行业的技术和历史知识相融合的优秀人物是詹姆斯·史蒂芬·考克斯。他的《发型与假发制作图典》（*Illustrated Dictionary of Hairdressing and Wigmaking*, 1966）是满怀对头发历史的热爱之情的第三代发型师和假发制造商奉献出的一部信息宝库。桑德拉·吉腾斯的《非洲-加勒比式发艺》（*African-Caribbean Hairdressing*, 2002）、艾利克斯·摩尔的《人类头发的真相》

资料来源　　331

(*The Truth About the Human Hair Industry*, 2012）和特蕾莎·布洛克的《"接"发：接发产品官方指导手册》（*eXtensions: The Official Guide to Hair Extensions*, 2004）是另外几种能为读者提供了解定制假发和接发产品行业最新动态的有价值的作品。

假发产品文化史的可读之作包罗斯·魏茨的《拉蓬泽尔的女儿》（*Rapunzel's Daughters*, 2004）、卡罗琳·考科斯的《长发飘飘的日子》（*Good Hair Days*, 1999）、派翠西亚·马尔科蒙森的《我和我的头发》（*Me and My Hair*, 2012）和斯蒂文·泽塔特尼的《发型与时尚》（*Hairstyles and Fashion*, 1999），尽管这些作品大多关注欧洲和美国的情况。与我这本书中提到的主题更相似的是和"黑发"相关的种族、种族主义、身份政治和个人体验等方面的研究和资料。重要的书籍包括科贝纳·墨瑟的《欢迎来到丛林》（*Welcome to the Jungle*, 1994）、丽萨·琼斯的《防弹衣女王》（*Bulletpro of Diva*, 1994）、阿雅纳·D. 布莱德和洛·L. 萨普的《头发的故事》（*Hair Story*, 2001）、英格丽德·班克斯的《头发决定一切》（*Hair Matters*, 2000）和金伯利·巴特尔-沃尔特斯的《希拉的发型屋》（*Sheila's Shop*, 2004）。

涉及正统犹太人假发的资料更加有限。琳恩·斯科雷伯编辑的《捉迷藏》（*Hide and Seek*, 2003）提供了对正统犹太女性与其假发关系的重要见解，而本杰明·弗莱明和安妮特·里德的文章《印度头发和犹太人圣法》（*Hindu Hair and Jewish Halakha, Studies in Religion*, 2011）详细分析了在涉及头发时，印度神学和犹太神学的相互关系。其他信息来自 Chabad.org、imamother.com 和 JewintheCity.com 等正统犹太教网站上的文章、辩论和讨论。了解这些争执给我后来与伦敦和纽约的犹太假发佩戴者、假发制造商和交易商之间的交流和讨论做了充分的准备。

脱发是另一个留下了不少文献记录的领域。最有价值的是《失去的头发：向脱发症和越来越稀少的头发宣战》（*Hair Loss: Coping With*

*Alopecia and Thinning Hair*），伊丽莎白·斯蒂尔 1995 年以笔名"温迪·琼斯"出版。此外，关于脱发及其治疗的医疗、慈善和商业组织的网站既能提供不少有用的信息，也催生出了不少相关讨论。

在欧洲和美国之外，不同文化对头发的态度如何？以下作品给我们提供了一些答案：艾尔夫·西特贝特尔和芭芭拉·米勒编辑的精彩之作《头发：它在亚洲文化中的力量与意义》（*Hair: Its Power and Meaning in Asian Cultures*, 1998）、菲利普·库恩的《灵魂窃贼》（*Soulstealers*, 1990）、卡尔·格斯的《中国制造》（*China Made*, 2004）、约翰·斯壮的《佛祖遗迹》（*Relics of the Buddha*, 2007）、川浪宽子（Hiroko Kawanami）的《缅甸尼姑的禁欲和赋权》（*Renunciation and Empowerment of Buddhist Nuns in Myanmar-Burma*, 2013），以及杰拉尔丁·比德尔 - 佩里和萨拉·姜编辑的《头发：发型、文化与时尚》（*Hair: Styling, Culture and Fashion*, 2008），其中收录了艾伦内德·爱德华兹撰写的一篇有关提鲁马拉神庙的文章，以及萨拉·姜介绍人类学中种族概念的文章。

在理论层面上，人类学家的工作非常重要，它不仅使用种族理论研究收集头发这种行为，还提供对头发中所蕴含的象征性和自我管理的严肃反思的理论源泉。詹姆斯·乔治·弗雷泽（James George Frazer）的巨著《金枝》（*The Golden Bough*, 1890）尽管在今天的人类学家看来已经不那么时髦，却是与头发相关的各种宗教、信仰与行为的集大成之作，价值无法估量。同样重要的作品还包括玛丽·道格拉斯的《洁净与危险》（*Purity and Danger*, 1966）、雷蒙德·弗斯的《符号：公开与私密》（*Symbols: Public and Private*, 1973）、艾德蒙·利奇的文章《神奇的头发》（Magical Hair，发表于 *Journal of the Royal Anthropological Institute*, 1958）、霍尔派克的文章《带有社会属性的头发》（Social Hair，发表于 *Man*, 1969）和安东尼·思诺特的文章《耻辱与荣耀》（Shame and Glory，发表于 *British Journal of*

*Sociology*, 1987）。这些都是对欠发达国家和地区头发研究领域的重要参考资料，他们提出的思考头发处理和其象征意义的跨文化研究框架值得重视。不过，以上研究并未关注头发贸易。要想了解这方面的信息，不妨把目光投向电影界。阿龙·拉南的《黑发：被韩国人接管的生意》(*Black Hair: The Korean Takeover*, 2005）和克里斯·洛克的《好发型》(*Good Hair*, 2009）都是非洲裔美国人发型行业内种族关系和种族政治的真实写照。加密利亚的《到底是谁的头发》(*Whose Hair is it Anyway?*）、提诺·施罗德尔的《寺中发》(*Les Cheveux du Temple*, 2008）和拉菲尔·布鲁内蒂以及 M. 列奥巴蒂的《印度之发》(*Hair India*, 2011）更直接地探讨了印度的剃度与假发工业之间的直接联系。有趣的是，作为全球假发产品在经济上的枢纽和核心，中国在所有这些作品中是完全缺席的。

这本书是人类学、历史学、生产技术、流行文学和电影的互相融合，但核心问题是个人的境遇。如果没有人类学家笔下略显古怪的"田野工作"，本书中的绝大部分内容根本不会出现在你的面前。

# 致　谢

Acknowledgements

首先我要感谢利弗休姆信托基金（Leverhulme Trust）慷慨提供的"重大研究奖金"。如果没有这笔经费，我肯定完不成奠定本书基础的三年广泛而深入的研究工作。感谢伦敦大学金史密斯学院（Goldsmiths College）支持我的研究计划，并且一直为我提供令人振奋的研究环境。

通过分享知识和技术、展示高超的技艺，为我耐心答疑解惑，邀请我走进他们的工作室，放心地与我分享自己的故事，以及最重要的——愿意抽出宝贵的时间，有时候还贡献出自己的头发，本书的完成离不开以下人士的贡献。

感谢爱娃和安·P，你们的馈赠——曾经属于你们的秀发，奠定了本书的叙述风格；而来自拉里·萨巴托尼（化名）的几束珍贵的头发，也被我装在手提箱中从纽约带回伦敦，而且出现在了本书的封面上。向你们三位致以特别的感谢。

以下朋友为我提供了有关英国头发行业的重要信息：简·凯利，介绍我参加 Trendco（Aderans）公司在布莱顿的假发课程；"劳尔假发"的丽兹·费楠；加里·普莱斯，时任赛弗里奇"科贝拉"沙龙假发负责人；凯莎·戴维斯，《黑发》杂志编辑；"H&Y 发制品"的卡兰·法泽尔；Paks 的彼得·穆达西；森太阳（Sensationnel）的朴米娜；"头发进化"（Hair Development）的斯坦·列维；Sleek 的雅尼克·帕尔默；以及伦敦头发诊所（London Hair Clinic）的法比恩·马丁内兹。感谢 BBC3 频道《发型工作室》栏目的 Vasso；"艾瑟顿·考科斯"的皮耶罗、萨拉和戴斯蒙德·默里介绍接发产品的知识；"GetHair"的卡恩详解头发移植技术的细节；罗伊·克拉赫与我讨论了犹太式半假发的佩戴技术细节问题。同时，更要感谢诺曼·巴格内尔、罗娜·霍尔德、伊恩·西摩尔、乔治·梅耶和基思·福肖从闲适的退休生活中暂时抽出身来，贡献出有关 20 世纪六七十年代头发行业珍贵又全面的回忆。如果说我对那个时代的理解还算准确的话，全靠你们的帮助。特别感谢"嘉里假发"的嘉里和莉亚；感谢丽芙卡美容沙龙的丽芙卡和"让你的美丽散发光彩"（Let Your Beauty Shine）美容沙龙的娜塔尼亚给我机会，走进她们在伦敦犹太人社区里的店面，从专家的角度为我介绍犹太假发的知识。我还想感谢亚历山大·坎德斯带我参观荷兰国家歌剧芭蕾舞剧院的假发部门，萨维尔街"亨利·普尔父子公司"的托马斯·彭德利与我讨论马毛在男士定制成衣中的用途，莫妮卡·格拉斯为我介绍小公主基金会的运作情况。此外，还有很多愿意把自己与头发有关的故事与我和读者分享的朋友：乔·凯伦、梅尔·罗森、哈尼·威廉姆斯、阿亚拉·普莱格、娜塔尼亚、苏尼塔、朱迪、杰斯、露西、凯蒂、卡西、纳卡玛、卡洛琳、苏珊娜等。

感谢印度"拉杰头发产品公司"的董事长乔治·切里安和总经

理本杰明·切里安为我提供全方位的帮助,你们的友善好客让我如沐春风,对印度头发贸易历史的介绍更让我受益匪浅。我也要感谢拉杰假发旗下工厂的经理苏里什·马德胡万;拉杰假发负责出口业务的经理吉塔;"斯里·拉姆集团"的 R. 斯里尼瓦桑先生;邀请我到钦奈"吸引力"(Allure)发制品公司参观的拉姆吉·甘地和 P. 萨蒂什·甘地先生。还有为我展示独一无二的用头发制作的结婚礼服的 A.L. 基肖尔先生;当然,我也不会忘记桑德玛尔,以及我在钦奈的大街上结识的每一位收购头发的小贩。

在印度泰米尔纳德邦蒂鲁希拉帕里市的萨马拉普阿姆神庙和帕拉尼的穆鲁甘神庙,我要感谢剃度事务的负责人和各位愿意与我分享自己故事的剃头匠和信徒。感谢法国庞迪切利研究所的安东尼愿意为我在这些神庙中充当翻译。我要感谢在提鲁马拉神庙主剃度厅工作的特加·库马尔·雷迪、在人发处理部门工作的斯里尼瓦斯先生和 V. J. 库马尔先生。还要感谢负责打扫、收集头发的纳拉斯马鲁先生和我的翻译帕德玛——你让这趟本可能让人筋疲力尽的旅行给我留下了众多不可磨灭的美好回忆。

在中国,我必须向 Evento 的老板雷蒙德·谢和汤姆·谢表示诚挚的谢意。他们邀请我到青岛的工厂,毫无保留地贡献出时间、热情和父子两代人在这一行业里几十年的经历。我还要感谢即发公司的老板陈女士带我参观她创办的头发博物馆。她用自己的力量,为中国头发行业几乎不为人知的历史做出了独特的贡献。特别感谢"H & Y 发制品"的萨姆·崔先生,我们曾在伦敦短暂碰面,随后他欢迎我亲自到许昌来看一看。通过他和既当向导又当翻译的戴维,我见到了很多多年浸淫于这个行业的专业人士,尝到了很多美食美酒,也走访了数不清的加工厂和工作间。感谢"美丽在线"的杜荣庆、"亚米发制品"的爱丽丝·李、"贝特发制品"的孙磊峰、"瑞嘉发制品"的童秋红、"H & Y 发制品"的克里斯蒂、李先生(Cosplay 专用假发专家)、王先生（网店店主），以及每一位允许我进入你们的工厂和工作间参观的朋友。在这里，我收获了头发原材料是如何按照世界市场的需求被加工成定制假发和接发产品的第一手资料。感谢我在许昌遇到的印度"绅士假发"的苏兰德·萨伊尼先生和拉曼拜先生（化名），以及我在深圳遇到的拉恩·弗里德曼。他为我介绍了犹太和乌克兰头发交易的细节。

在温州大学，感谢热情好客的戴维·熊先生提供的帮助，感谢研究所所长、发绣艺术家孟永国教授，感谢同样精研发绣艺术的研究所教师蔡淑明女士。能在两位的陪同介绍下参观这座艺术的殿堂，并领略发绣艺术在旧时和当代的精妙与异同，真是三生有幸。

在塞内加尔，感谢达喀尔"正义宫"的阿玛多·索乌和他的朋友以及同事，你们不仅和我讨论与头发有关的问题，还把我介绍到阿瓦的沙龙。阿瓦，感谢给我机会坐在你的店里欣赏你精湛的手艺。感谢山大家市场里的头发商人，感谢碧和塔塔邀请我参观你们的沙龙。

在到达孟买几个小时之后就遇到苏莫纳实在是我之大幸。在仰光，他为我当翻译；后来我们还乘坐他哥哥驾驶的汽车一起去了标贝。苏莫纳的热情极具感染力，他母亲欣怡女士烹饪手艺一流。感谢她给我出示自己多年前在寺院中当了九天尼姑时的照片。本书使用了这些照片。感谢哈朗河路上买卖头发的小贩，感谢仰光的那亚林先生和扎亚先生，感谢在标贝经营碎头发生意的商人和工厂主们，特别是吴汉吞先生、昂丹吞先生、万里先生旗下企业的经理钦瑞吉女士、乃拉先生旗下企业的经理亚达娜。衷心感谢南乔村子里欢迎我的每一个人和那个在季风暴雨过后的泥泞里用自己的摩托车带我去南乔的小伙子。也感谢德里"VIP超级发型工作室"的萨金·威尔玛，虽然我们素未谋面，但你回复我询问头发如何从印度运往缅甸的邮件给了我很大帮助。

在缅甸的曼德勒，很幸运能在翻译麦·贝尔的帮助下参观吴先生的碎发处理工厂，贝尔还陪我到了缅甸的实皆地区。非常感谢人类学家川浪宽子女士帮我联系介绍释迦提达尼庵的住持萨扎卡女士和萨美多亚尼庵的住持库女士。能有机会与这两位德高望重的住持讨论头发和剃度的象征意义对我来说是极大的荣幸。对她们付出的时间和友善的态度，我要献上诚挚的谢意。同时感谢乌皮拉女士的帮助和贝尔的翻译工作。

在美国，我要特别感谢邀请我参加密西西比国际头发博览会的杰里·邦德，还有在那里遇到的每一个愿意分享自己与头发故事的人：来自"红宝石"的阿兰娜·桑德斯和迪迪、"发加"美容用品的李正旭、头发色彩方面的培训专家德斯蒂尼·考克斯、"织梦人"的阿德里安、"游牧发型师"的布林顿、"头发之王"的利博雷斯·韦德、"无与伦比"的库茨·马文（我依然觉得你应该赢得比赛头奖！）、"Head Turners"的杰森·约翰逊和安珀·朱恩、"清晨之光"美容用品的图拉·加里斯和卡尔文、*Illusion* 杂志的奥兰多·坎贝尔、"Sharp King"的专业发型师劳埃德·金，同时任职于"发型女王"和"玉兰花美容学院"的瑞芭·罗伊、Kris 造型沙龙的菲利普·"里奥"·汤普森，以及其他在展会上和我聊到头发的朋友——莫奈·格鲁弗和阿耐特·亨特。这是一个充满温暖和创造力的好地方，感谢你们每一位让我融入其中。

我要感谢纽约布鲁克林犹太社区各界人士提供的帮助，特别是资深假发造型师克莱尔·古伦瓦尔德，以及"乔治假发"的什洛莫和巴鲁克·克莱恩。还要感谢乔治假发的造型师丽芙卡·福里德曼，你没有浪费一丁点儿的时间，把我按在椅子上，为我戴上一顶假发，让我相信它比我自己的头发要好得多！感谢米兰诺公司的朱迪，在一个天寒地冻的日子，刚从加利福尼亚飞回纽约就来布鲁克林和我见面。我要感谢曼哈顿的拉尔夫·莫里卡，你用假发行业里各种精彩的故事征服了我，同时让我深感敬佩的还有你广博的知识和高超的技术。感谢乔恩·福特冈分享大量有关脱发解决方案的知识，感谢拉里·萨巴托尼邀请我到家中做客，为我展示他珍藏的优质头发样品，还让我了解到一个三代人都从事头发贸易的家庭故事。我在纽约度过的时光也因为与房东艾尔玛的愉快的交流而充满温暖的回忆。

在对历史资料的研究方面，我要感谢伦敦时装学院资料室的简·霍尔特，多次拜访，你的帮助让我收获良多；伦敦大学学院高尔顿馆藏部的负责人撒布哈德拉·达斯，以及牛津大学皮特·里弗斯博物馆的劳拉·皮尔斯和玛德琳·丁。在维也纳，我从自然历史博物馆考古生物学和人类学部的马利亚·泰赫勒-尼克拉和玛吉特·伯纳处受益良多，在他们的帮助下，我才有机会接触到与该馆可观的头发收藏品相关的大量资料。还要感谢费里希塔丝·耶利内克告知我有这批藏品的存在，而且你对它们的看法也让我深受启发。在法国，我要感谢帕斯卡·迪比埃尔为我介绍巴黎狄德罗大学保存的一批未经记录在案的头发藏品，以及人类博物馆的阿兰·弗洛蒙在电话中和我讨论该馆的头发展品。非常感激塔斯马尼亚原住民中心的塔莎·阿托通过邮件为我详尽解答有关本中心要求欧洲各个博物馆归还塔斯马尼亚原住民祖先身体遗迹的具体过程。有关在老挝和孟加拉国境内收集碎发的各种零星信息，我要感谢瓦尼娜·波特和梅格娜·梅塔；有关在中国制作发网的知识，我要感谢卡尔·格斯和布雷特·希汉；另外，感谢法国庞迪切利研究院的文卡萨布拉曼尼亚，是你让我了解到印度寺庙中的头发回收。

很多本身就是人类学研究者的朋友和同事们都给出了非常有建设性的意见、观点和建议，你们的帮助价值非凡。感谢弗朗西斯·派恩、索菲·戴伊、凯瑟琳·亚历山大、萨拉·郑、萨丽-安·阿什顿、桑德拉·吉腾斯、艾丽西亚·德尼克拉、戴维·兰德斯、阿亚拉·法德尔、艾路耐德·爱德华兹、本尼迪克特·布拉克·德·拉·皮埃尔、威利蒂·威尔森、朱迪·塔克、艾玛·马科维茨和安库什·古普塔。

感谢黛博拉·杰伊不懈的鼓励。

在家里，不管喜不喜欢，德尼斯和朱利乌斯·维达尔都要"忍受"和头发有关、没完没了的各种谈话，还必须参与意见。谢谢你们一直以来的宽容和在漫长的研究写作过程中给我提供的重要支持。还要感谢我的妈妈海伦·塔洛、我的姐妹哈丽特和简、我的外甥和外甥女本和劳拉，你们给了我很多非常有价值的反馈。本书的大部分草稿和整理工作是在普利姆山的苦艾咖啡馆完成的。感谢 JC 允许我在他店里的桌旁待这么久——这真是一个能激发人能量的好地方！

最后，我要把深深的感激之情献给我的代理人，艾米丽·斯威特——你提出的各种一针见血的建议与源源不断的鼓励，让通常来说非常孤独的写作过程也有了陪伴的温暖。感谢我的编辑，Oneworld 出版公司的萨姆·卡特，他既饱满热情，又深刻而颇具启发性，会让我获益匪浅。感谢乔纳森·本特利-史密斯的耐心，完成了图片处理工作和技术支持；感谢乔纳森·魏德曼高效的打印录入工作。詹姆斯·琼斯为本书设计的封面准确地抓住了这本书的精髓，在此深表谢意。

## 注　释*

### 第一章　奇怪的礼物

3　'Today the European Commission prohibits': Scientific Committee on Consumer Products, 2005, 'Opinion on Amino Acids Obtained by Hydrolysis of Human Hair', SCCP/8094/05.

5　'In China some manufacturers continue to advertise L-cysteine': for example CBH Qingdao Co. Ltd; see http://www.weiku.com/products/20989112/L_Cysteine_HCl_Anhydrous0301.html (accessed 17 May 2016).

5　'In Illinois one man was so furious about his daughters' bobs': *Hairdressers' Weekly Journal (HWJ)*, 24 June 1922.

5　'Twenty-two girls promised the doctor they would keep their hair long': *HWJ*, 28 March 1925.

5　'There was the cautionary tale of Isabel Marginson': *HWJ*, 14 February 1925.

5　'Meanwhile doctors, hygienists and priests produced all manner of well-honed arguments': Steven Zdatny, ed., 1999, *Hairstyles and Fashion: A Hairdresser's History of Paris 1910–1920*, Oxford: Berg.

7　'E. Long chastises hairdressers for such malpractice': *HWJ*, 28 April 1925.

11　'BLONDE or reddish-blonde hair unquestionably takes first rank as a sexual fetish': Iwan Bloch, 1908, *The Sexual Life of Our Time in Its Relations to Modern Civilization*, London: Rebman Ltd.

### 第二章　隐形世界

17　'An article in the *New York Times* in 1921 warned men against being seduced by the trickery of such nets': Cecil Derby, 'Lure of the Human Hair Net', *New York Times*, 23 October 1921.

---

\*　页码均为英文版页码，有需要的读者可按图索骥。

17 'Department of Commerce trade figures for 1921/2': 'Making Hair Nets a Big Industry', *New York Times*, 19 August 1923.
18 'The hair of the northern blonde races is too fine and soft': 'The German Hair-Net Industry', *HWJ*, 6 July 1912.
19 'A woman earned the equivalent of nineteen US cents for a dozen nets': Chinyun Lee and Lucie Olivová, 'Hairnet Manufacturing in Vysočina and Shandong 1890–1939: An Early Globalizing Home Industry', in Qinna Shen and Martin Rosenstock, eds, 2014, *Beyond Alterity: German Encounters with Modern East Asia*, New York: Berghahn.
20 'For years they had kept the labour of thousands of Chinese women and children invisible': 'Hair-Nets', *Journal of the Royal Society of Arts*, 10 August 1923.
20 'As one commentator observed, this meant that the hair was effectively in transit for about a year': 'Big Trade in Hair Nets', *New York Times*, 29 August 1921.
20 'At the height of the industry half a million Chinese women and children were employed': Theodore Herman, 1954, 'An Analysis of China's Export Handicraft Industries to 1930', PhD thesis, University of Washington.
20 'There were even reports of a nursing shortage in the hospital in Chefoo': 'Hair Nets and Hospitals', *New York Times*, 3 May 1923.
20 'By the late 1920s there were reports of thousands of women suffering from unemployment in Shandong province': Herman, 'An Analysis of China's Export Handicraft Industries to 1930', p. 194.

## 第三章　大丰收

39 '"What surprised me more than all," wrote Thomas Adolphus Trollope': Thomas Adolphus Trollope, 1840, *A Summer in Brittany*, London: Henry Colburn, vol. 1, pp. 322–3.
40 '"This terrible mutilation of one woman's beautiful gifts distressed me considerably at first," one Englishman records': cited in 'The Human Hair Trade', *Golden Era*, 24 June 1866.
40 'Hair sales sometimes took the form of public auctions': 'Hair Harvest in a French Village', *Harper's Bazaar*, 19 July 1873.
41 'To discourage hair-cutting from becoming a form of public amusement': Eric Board, 'A Curious Industry', *Hearth and Home*, 15 October 1896.

41 'To the surprise of observers women whose hair was rejected by "coupeurs"': 'The Human Hair Trade', *Golden Era*, 24 June 1866. See also Eugene Sue Martin, 'The Foundling or Memories of a Valet-de-Chambre', *London Pioneer*, 8 October 1846.

41 'There is a human-hair market in the department of the lower Pyrenees, held every Friday': 'A Harvest of Human Hair', *San Francisco Call*, 20 February 1898.

41 'Hair pedlars in Auvergne offering women advance payments on future crops': 'Gathering of Human Hair in France', *New York Times*, 25 August 1882.

41 'Italian dealers parading the streets of Sicily in search of a good yield': 'Romance of Hair: Sicilian Girl's Fortune', *Times of India*, 4 November 1912.

43 'An odious traffic is carried on in women's hair': 'Starvation among Peasants', *San Francisco Call*, 25 October 1891.

43 'Similarly images of necessity are conjured up in the description of a hair dealer canvassing for trade': 'America's Trade in Human Hair', *Los Angeles Herald*, 16 July 1905.

43 '"The Hair-Pedlar in Devon"': William Clarke ('A Veteran'), 1850, 'The Hair-Pedlar in Devon', in *The Companion to a Cigar*, London; reissued on its own 1968 by the Toucan Press, Guernsey.

46 'Géniaux took the photograph anyway': Charles Géniaux, 'The Human Hair Harvest in Brittany', *Wide World Magazine*, February 1900.

50 'Europeans either will not sell their hair or have no longer any hair to sell': *The Lancet*, cited in *HWJ*, 8 July 1882.

51 'This technique, known as "thinning", was once popular amongst factory girls in Britain': *Golden Era*, 24 June 1866.

51 'In Britain the custom of removing the hair of inmates in prisons, workhouses and hospitals': Alexander Rowland, 1853, *The Human Hair, Popularly and Physiologically Considered with Special Reference to Its Preservation, Improvement, Adornment, and Various Modes of Decoration, in All Countries*, London: Piper Brothers.

51 'The splendid tresses the devotee dedicates to God somehow get back into the world again and are sacrificed to the shrine of vanity': *Golden Era*, 24 June 1866.

52 '[A convent] near Tours apparently sold eighty pounds (thirty-six kilos) in weight of human hair to a single hairdresser in Paris': *Los Angeles Herald*, 5 January 1899.

52 'An attempt has been made to open a profitable trade with Japan': *Daily Alta California*, 11 June 1871.

52 'Koreans, on the other hand, were said to be entirely ignorant of the export market': 'Human Hair in Corea', *Gloucester Citizen*, 17 April 1894.

52 'The great bulk of it comes from China, is black as coal and coarse as cocoa-nut fibre': 'The London Hair Market', *New York Times*, 12 September 1875.

52 'Of the ninety-two tons (eighty-three tonnes) of human hair imported into Marseille in 1876': 'The Trade in Human Hair', *New York Times* 6 May 1876.

53 'In 1890 the Associated Bombay Barbers gained considerable praise from women of the Raj': 'Barbers Brave', *Daily News*, 21 July 1890.

53 '"One of the most curious sights", wrote an astonished visitor to the Kumbh Mela at Allahabad': 'The Great Fair at Allahabad', *The Graphic*, 14 January 1888.

54 'In Allahabad when it was realised that British hair dealers were discreetly buying up pilgrims' hair for use in the wig industry': Kama Maclean, 2003, 'Making the Colonial State Work for You: The Modern Beginnings of the Ancient Kumbh Mela in Allahabad', *Journal of Asian Studies*, vol. 62, no. 3.

54 'One sign announces evocatively, "All Hairy Things, Got it"': *HWJ*, 1901.

54 'Far-reaching consequences will always ensue when one great Power sends ironclads to bombard the possessions of another': *The Times*, 27 September 1884.

55 'This traffic is the cause of the introduction of many diseases in Europe': *Sacramento Daily Union*, 1 February 1894.

55 'In the United States rules were put in place to ensure that any Chinese hair destined for America should be disinfected in Hong Kong': John Kerr, Assistant Surgeon on the US Marine Hospital Service, Hong Kong, 1901, 'China, Concerning the Disinfection of Hair by Sulphur', Public Health Report.

56 'A French saleswoman in San Francisco's largest hair establishment': 'Milady Is Searching the World for More Hair', *San Francisco Call*, 8 November 1908.

56 '"Death in the Pigtail" reads a British newspaper headline from October 1905': reproduced in *Los Angeles Herald*, 29 October 1905.

56 'Then, also in Bradford, there was the death of John Deighton': 'More Unsupported Panic: Chinese Hair Alleged Conveyor of Anthrax', *HWJ*, 21 October 1905.
57 'However, by the early twentieth century, critics of the queue emerged': Karl Gerth, 2003, *China Made: Consumer Culture and the Creation of the Nation*, Cambridge, MA: Harvard University Asia Center, ch. 2.
59 'One Bradford draper, profiting from the sudden easy availability of hair': 'Tons of Human Hair used in Interline Coats', *HWJ*, 3 June 1911.
60 'There were even tales of German women offering their hair to be made into drive belts for submarines': *HWJ Supplement*, 1918, p. 4.

## 第四章　剃度

69 'In a pleasingly titled article, "A Tiff over the Tonsures"': Mulk Raj Anand, 'A Tiff over the Tonsures', *Times of India*, 31 July 1956.
70 'Back in the British Library I order up an ancient tome with a creaking hand-stitched spine': *Registry of Barbers at Allahabad*, India Office Records, IOR/F/4/1767/72494.
74 'I am reminded of a short story by R. K. Narayan': R. K. Narayan, 'Nitya', *Times of India*, 13 May 1984.
75 'In her blog a young school leaver recounts the emotions surrounding her own tonsure': 'Tonsure with a Surprise – Pragna', All about Haircuts blog, 4 June 2011, http://allabouthaircuts.blogspot.co.uk/2011/06/tonsure-with-surprise-pragna.html (accessed 17 May 2016).
76 'Something that has not failed to escape the notice of hair fetishists, who sometimes reproduce these stories on their own specialist websites': for example Hair Fetishers World, http://hairfetishers.blogspot.co.uk.
81 'These prices have since been raised but a combination of financial instability in Europe and economic competition from China': Jonathan Ananda, 'TTD's Revenue from Tonsured Hair Dips', *ISKCON Times*, 8 August 2015.

## 第五章　偶像崇拜

86 'In one Brooklyn neighbourhood, Williamsburg, the hub of New York's ultra-conservative Satmar community, as many as twelve bonfires were reported': *New York Times*, 17 May 2004.

87 'Not only was this forbidden under Jewish law but it was viscerally repellent': David Landes, 'A Disruption in the Circulation of Hair', paper presented at the American Anthropological Association conference, New Orleans, November 2010.

91 'Others point out that the controversy coincided with the launching of an hour-long video about the importance of modesty for Jewish women': *Jerusalem Post*, 20 May 2004.

93 'But this was three years before the first Hindu–Jewish Leadership Summit in Delhi': Daniel Sperber, 'The Sheitel Memorandum', *JOFA Journal*, Fall 2009, pp. 32–33.

93 'He would have noticed that when a young Hindu boy receives his first haircut at the temple it is not dissimilar to the ritual in which young Hasidic boys receive their first haircuts': Benjamin J. Fleming and Annette Yoshiko Reed, 'Hindu Hair and Jewish Halakha', *Studies in Religion*, June 2011, pp. 199–234.

94 'On seeing the colour of head hair in a bowl': Cited in Alf Hiltebeitel, 'Introduction: Hair Tropes', in Alf Hiltebeitel and Barbara D. Miller, eds, 1998, *Hair: Its Power and Meaning in Asian Cultures*, Albany: State University Press of New York, p. 5.

95 'In 1926, for example, barbers at the Sri Chamundeshwari temple in Mysore protested': 'Barbers' Revenge on Temple Officials', *Times of India*, 8 September 1926.

95 'A case came to light in 1976 when a group of barbers in Gujarat were charged under the Untouchability Act': '59 Face Charges under Untouchability Act', *Times of India*, 20 May 1976.

96 'Rabbi Dunner's son helpfully explained the logic': Paul Vallely, 'Bonfire of the Hairpieces', *The Independent*, 21 May 2004.

98 'Given that they cost over a thousand dollars each he estimated that the total value of wigs destroyed was around a billion dollars': Sperber, 'The Sheitel Memorandum'.

98 'A Talmudic scholar who is critical of Elyashiv's ruling and of the British rabbis' interpretation of Hindu ritual': ibid.

98 'One man even suggested that human-hair wigs could bring women to at least three different cardinal sins': Letters re Wig Controversy, *Jerusalem Post*, 20 May 2004.

105 'Young women in search of online Islamic advice on the matter are generally told that extensions made from human hair are forbidden': see, for example, 'Ruling on Using Hair Extensions', fatwa no. 255022,

Islamweb, 23 June 2014, http://www.islamweb.net/emainpage/index.php?page=showfatwa&Option=FatwaId&Id=255022 (accessed 18 May 2016).

## 第六章　犹太假发

119 'Women cover their hair principally because they consider head-covering a *mitzvah* (religious commandment) but many claim it is the most difficult and challenging of all the 613 *mitzvahs*': see the many experiences recorded in Lynne Schreiber, 2003, *Hide and Seek: Jewish Women and Hair Covering*, Jerusalem: Urim.
123 'They cite the incident in the Torah where a woman suspected of adultery is punished': Numbers 5:18.
123 'Those who allow some of their own hair to show at the front of the wig point to one particular rabbinical ruling': Schreiber, *Hide and Seek*, p. 13.
124 'For contrary to the suggestion that fashion distorts the original meaning of the sheitel': Leila Leah Bronner, 1993, 'From Wig to Veil: Jewish Women's Hair Covering', *Judaism: A Quarterly Journal*, vol. 42, no. 4.
125 'Abandoning the sheitel became an act of liberation': Barbara A. Schreier, 1994, *Becoming American Women: Clothing and the Jewish Immigrant Experience 1880–1920*, Chicago: Chicago Historical Society.
126 'This included making ten thousand skull caps for men out of old army parachutes and ordering 250 kilograms of hair from Italy': Judith Tydor Baumel, 1997, 'The Politics of Spiritual Rehabilitation in the DP Camps', Museum of Tolerance Online, http://motlc.wiesenthal.com/site/pp.asp?c=gvKV LcMVIuG&b=395149 (accessed 18 May 2016).
126 'His arguments in favour of the sheitel were far reaching': Rivkah Slonim, 'The Lubavitcher Rebbe on Hair Covering: Blessings from Above and Blessings from Below', TheJewishWoman.org, http://www.chabad.org/theJewishWoman/article_cdo/aid/840202/jewish/The-Lubavitcher-Rebbe-on-Hair-Covering.htm (accessed 18 May 2016).

## 第七章　"黑"头发

138 'Many African-American women speak and write of ambivalent memories of the weekly ritual of having their hair done as a child': see, for example, Ayana D. Byrd and Lori L. Tharps, 2001, *Hair Story:*

*Untangling the Roots of Black Hair in America*, New York: St Martin's Press; Ingrid Banks, 2000, *Hair Matters: Beauty, Power, and Black Women's Consciousness*, New York: New York University Press.

144 'We're not just battling against chemicals': interview with stylist Johanna Thompson in the film *The Craft and Politics of Styling* (18 mins), shown at the New Art Exchange, Nottingham, in 2014.

145 'The tenor of the debate disconcerts Sandra Gittens': Sandra Gittens, 2002, *African-Caribbean Hairdressing*, 2nd ed., London: Thomson Learning.

147 'Listening to her I am reminded of a famous essay by the cultural critic Kobena Mercer': Kobena Mercer, 1994, 'Black Hair/Style Politics', in *Welcome to the Jungle: New Positions in Black Cultural Studies*, London: Routledge.

## 第八章　种族

159 'It is, we are told, "the ultimate multi-purpose hair!"': This draws on definitions offered on the websites of Love Lavish Hair Boutique (http://lovelavish hair.bigcartel.com) and Cherished Hair (https://cherishedhair.com).

161 'The hair of the races of man presents, at first sight, very striking peculiarities': Dr Pruner-Bey, 1864, 'On Human Hair as a Race-Character, Examined by the Aid of the Microscope', *Anthropological Review*, vol. 2, no. 4.

161 'This was an era when scientists were determined to classify world populations into racial groups': for a detailed discussion of nineteenth-century ideas of hair and race, see Sarah Cheang's insightful chapter, 'Roots: Hair and Race', in Geraldine Biddle-Perry and Sarah Cheang, eds, 2008, *Hair: Styling, Culture and Fashion*, Oxford, Berg.

163 'In 1879, in his address to the Anthropology Society of Paris, Doctor Paul Topinard pointed out': Paul Topinard, 'On a Hair of Europeans Collection Exhibited in the Anthropology Gallery of the Trocadero', address to the Anthropological Society of Paris, 16 January 1879.

163 'But his claim was refuted by Mr P. A. Browne in 1849': cited in Alexander Rowland, 1853, *The Human Hair, Popularly and Physiologically Considered*, London: Piper Brothers, pp. 12–13.

164 'All hair is wool or rather all wool is hair': Henry Morley and W. H. Willis, 'Why Shave?', *Household Words*, 13 August 1853.

164 'The German naturalist Ernst Haeckel, for example, argued': Michael Hagner, 2008, 'Anthropology and Microphotography: Gustav Fritsch and the Classification of Hair', in Keith Dietrich and Andrew Bank (eds.), *An Eloquent Picture Gallery: The African Portrait Photographs of Gustav Theodore Fritsch 1863–1865*, Auckland Park, South Africa: Jacana Media, p. 164.

165 'Whilst late-nineteenth-century Chinese racial theories colluded with Western ones': Frank Dikötter, 'Hairy Barbarians, Furry Primates, and Wild Men: Medical Science and Cultural Representations of Hair in China', in Alf Hiltebeitel and Barbara D. Miller, eds, 1998, *Hair: Its Power and Meaning in Asian Cultures*, Albany: State University Press of New York.

167 'Designed in 1907 by the German scientist, Eugen Fischer': see Lucy Maxwell, Suzannah Musson, Sarah Stewart, Jessica Talarico and Emily Taylor, n.d., 'Haarfarbentafel', report conducted by students at University College London.

167 'His research led him to conclude that "for the highest races"': cited ibid., p. 36.

167 'In some of the Nazi propaganda films of the 1930s and 1940s we can see the hair gauge in action': held in the Steven Spielberg Film and Video Archive at the United States Holocaust Memorial Museum, accessible online at https://www.ushmm.org.

169 'Others pointed to how hair colour and texture changed with age': Mildred Trotter, 1938, 'A Review of the Classifications of Hair', *American Journal of Physical Anthropology*, vol. 24, no. 1, pp. 105–26.

170 'First-hand insight into how hair categories are invented is provided by hair entrepreneur Alix Moore': Alix Moore, 2013, *The Truth about the Human Hair Industry: Wake Up Black America!*, Palm Beach Gardens, FL: American Hair Factory.

171 'One commentator in the 1860s even claimed that dealers could detect the origin of hair through its smell': 'The Trade in Human Hair', *Golden Era*, 24 June 1866.

175 'European hair is said to have an average of between four and seven cuticle layers': Sandra Gittens, 2002, *African-Caribbean Hairdressing*, 2nd ed., London: Thomson Learning, p. 18.

175 'According to research by L'Oréal, African hair, which grows almost parallel to the scalp, twisting around itself, has the slowest growth rate': 'L'Oréal Unravels the Mysteries of Brittle Afro Hair', L'Oréal Hair

Science, 11 May 2001, http://www.hair-science.com/_int/_en/toolbox/detail_news.aspx?topicDetail=96LOREAL_UNRAVELS_THE_MYSTERIES_OF& (accessed 20 May 2016).

182 'The fact that some of the hair is goat rather than human is a secret': see Sam Piranty, 'The Salons That Hope You Can't Tell Goats and Humans Apart', BBC News Magazine, 10 October 2014, http://www.bbc.co.uk/news/magazine-28894757 (accessed 20 May 2016).

## 第九章 假发狂热

187 '"His 'burn-in'", wrote the New York Times': 'On the Burning Issue of Wigs', New York Times, 29 February 1968.

190 'India becomes the key to the world wig business': 'A Wig-Maker Finds India Rich in Raw Material', New York Times, 26 October 1966.

191 'It was anticipated that by the end of 1970 as many as 90 percent of world wig sales would be in synthetics': Hairdressers' Journal, 10 June 1970, p. 5.

194 'Meanwhile the Korean government backed the enterprise': most of the statistics and discussion of Korean government policy are drawn from an excellent article by Ku-Sup Chin, In-Jin Yoon and David Smith entitled 'Immigrant Small Business and International Economic Linkage: A Case of the Korean Wig Business in Los Angeles 1968–1977', International Migration Review, 1996, vol. 30, no. 2.

198 'Every woman should have more than one hairpiece': Hairdressers' Journal, 10 May 1968, special supplement, Added Hair.

198 'One inventor even applied for a patent for a "hair assembly adaptable for use on male and female cadavers"': patent no. US 3313310 A, published 11 April 1967.

199 'Constant circulation of wigs among clients can only result in more women falling for the service *and* the wig!': Hairdressers' Journal, 28 March 1969, Postiche Special.

204 'An American article entitled "Wigs – Long Hair or Short – Bring Solace to GIs"': New York Times, 4 March 1970.

205 'The Swedish army reported spending $10,000 on hairnets and the German army over ten times that amount': Star News, 17 June 1971; 'Hair Nets for Camouflage', Lawrence Journal-World, 8 June 1972.

205 'Graphic posters were plastered up in public places illustrating how "long hair" was interpreted': Times of India, 4 February 1999.

210 'Export figures for world trade in 2013': Figures available at http://www.factfish.com – search for 'human hair'.
211 'Chinese entrepreneurs agree': *China Hair Products*, report, 2011 (100 pages in Chinese).

## 第十章　落发

215 'It is said that of late many hundred-weight of these heads and tails grimly characterised as "dead hair" annually cross the Alps': *New York Times*, 13 December 1874.
216 'Men's hair was recovered from barber's shops and used for making filters which were good for straining syrups': *Los Angeles Herald*, 6 September 1891.
216 'A curious article in the *Daily Alta California* even provides a breakdown of the colours found in a stock of hair': *Daily Alta California*, 26 December 1886.
217 'Uneducated and socially shunned, they have long been struggling for recognition as a Scheduled Tribe': the Narikuravas were finally approved for classification as a Scheduled Tribe in June 2016.
220 'She writes back recalling how, from time to time, in the remote mountain village where she worked': my thanks to Vanina Bouté for this information.
221 'More details of this obscure trade arrive from an anthropologist working in the remote island villages of the Sundarbans in Bangladesh': my thanks to Megnaa Mehtta for this information.
223 'Many Novelties in Hair Receivers: Directions for Making Useful Receptacles for Combings': *New York Times*, 5 September 1909.
223 'Whilst urban women of means would keep their combings for their own use, peasant women': *Los Angeles Herald*, 16 July 1905.

## 第十一章　罪恶

242 'Air Cargo Wig Thefts Doubled Last Year': *New York Times*, 13 March 1969.
243 'According to the *Bangalore Mirror*, so oblivious were the Bangalore police to the existence of the human hair trade': 'How the Police Realized Hair-Smuggling Is a Multi-Crore Racket and that City May Be a Hub', *Bangalore Mirror*, 19 January 2014.

243 'In 1912, when hair was shipped from Sicily to the United States, it was apparently "sealed in tin-lined cases"': 'Romance of Hair: Sicilian Girl's Fortune', *Times of India*, 4 November 1912.

244 'Haul of Human Hair: Burglars' Expert Selection in the East End': *Yorkshire Evening Post*, 24 August 1912.

244 'Similarly, in a much-reported high-profile case thirty years earlier': *HWJ*, 30 December 1882, 6 January 1883, 13 January 1883; also covered in the *Dundee Courier and Argus*, 29 November 1882.

246 'According to one sceptical report the whole scene was staged': *Pacific Appeal*, 8 July 1876.

247 'In 1871 one London hair merchant patiently explained to a reporter that the term "dead hair"': 'The Human Hair Market', *Sheffield and Rotherham Independent*, 29 April 1871.

248 'Chinese pigtail cut off after execution': Pitt Rivers Museum Collections, ref. 1994.4.54.

250 'Similarly, a product "should not be described as containing virgin hair"': United States Code of Federal Regulations, 1970.

252 'One article has claimed that as much as three to four thousand kilos of raw hair was being smuggled': 'Human Hair Being Smuggled Out, Hurting Export Earnings', *Business Standard* (India), 16 December 2013.

254 'In their book, *The Forewarned Investor*': Brett S. Messing and Steven A. Sugarman, 2006, *The Forewarned Investor: Don't Get Fooled Again by Corporate Fraud*, Franklin Lakes, NJ: Career Press.

256 'Suspicions were aroused when it was discovered that the locks of devotees were being sent straight to Soraphin's brother': Ladies Column, *The Journal* (Grahamstown, South Africa), 7 January 1884.

257 'The hair would become reanimated when attached to paper cut-outs of humans and horses': Philip A. Kuhn, 1990, *Soulstealers: The Chinese Sorcery Scare of 1768*, Cambridge, MA: Harvard University Press.

## 第十二章 橱柜里的头发

262 'Martin, "*artiste en cheveux*", explains how he was motivated to write the book': William Martin, 1852, *The Hair Worker's Manual*, Brighton.

266 'Accompanying a sample of Ainu hair from Japan is a letter from John Milne': specimen of human hair wrapped in paper, Pitt Rivers Museum Collections, ref. 1912.50.2.

266 'Similarly a group of hair specimens taken from Sikhs in North India is accompanied by handwritten notes': 'Notes on Specimens of Hair collected by Dr G. M. Giles in N. India 1884', Pitt Rivers Museum Collections, ref. 1887.1.221.

266 'I peer into a sobering box of long, spongey, brown twisted locks from the Solomon Islands': Pitt Rivers Museum Collections, ref. 1931.86.260 and notes accompanying 1931.86.259.

267 'The hair sample had been purchased by the Wellcome Historical Medical Museum in 1930': 'Return of Tasmanian Aboriginal Hair Sample Held by the Science Museum on Behalf of the Wellcome Trust', statement by the Wellcome Trust, July 2014.

268 'When she visited Professor von Luschan at the Völkerkunde Museum in Berlin in 1920': notes accompanying specimen of human hair, Pitt Rivers Museum Collections, ref. 2007.27.1.

268 'The British arrival in Tasmania in 1803': For details, see Lyndall Ryan, 1981, *The Aboriginal Tasmanians*, Brisbane: University of Queensland Press.

268 'Getting back a lock of hair that was taken 130 years ago and is kept seventeen thousand kilometres away is not, however, a simple matter': I am extremely grateful to the TAC for the detailed information they supplied concerning the history and retrieval of Tasmanian hair and other body parts.'

270 'However, as Tessa Atto from the TAC points out, the guidelines were amended in 2008': see letter from Department of Culture, Media and Sport to chair of the Human Remains Subject Specialist Network, 20 June 2008.

272 'Laura was able to meet some of the people from whom hair had been collected': Laura Peers, 2003, 'Strands Which Refuse to be Braided: Hair Samples from Beatrice Blackwood's Ojibwe Collection at the Pitt Rivers Museum, *Journal of Material Culture*, vol. 8, no. 1, pp. 75–96.

276 'The hair samples represent only a fragment of the "Jewish material" harvested by the museum's ex-director Josef Wastl': see Margit Berner, 'The Nazi Period Collections of Physical Anthropology in the Museum of Natural History, Vienna', in Andras Renyi, ed., *'Col Tempo': The W. Project*, exhibition catalogue, 53rd Biennale, Venice, 2009.

277 '"Who can own this hair?" asks Margit Berner': I am extremely grateful to Margit Berner for discussions about the history of the collections of the Natural History Museum in Vienna.

279 'The letter continues, "Long hair could facilitate escape"': translation of report in Comité International de Dachau, 1978, *Concentration Camp Dachau 1933–1945*, Brussels: Comité International de Dachau, p. 137.
279 'For all I know, my mother's hair might be in there': this quotation and other details are taken from Timothy W. Ryback, 'Evidence of Evil', *New Yorker*, 15 November 1993.
281 'Conversely, in recent years a number of Holocaust survivors have asked to have their own remains interred in Birkenau': ibid.
281 'In an extraordinary account of her visit to the archives at the Peabody Museum': Elizabeth Alexander, 2007, 'My Grandmother's Hair', in *Power and Possibility: Essays, Reviews, and Interviews*, Ann Arbor: University of Michigan Press.

## 第十三章　脱发

292 'Hair fell out steadily, heavily, on my pillow and dressing table': Elizabeth Steel, 1995, *Hair Loss: Coping with Alopecia Areata and Thinning Hair*, Thorsons, p. 4.
292 'I felt totally alone and a complete freak': ibid., p. xi.
293 'On the photo gallery pages are pictures of men, women and children with bald heads holding up handwritten declarations': see the Alopecia UK Flickr page at https://www.flickr.com/photos/51663598@N08 (accessed 25 May 2016).
297 'One hysterical mother whose daughter suffered from alopecia in a small Welsh village in the 1940s': Steel, op. cit., p. 108.
297 'Gary Price cuts a surprising figure': When I met Gary he was head of wigs for Cobella at Selfridges. That salon closed in 2015 and he now manages Aderans Hair Centre in Notting Hill.
309 'In a recent survey of over two thousand British men aged between eighteen and thirty-five, it is suggested that they fear hair loss': Ollie McAteer, 'The Five Things Men Fear the Most', *Metro*, 10 November 2015, http://metro.co.uk/2015/11/10/the-5-things-men-fear-the-most-5490836 (accessed 25 May 2016).
309 'Warming up before the match, I pray': Andre Agassi, 2009, *Open: An Autobiography*, New York: Alfred A. Knopf, p. 152.
310 'My reflection isn't different, it's simply not me': ibid., p. 198.
310 'The hair-transplanting business owes its prosperity to a superstition': 'Odd Occupations', *Hampshire Telegraph and Sussex Chronicle*, 28 July 1894.

## 第十四章 礼物

316 'Legend has it that 800,000 of the Buddha's body hairs and 900,000 of his head hairs': John S. Strong, 2004, *Relics of the Buddha*, Princeton University Press, p. 72.

317 'To protect the Buddha, Vasundhara took her long braid': Elizabeth Guthrie, 2004, 'A Study of the History and Cult of the Buddhist Earth Deity in Mainland Southeast Asia', PhD thesis, University of Canterbury, Christchurch, New Zealand.

320 'The cutting of the hair both dramatises and symbolises the impermanence of the physical body': I am extremely grateful to Hiroko Kawanami both for arranging my meeting with Daw Zanaka and for providing me with additional details about the ceremony. For more on this and the life of Buddhist nuns in Myanmar, see Hiroko Kawanami 2013, *Renunciation and Empowerment of Buddhist Nuns in Myanmar-Burma: Building a Community of Female Faithful*, Leiden: Brill.

321 'Nineteenth-century accounts are often critical of the sale of the "spoils of holiness"': see, for example, 'Gathering of Human Hair in France', *New York Times*, 2 August 1882.

322 'The addition of this intimate bodily substance was said to increase the merit of the offering': Guthrie, 'A Study of the History and Cult of the Buddhist Earth Deity'.

322 'By using their own hair these women literally fused themselves with the divine': Yuhang Li, 2014, 'Sensory Devotions: Hair Embroidery and Gendered Corporeal Practice in Chinese Buddhism' in Sally M. Promey, ed., *Sensational Religion: Sensory Cultures in Material Practice*, New Haven, CT: Yale University Press.

324 'In Buddhism, donating a part of the body is one of the most precious forms of donation': *Myanmar Times*, 18 January 2010.

324 'He is presiding over a public hair-collecting event held at the Arena Country Club in Singapore in May 2013: 'Shwesanpin Sayadaw 5-5-2013 Singapore', YouTube, 10 May 2013, http://www.youtube.com/watch?v=IfXDxuys7Hc (accessed 25 May 2016).

328 'Many of them have thousands of views, and one video from 2010 has accumulated over fourteen million views': 'I CUT MY HAIR!!!', YouTube, 14 January 2010, https://www.youtube.com/watch?v=TAlegsO7y9s (accessed 25 May 2016).

## 第十五章　异于禽兽

336 'I'm not sure if it is fetishism or cannibalism that springs to mind': see *Cheveux chéris: frivolités et trophées*, 2012, exhibition catalogue, Musée du quai Branly, Paris.

341 'Your 100% boar-hair brush is 100% kosher! (but I don't advise you to eat it)': 'Bristle Fashion', Ask the Rabbi, Ohr Somayach, http://ohr.edu/ask_db/ask_main.php/123/Q1 (accessed 26 May 2016).

344 'A single strand can resist a strain of around a hundred grams': 'Unexpected Properties of Hair', L'Oréal Hair Science, http://www.hair-science.com/_int/_en/topic/topic_sousrub.aspx?tc=ROOT-HAIR-SCIENCE^ SO-STURDY-SO-FRAGILE^PROPERTIES-OF-HAIR&cur= PROPERTIES-OF-HAIR (accessed 26 May 2016)

344 'In Korea human hair combings were also used in the past to make saddle cloths, bags and halters for ponies': 'Human Hair in Corea (sic)', *Gloucester Citizen*, 17 April 1894.

345 'The Korean carefully saves up during the year, every strand of hair': quoted in 'Curiosity Kills the Cat', *Korea Times*, 6 February 2013.

347 'In five out of the seven transplant operations discussed in a report in 2013': 'Hair-Regeneration Method is First to Induce New Human Hair Growth', Columbia University Medical Center, 21 October 2013, http://newsroom.cumc.columbia.edu/blog/2013/10/21/hair-regeneration-method-is-first-to-induce-new-human-hair-growth/ (accessed 26 May 2016).

347 'Human–animal boundaries are confused in a more frivolous way by Ruth Regina': see Wiggles . . . Wigs for Dogs website, http://www.wigglesdogwigs.com.

347 'Better a sweater from a dog you know and love than from a sheep you'll never meet': Kendall Crolius and Anne Montgomery, 1997, *Knitting with Dog Hair*, New York: St Martin's Griffin.

348 'It had just been tested at the London air station in Croydon': *Illustrated London News*, 11 February 1922.

349 'Looking through old newspaper archives back in England I find a reference to hundreds of tons of waste hair from China being shipped to Hull in 1927': *Hull Daily Mail*, 27 July 1927.

350 'In the early 1930s its use was apparently widespread in France, Germany and the United States': 'United States Human Hair Made into Cloth for Extraction of Oil Seeds', *Falkirk Herald*, 16 July 1932;

and 'Extracting Oil from Seeds', *Framlingham Weekly News*, 28 October 1933.
350 'Prior to World War II most press cloth in the United States edible-oil industry': H. D. Fincher, 1953, 'General Discussion of Processing Edible Oil Seeds and Edible Oils', *Journal of the American Oil Chemists Society*, vol. 30, no. 11, pp. 474–81.
350 'He went on to establish a business marketing oil spill mats made from waste human hair which he began importing from China': 'How Can Human Hair Mop Up the Oil Spill?', BBC News, 11 May 2010, http://news.bbc.co.uk/1/hi/magazine/8674539.stm (accessed 26 May 2016).
351 'Aware of the local government of Karnataka's concerns about pollution and respiratory infections': *The Tribune*, 10 July 2008.
351 'Trade is a habit interwoven with the very character of the Chinaman': Karl Frederich August Gützlaff, 1838, *China Opened*, London: Smith Elder, vol. 2, p. 44.
352 'Hair's elasticity makes it well suited to upholstery': 'Human Hair Trade', *Lewiston Daily*, 22 June 1912.
352 'In India, where many rural women still plaster the walls and build stoves using a composite of mud and cow dung': Ankush Gupta, 2104, 'Human Hair "Waste" and Its Utilization: Gaps and Possibilities', *Journal of Waste Management*, vol. 2014.
352 'Recent experiments by geoscientists and engineers in Australia and India': Tomas U. Ganiron Jr, 2014, 'Effects of Human Hair Additives in Compressive Strength of Asphalt Cement Mixture', *International Journal of Advanced Science and Technology*, vol. 67, pp. 11–22; D. Jain and A. Kothari, 2012, 'Hair Fibre Reinforced Concrete,' *Research Journal of Recent Sciences*, vol. 1, pp. 128–33.
353 'They were apparently made from hair collected from children's shavings': *San Francisco Call*, 29 January 1906.
353 'In a patriotic speech, the head of the Defence Research and Development Organization in Kanpur argued': 'Artificial Wool from Human Hair', *Times of India*, 12 October 1968; 'Wool from Human Hair', *Times of India*, 3 January 1970.
354 'In a press release issued shortly before a convention of hairdressers in Breslau': 'Human Hair Cloth Will Do for Carpets, Germany's Latest Economy', *Courier and Advertiser* (Dundee), 13 July 1937.
354 'One year later a report in the *New York Times* stated': 'Germans Use Human Hair in Manufacture of Rugs', *New York Times*, 12 July 1938.

354 'This meant that civilian needs depended increasingly on new types of fibre such as "fibrane"': Dominique Veillon, 2002, *Fashion under the Occupation*, Oxford: Berg, ch. 5.

354 'The cloth was much cheaper than wool or silk and was apparently used in ladies' dresses: 'French Make Dresses of Waste Human Hair', *New York Times*, 9 February 1942.

355 'Interestingly there are also reports of experiments at the chemical institute of Hamburg University to extract "cystin" from hair': 'Protein Extract Derived from Human Hair as Food', *New York Times*, 20 November 1946.

357 'It is of interest to note that a manufacturer in Bradford is now weaving cloth entirely out of human hair': *Yorkshire Post*, 3 June 1911, cited in 'Tons of Human Hair Used in Interline Coats', *HWJ*, 1 July 1911.

358 'By the 1950s German manufacturers were patenting designs for non-woven fabrics': 'Garments with Interlinings', patent no. US 2774074 A, published 18 December 1956.

358 'As late as 1993 an article by a Chinese textile technologist, published in the *Journal of Donghua University*, provided a comparison of the properties of human and yak hair': Wang Yiming, 1993, 'Text and analysis of the properties of human hair and yak hair,' *Journal of Donghua University (Natural Science)*, no. 1/1993.

# 图片来源[*]

Photo Credits

**Eeva and Ann P's hair:** Author photo.
**Chignons for supplementing bobbed hair:** *Hairdressers' Weekly Journal*, 1925. Courtesy of Hairdressers Journal International.
**Postiche elegance from Paris:** *Hairdressers' Weekly Journal*, 1883. Courtesy of Hairdressers Journal International.
**Sarbon hairnet:** Private collection.
**Tidy-Wear Fringe Nets:** *Hairdressers' Weekly Journal*, 1906. Courtesy of Hairdressers Journal International.
**Head moulds of individual Americans:** Author photo, Evento Hair factory, Qindoa, 2014.
**Curl selection ring:** Author photo, Trendco wig course, Brighton, 2013.
**Dyeing hair:** Author photo, Evento Hair factory, Qindoa, 2014.
**Knotting hair:** Author photo, Evento Hair factory, Qindoa, 2014.
**Sun-dried hair:** Author photo courtesy of R. Srinivasan, Karnataka, India, 2013.
**We Specialize Hair:** *Hairdressers' Weekly Journal*, 1912. Courtesy of Hairdressers Journal International.
**Human Hair Market Alsace:** *The Graphic*, 25 Nov 1871, page 13.
**Mother adjusts her daughter's headdress:** Photo by Charles Geniaux, *The Worldwide Magazine*, 1900.

---

[*] 此为书中黑白图片之版权致谢。书前彩色图片之版权情况已在相应位置标注。未做标注的图片,版权属作者。

**French plate:** Author photo, private collection.
**A revolutionary soldier cuts the hair of a man:** Courtesy of Granger, NYC./Alamy Stock Photo.
**Henry Serventi:** *Hairdressers' Weekly Journal*, 1909. Courtesy of Hairdressers Journal International.
**The cut:** Author photo, Yangon, Myanmar, 2015.
**Hindu pilgrims with tonsured heads:** Author photo, Samayapuram Temple, Tamil Nadu, India, 2013.
**A Hindu boy's first tonsure:** Author photo, Palani Temple, India, 2013.
**Temple hair being sorted:** Author photo, Raj Hair factory, Chennai, 2013.
**Temple hair drying:** Author photo, Raj Hair factory, Chennai, 2013.
**Rabbi Yosef Shalom Elyashiv:** Wikimedia Commons.
**Yak hair beard:** Author photo, Brooklyn, New York, 2015. Beard designed and made by Claire Grunwald.
**Sign for the main tonsure hall:** Author photo, Venkateshwara Temple, Tirumala, 2013.
**Triple-headed sewing machine:** Author photo, Raj Hair factory, Chennai, 2013. Courtesy of George Cherian.
**Sheitels in a Jewish wig salon:** Author photo, North London, 2015. Thanks to Rifka.
**Fashionable half-sheitels:** Author photo, Milano Collection, Brooklyn, New York, 2015.
**Rifka:** Author photo, North London, 2015.
**Ralf Mollica:** Author photo.
**Conspicuous conformity:** Author photo, Williamsburg, New York, 2010.
**Sleek advert:** from *Black Hair* magazine, December/January 2015 issue.
**Angela Davis:** *The Black Panther: Intercommunal News Service*, vol. VII, no. 29, 11 March 1972; The Freedom Archives, http://freedomarchives.org/Documents/Finder/DOC513_scans/BPP_Paper/513.BPP.ICN.V7.N29.Mar.11.1972.pdf (accessed 16 June 2016).
**Didee:** Author photo, Diamond Ruby, Jackson, Mississippi, 2013.
**Congolese schoolgirls:** Eliot Elisonfon Photographic Archives, Smithsonian Institute.
**Hair left loose as a sign of mourning:** Postcard, 1906. Private collection.
**Nigerian hair architecture:** photographs by J. D. 'Okhai Ojeikere.
**'Ethnological Male Group, illustrating the hair':** Rowland, Alexander, *The Human Hair*: Piper, Brothers & Company, London, 1853; Wellcome Library.

**'Microscopic representation of the structure of the human hair'** by Leonard Aldous: Rowland, Alexander, *The Human Hair*, Piper, Brothers & Company, London, 1853; Wellcome Library.

**Map of Hair textures by William Ripley:** *Popular Science Monthly*, vol. 52, January 1898.

**Haarfarbentaful and augenfarbentaful:** Author photo, Galton collection, University College London.

**Classification of curl patterns:** Sullivan, Louis R., *Essentials of Anthropometry: A Handbook for Explorers and Museum Collectors*, American Museum of Natural History, New York, 1928.

**Hackling hair:** Author photo, Xuchang, 2014.

**Characters of Chinese opera:** Faces for Pi Huang Operas.

**Loosening curls:** Author Photo, Xuchang, China, 2014.

**Hairdressers' training heads:** Author Photo, Xuchang, China, 2014.

**Tricky Tops Ltd advert:** *Hairdressers' Journal*, 1969. Courtesy of Hairdressers Journal International.

**'The Great Love Affair' range of wigs by Trend co.:** Courtesy of Keith Forshaw.

**Punishment for long-haired men:** Singapore government poster, c. 1970.

**The Crewcut Topette:** *Hairdressers' Journal*, 1970. Courtesy of Hairdressers Journal International.

**'Hair assembly adaptable for use on male or female cadavers':** patented by Robert E. Sullivan, 11 April 1967, US003313310. United States Patent and Trademark Office, http://pdfpiw.uspto.gov/.piw?Docid=3313310&idkey=NONE&homeurl=http%3A%252F%252Fpatft.uspto.gov%252Fnetahtml%252FPTO%252Fpatimg.htm (accessed 23 June 2016).

**'Gay Girl go ahead...' advert:** *Hairdressers' Journal*, 1970. Courtesy of Hairdressers Journal International.

**Sorting comb waste:** Author photo, Koppal, India, 2013.

**Balls of comb waste:** Author photo, Pyawbwe, Myanmar, 2015.

**Untangling hair balls with a needle:** Author photo, Mandalay, Myanmar, 2015.

**Waste hair airing:** Author photo, Mandalay, Myanmar, 2015.

**Villagers buying bags of hair:** Author photo, Pyaw Bwe, Myanmar 2015.

**Bunched hair ready for export to China:** Author photo, Pyaw Bwe, Myanmar 2015.

**Chinese barber, ink drawing:** Courtesy of Wellcome Images.

**Police investigate hair heist at the Simhachalam temple:** C. V. Subrahmanyam, *The Hindu*.

**The arrest of Philip Musica:** Private collection.

**Hair of an executed Chinaman:** Author photo, reproduced courtesy of Pitt Rivers Museum, University of Oxford. Hair donated to the Pitt Rivers Museum by the Hampshire Country Museum Service in 1994.

**Traces of Jewish men sent from Vienna to Buchenwald:** Author photo, Natural History Museum, Vienna.

**'Mother, father, children':** Author photo, Austrian Museum of Folk art, Vienna.

**Drawer of hair specimens:** Author photo, reproduced courtesy of Pitt Rivers Museum, University of Oxford.

**Volhynian refugees:** Author photo, Natural History Museum, Vienna.

**The Norwood Scale:** Also known as the Hamilton–Norwood Scale, developed by Dr James Hamilton in the 1950s, revised by Dr O'Tar Norwood in 1975.

**Gary Price:** Author photo.

**Donating hair to the Little Princess Trust:** © Ross Parry Agency Ltd.

**The catching of the Buddha's hair:** Author photo, Nii Paya, Sagaing Hill, Myanmar.

**Human-hair rope:** Private collection.

**Daw Khin Yee, before and after pictures:** Courtesy of Daw Khin Yee.

**Tibetan yak:** Courtesy of Wellcome Images.

**Horse styled with hair extensions:** Courtesy of Julian Wolkenstein/ Barcroft Media/Getty Images.

**British Long Wools:** Murphy, William S., *Modern Drapery and Allied Trades*, vol. 1, London, Gresham Publishing, 1914.

**'Hairpiece for pets':** patented by Ruth Regina, 6 March 2008, US20080053381. United States Patent and Trademark Office, http://pdfaiw.uspto.gov/.aiw?docid=20080053381&PageNum=2&IDKey=25A3FEE74F5C&HomeUrl=http://appft.uspto.gov/netacgi/nph-Parser?Sect1=PTO1%2526Sect2=HITOFF%2526d=PG01%2526p=1%2526u=%25252Fnetahtml%25252FPTO%25252Fsrchnum.html%2526r=1%2526f=G%25261=50%2526s1=%25252220080053381%252522.PGNR.%2526OS=DN/20080053381%2526RS=DN/20080053381 (accessed 23 June 2016).

**'Pile textile fabric':** patented by Sarah Freudenberg, 8 March 1927, US001620340. United States Patent and Trademark Office, http://

pdfpiw.uspto.gov/.piw?Docid=1620340&idkey=NONE&homeurl=http%3A%252F%252Fpatft.uspto.gov%252Fnetahtml%252FPTO%252Fpa-timg.htm (accessed 23 June 2016).

**A. L. Kishore's wedding gown:** Author photo, Chennai, India, 2013.

**Human-hair rope on an auto rickshaw:** Author photo, Tirupati, India, 2013.

**Eeva and Ann P's hair in the company of the Queen:** Courtesy of David Xiong, Wenzhou, China, 2015.

**新知文库**

01 《证据：历史上最具争议的法医学案例》[美]科林·埃文斯 著　毕小青 译
02 《香料传奇：一部由诱惑衍生的历史》[澳]杰克·特纳 著　周子平 译
03 《查理曼大帝的桌布：一部开胃的宴会史》[英]尼科拉·弗莱彻 著　李响 译
04 《改变西方世界的26个字母》[英]约翰·曼 著　江正文 译
05 《破解古埃及：一场激烈的智力竞争》[英]莱斯利·罗伊·亚京斯 著　黄中宪 译
06 《狗智慧：它们在想什么》[加]斯坦利·科伦 著　江天帆、马云霏 译
07 《狗故事：人类历史上狗的爪印》[加]斯坦利·科伦 著　江天帆 译
08 《血液的故事》[美]比尔·海斯 著　郎可华 译　张铁梅 校
09 《君主制的历史》[美]布伦达·拉尔夫·刘易斯 著　荣予、方力维 译
10 《人类基因的历史地图》[美]史蒂夫·奥尔森 著　霍达文 译
11 《隐疾：名人与人格障碍》[德]博尔温·班德洛 著　麦湛雄 译
12 《逼近的瘟疫》[美]劳里·加勒特 著　杨岐鸣、杨宁 译
13 《颜色的故事》[英]维多利亚·芬利 著　姚芸竹 译
14 《我不是杀人犯》[法]弗雷德里克·肖索依 著　孟晖 译
15 《说谎：揭穿商业、政治与婚姻中的骗局》[美]保罗·埃克曼 著　邓伯宸 译　徐国强 校
16 《蛛丝马迹：犯罪现场专家讲述的故事》[美]康妮·弗莱彻 著　毕小青 译
17 《战争的果实：军事冲突如何加速科技创新》[美]迈克尔·怀特 著　卢欣渝 译
18 《最早发现北美洲的中国移民》[加]保罗·夏亚松 著　暴永宁 译
19 《私密的神话：梦之解析》[英]安东尼·史蒂文斯 著　薛绚 译
20 《生物武器：从国家赞助的研制计划到当代生物恐怖活动》[美]珍妮·吉耶曼 著　周子平 译
21 《疯狂实验史》[瑞士]雷托·U. 施奈德 著　许阳 译
22 《智商测试：一段闪光的历史，一个失色的点子》[美]斯蒂芬·默多克 著　卢欣渝 译
23 《第三帝国的艺术博物馆：希特勒与"林茨特别任务"》[德]哈恩斯-克里斯蒂安·罗尔 著　孙书柱、刘英兰 译

24 《茶：嗜好、开拓与帝国》[英]罗伊·莫克塞姆 著　毕小青 译
25 《路西法效应：好人是如何变成恶魔的》[美]菲利普·津巴多 著　孙佩妏、陈雅馨 译
26 《阿司匹林传奇》[英]迪尔米德·杰弗里斯 著　暴永宁、王惠 译
27 《美味欺诈：食品造假与打假的历史》[英]比·威尔逊 著　周继岚 译
28 《英国人的言行潜规则》[英]凯特·福克斯 著　姚芸竹 译
29 《战争的文化》[以]马丁·范克勒韦尔德 著　李阳 译
30 《大背叛：科学中的欺诈》[美]霍勒斯·弗里兰·贾德森 著　张铁梅、徐国强 译
31 《多重宇宙：一个世界太少了？》[德]托比阿斯·胡阿特、马克斯·劳讷 著　车云 译
32 《现代医学的偶然发现》[美]默顿·迈耶斯 著　周子平 译
33 《咖啡机中的间谍：个人隐私的终结》[英]吉隆·奥哈拉、奈杰尔·沙德博尔特 著　毕小青 译
34 《洞穴奇案》[美]彼得·萨伯 著　陈福勇、张世泰 译
35 《权力的餐桌：从古希腊宴会到爱丽舍宫》[法]让－马克·阿尔贝 著　刘可有、刘惠杰 译
36 《致命元素：毒药的历史》[英]约翰·埃姆斯利 著　毕小青 译
37 《神祇、陵墓与学者：考古学传奇》[德]C. W. 策拉姆 著　张芸、孟薇 译
38 《谋杀手段：用刑侦科学破解致命罪案》[德]马克·贝内克 著　李响 译
39 《为什么不杀光？种族大屠杀的反思》[美]丹尼尔·希罗、克拉克·麦考利 著　薛绚 译
40 《伊索尔德的魔汤：春药的文化史》[德]克劳迪娅·米勒－埃贝林、克里斯蒂安·拉奇 著　王泰智、沈惠珠 译
41 《错引耶稣：〈圣经〉传抄、更改的内幕》[美]巴特·埃尔曼 著　黄恩邻 译
42 《百变小红帽：一则童话中的性、道德及演变》[美]凯瑟琳·奥兰丝汀 著　杨淑智 译
43 《穆斯林发现欧洲：天下大国的视野转换》[英]伯纳德·刘易斯 著　李中文 译
44 《烟火撩人：香烟的历史》[法]迪迪埃·努里松 著　陈睿、李欣 译
45 《菜单中的秘密：爱丽舍宫的飨宴》[日]西川惠 著　尤可欣 译
46 《气候创造历史》[瑞士]许靖华 著　甘锡安 译
47 《特权：哈佛与统治阶层的教育》[美]罗斯·格雷戈里·多塞特 著　珍栎 译
48 《死亡晚餐派对：真实医学探案故事集》[美]乔纳森·埃德罗 著　江孟蓉 译
49 《重返人类演化现场》[美]奇普·沃尔特 著　蔡承志 译

50 《破窗效应：失序世界的关键影响力》[美]乔治·凯林、凯瑟琳·科尔斯 著　陈智文 译

51 《违童之愿：冷战时期美国儿童医学实验秘史》[美]艾伦·M.霍恩布鲁姆、朱迪斯·L.纽曼、格雷戈里·J.多贝尔 著　丁立松 译

52 《活着有多久：关于死亡的科学和哲学》[加]理查德·贝利沃、丹尼斯·金格拉斯 著　白紫阳 译

53 《疯狂实验史Ⅱ》[瑞士]雷托·U.施奈德 著　郭鑫、姚敏多 译

54 《猿形毕露：从猩猩看人类的权力、暴力、爱与性》[美]弗朗斯·德瓦尔 著　陈信宏 译

55 《正常的另一面：美貌、信任与养育的生物学》[美]乔丹·斯莫勒 著　郑嬿 译

56 《奇妙的尘埃》[美]汉娜·霍姆斯 著　陈芝仪 译

57 《卡路里与束身衣：跨越两千年的节食史》[英]路易丝·福克斯克罗夫特 著　王以勤 译

58 《哈希的故事：世界上最具暴利的毒品业内幕》[英]温斯利·克拉克森 著　珍栎 译

59 《黑色盛宴：嗜血动物的奇异生活》[美]比尔·舒特 著　帕特里曼·J.温 绘图　赵越 译

60 《城市的故事》[美]约翰·里德 著　郝笑丛 译

61 《树荫的温柔：亘古人类激情之源》[法]阿兰·科尔班 著　苜蓿 译

62 《水果猎人：关于自然、冒险、商业与痴迷的故事》[加]亚当·李斯·格尔纳 著　于是 译

63 《囚徒、情人与间谍：古今隐形墨水的故事》[美]克里斯蒂·马克拉奇斯 著　张哲、师小涵 译

64 《欧洲王室另类史》[美]迈克尔·法夸尔 著　康怡 译

65 《致命药瘾：让人沉迷的食品和药物》[美]辛西娅·库恩等 著　林慧珍、关莹 译

66 《拉丁文帝国》[法]弗朗索瓦·瓦克 著　陈绮文 译

67 《欲望之石：权力、谎言与爱情交织的钻石梦》[美]汤姆·佐尔纳 著　麦慧芬 译

68 《女人的起源》[英]伊莲·摩根 著　刘筠 译

69 《蒙娜丽莎传奇：新发现破解终极谜团》[美]让-皮埃尔·伊斯鲍茨、克里斯托弗·希斯·布朗 著　陈薇薇 译

70 《无人读过的书：哥白尼〈天体运行论〉追寻记》[美]欧文·金格里奇 著　王今、徐国强 译

71 《人类时代：被我们改变的世界》[美]黛安娜·阿克曼 著　伍秋玉、澄影、王丹 译

72 《大气：万物的起源》[英]加布里埃尔·沃克 著　蔡承志 译

73 《碳时代：文明与毁灭》[美]埃里克·罗斯顿 著　吴妍仪 译

74 《一念之差：关于风险的故事与数字》[英] 迈克尔·布拉斯兰德、戴维·施皮格哈尔特 著　威治 译

75 《脂肪：文化与物质性》[美] 克里斯托弗·E.福思、艾莉森·利奇 编著　李黎、丁立松 译

76 《笑的科学：解开笑与幽默感背后的大脑谜团》[美] 斯科特·威姆斯 著　刘书维 译

77 《黑丝路：从里海到伦敦的石油溯源之旅》[英] 詹姆斯·马里奥特、米卡·米尼奥-帕卢埃洛 著　黄煜文 译

78 《通向世界尽头：跨西伯利亚大铁路的故事》[英] 克里斯蒂安·沃尔玛 著　李阳 译

79 《生命的关键决定：从医生做主到患者赋权》[美] 彼得·于贝尔 著　张琼懿 译

80 《艺术侦探：找寻失踪艺术瑰宝的故事》[英] 菲利普·莫尔德 著　李欣 译

81 《共病时代：动物疾病与人类健康的惊人联系》[美] 芭芭拉·纳特森-霍洛威茨、凯瑟琳·鲍尔斯 著　陈筱婉 译

82 《巴黎浪漫吗？——关于法国人的传闻与真相》[英] 皮乌·玛丽·伊特韦尔 著　李阳 译

83 《时尚与恋物主义：紧身褡、束腰术及其他体形塑造法》[美] 戴维·孔兹 著　珍栎 译

84 《上穷碧落：热气球的故事》[英] 理查德·霍姆斯 著　暴永宁 译

85 《贵族：历史与传承》[法] 埃里克·芒雄-里高 著　彭禄娴 译

86 《纸影寻踪：旷世发明的传奇之旅》[英] 亚历山大·门罗 著　史先涛 译

87 《吃的大冒险：烹饪猎人笔记》[美] 罗布·沃乐什 著　薛绚 译

88 《南极洲：一片神秘的大陆》[英] 加布里埃尔·沃克 著　蒋功艳、岳玉庆 译

89 《民间传说与日本人的心灵》[日] 河合隼雄 著　范作申 译

90 《象牙维京人：刘易斯棋中的北欧历史与神话》[美] 南希·玛丽·布朗 著　赵越 译

91 《食物的心机：过敏的历史》[英] 马修·史密斯 著　伊玉岩 译

92 《当世界又老又穷：全球老龄化大冲击》[美] 泰德·菲什曼 著　黄煜文 译

93 《神话与日本人的心灵》[日] 河合隼雄 著　王华 译

94 《度量世界：探索绝对度量衡体系的历史》[美] 罗伯特·P.克里斯 著　卢欣渝 译

95 《绿色宝藏：英国皇家植物园史话》[英] 凯茜·威利斯、卡罗琳·弗里 著　珍栎 译

96 《牛顿与伪币制造者：科学巨匠鲜为人知的侦探生涯》[美] 托马斯·利文森 著　周子平 译

97 《音乐如何可能？》[法] 弗朗西斯·沃尔夫 著　白紫阳 译

98 《改变世界的七种花》[英] 詹妮弗·波特 著　赵丽洁、刘佳 译

99 《伦敦的崛起：五个人重塑一座城》［英］利奥·霍利斯 著　宋美莹 译

100 《来自中国的礼物：大熊猫与人类相遇的一百年》［英］亨利·尼科尔斯 著　黄建强 译

101 《筷子：饮食与文化》［美］王晴佳 著　汪精玲 译

102 《天生恶魔？：纽伦堡审判与罗夏墨迹测验》［美］乔尔·迪姆斯代尔 著　史先涛 译

103 《告别伊甸园：多偶制怎样改变了我们的生活》［美］戴维·巴拉什 著　吴宝沛 译

104 《第一口：饮食习惯的真相》［英］比·威尔逊 著　唐海娇 译

105 《蜂房：蜜蜂与人类的故事》［英］比·威尔逊 著　暴永宁 译

106 《过敏大流行：微生物的消失与免疫系统的永恒之战》［美］莫伊塞斯·贝拉斯克斯－曼诺夫 著　李黎、丁立松 译

107 《饭局的起源：我们为什么喜欢分享食物》［英］马丁·琼斯 著　陈雪香 译　方辉 审校

108 《金钱的智慧》［法］帕斯卡尔·布吕克内 著　张叶　陈雪乔 译　张新木 校

109 《杀人执照：情报机构的暗杀行动》［德］埃格蒙特·科赫 著　张芸、孔令逊 译

110 《圣安布罗焦的修女们：一个真实的故事》［德］胡贝特·沃尔夫 著　徐逸群 译

111 《细菌》［德］汉诺·夏里修斯　里夏德·弗里贝 著　许嫚红 译

112 《千丝万缕：头发的隐秘生活》［英］爱玛·塔罗 著　郑嬿 译